Sécurité routière :
un défi à l'aube du XXIe siècle

Logiques sociales

Collection dirigée par Bruno Péquignot

En réunissant des chercheurs, des praticiens et des essayistes, même si la dominante reste universitaire, la collection « Logiques Sociales » entend favoriser les liens entre la recherche non finalisée et l'action sociale.

En laissant toute liberté théorique aux auteurs, elle cherche à promouvoir les recherches qui partent d'un terrain, d'une enquête ou d'une expérience qui augmentent la connaissance empirique des phénomènes sociaux ou qui proposent une innovation méthodologique ou théorique, voire une réévaluation de méthodes ou de systèmes conceptuels classiques.

Dernières parutions

Baptiste PIZZINAT, *Portrait d'un danseur en Exil*, 2016.
Frédérique JOLY, *Elève en école d'art, entre amateur et professionnel. Une enquête de terrain au cœur des écoles d'art françaises*, 2016.
Anja HESS, *Les habitants des chambres de bonne à Paris. Étude filmique des usages de l'espace quotidien*, 2016.
Christophe CAMUS, *Mais que fait vraiment l'architecte ?, Enquête sur les pratiques et modes d'existence de l'architecture*, 2016.
Roland GUILLON, *Mes années 1950 et 1960 ou l'éveil d'une sensibilité,* 2016.
Louis DURRIVE, *Compétence et activité de travail*, 2016.
Laurent AUCHER, *Le Tribunal des ouvriers, Enquête aux prud'hommes de Vierzon*, 2016.
Benoît SOUROU, *Stratégies identitaires chez les migrants turcs en France*, 2016.
Michel BOURDINOT, *Vers de nouvelles fonctions pour le permanent UD CFDT ?,* 2016.
Isabelle PAPIEAU, *Il y avait des fois,* La Belle et la Bête. *Réalités et magie à l'italienne*, 2016.
Yvon CORAIN, *L'expérience dans tous ses états, Une approche méthodologique*, 2016.
Cécile NOESSER, La résistible ascension du cinéma d'animation.
Socio-genèse d'un cinéma-bis en France (1950-2010), 2016.
Aurélien CINTRACT, *La mort inégale. Du recul de la mort à l'analyse socio-historique de la mortalité différentielle*, 2016.

Sous la direction de
Sandrine GAYMARD et Teodor TIPLICA

SECURITE ROUTIERE :
UN DEFI A L'AUBE DU XXIE SIECLE

L'Harmattan

5-7, rue de l'École-Polytechnique ; 75005 Paris
http://www.editions-harmattan.fr
ISBN : 978-2-343-10404-1
EAN : 9782343104041

SOMMAIRE

Environnements et gestion durable

Comportements et risques

Préface : La sécurité routière, un enjeu sociétal

Sandrine GAYMARD* et Teodor TIPLICA**

Force est de constater qu'à l'aube du XXIème siècle la problématique de la sécurité routière est plus que jamais d'actualité. Cet ouvrage témoigne de l'importance et de la diversité des aspects en lien avec la sécurité routière.

Ainsi, le lecteur est invité à découvrir, en parcourant les différents chapitres de l'ouvrage, un large panel de contextes actuels très concrets relevant de la manière dont on conçoit et perçoit la route et son environnement dans différents pays européens et africains ainsi que les prévisions et solutions pour mieux faire face aux importants défis de demain. Ce sont autant d'aspects qui préoccupent les chercheurs, les pouvoirs publics, les différents organismes publics et privés, tous les acteurs de la sécurité routière. Les différents types de médias relaient également ce qu'il se passe au niveau national ou international confirmant que la sécurité routière reste un sujet d'actualité.

Cet ouvrage vient compléter ceux déjà publiés, il s'articule autour de quatre chapitres complémentaires qui traitent des sujets relatifs aux risques routiers, aux aspects économiques ou environnementaux. Ils peuvent être lus de manière indépendante tout en étant complémentaires puisqu'ils reflètent les différentes facettes d'un sujet bien complexe : la sécurité routière et la sécurité durable ; ces deux aspects étant contigus (Gaymard & Egido, 2014 ; Gaymard & Tiplica, 2015a, 2015b). On se situe, comme les lecteurs pourront le découvrir, à la confluence des domaines relevant des sciences de l'ingénierie d'une part et des sciences humaines d'autre part.

Le premier chapitre de l'ouvrage traite de certains facteurs psychologiques et de l'impact de l'alcool sur le risque routier. Ainsi les aspects normatifs dans le champ de la pensée sociale, les variables de personnalité, le stress, le vieillissement et la consommation d'alcool ont un point en commun : ils font courir des risques aux usagers de la route. Le deuxième chapitre du livre aborde la question de l'économie. En effet, on a trop souvent tendance à mettre l'accent sur les conséquences les plus visibles

---

* Laboratoire de Psychologie des Pays de la Loire (LPPL) UPRES EA 4638, Université d'Angers.

** Laboratoire Angevin de Recherche en Ingénierie de Systèmes (LARIS), Université d'Angers.

des accidents de la route (pertes des vies humaines, blessés ou accidentés, etc.) et on oublie, hélas, qu'il y a d'autres effets collatéraux dont on parle moins et dont les coûts sont plus difficiles à estimer. Dans ce chapitre la question de l'économie est également en lien avec l'importance des transports collectifs en Côte d'Ivoire ou la question du développement du parc automobile et des infrastructures en Algérie. La problématique de l'aménagement intelligent de l'environnement permettant l'épanouissement et la cohabitation harmonieuse de tous ceux qui participent au trafic routier ainsi que la manière de gérer de façon durable les différents moyens de transport caractérisant les déplacements urbains et extra-urbains sont abordés dans le troisième chapitre. Celui-ci aborde la question des éclairages nocturnes avec le dilemme coût environnemental/sécurité routière, l'acceptabilité sociale de l'hydrogène, la question de la détection des véhicules électriques, l'impact de l'environnement sur le comportement de l'usager de la route en milieu urbain et l'apport de l'environnement virtuel aux problématiques de conduite. Enfin, le dernier chapitre de l'ouvrage complète le premier chapitre en mettant le focus sur les comportements qui peuvent prévenir ou accentuer les risques. C'est le cas de la mise en place de stratégies d'auto-évacuation pour faire face à un incendie dans un tunnel en Norvège et de trois études en Algérie portant sur le profil psychosocial du conducteur, les déterminants comportementaux dans le cas d'accidents et pour terminer les comportements à risque dans une situation bien spécifique : les cortèges de mariage.

Ces différentes présentations rendent compte du dynamisme de la recherche dans ce domaine et de son caractère multidisciplinaire : psychologues, ingénieurs, économistes, géographes, experts dans les domaines de la vision, des transports, de la santé, constructeurs automobiles…tous travaillent dans l'optique d'améliorer la sécurité routière et de faire que les routes de demain soient davantage « apaisées » et plus sécurisées pour les différents usagers de la route, un défi à l'aube du XXIème siècle.

Facteurs et groupes à risque

Conditionnalité routière, risque et personnalité

Sandrine GAYMARD* et Teodor TIPLICA**

Résumé

La théorie de la conditionnalité qui s'inscrit dans le cadre des recherches sur les aspects normatifs des représentations sociales (Gaymard, 2014a) postule que les normes sont essentiellement conditionnelles. Dans le domaine routier et pour évaluer la conduite des automobilistes, un outil spécifique a été conçu permettant de mesurer les transgressions légitimes au Code de la route : le Questionnaire des Scripts conditionnels (Gaymard, 2007).

Dans ce chapitre l'étude de la conditionnalité routière est associée à l'étude du « Locus of control » permettant d'étendre les recherches au domaine de la personnalité.

Dans cette étude 50 jeunes conducteurs ont complété le QSC (Gaymard 2007) et l'échelle de Rotter (1966).

La théorie de la conditionnalité et ses mesures

L'approche structurale des représentations sociales (Abric, 1976 ; Flament, 1987) défend l'existence d'un noyau central et d'une périphérie. La complémentarité de ces deux entités est visible quand on travaille par exemple sur les associations libres et les tableaux « Vergès » (Gaymard, 2014b ; Gaymard & Bordarie, 2015 ; Gaymard & Joly, 2013 ; Gaymard & Lethielleux, 2015).

Les recherches sur les aspects normatifs des représentations sociales partant de la problématique de la conditionnalité (Flament, 1994) ont conduit à la théorie de la conditionnalité (Gaymard, 2014a). Cette approche repose sur l'articulation entre « prescription » et « condition » : ***« …en général on doit faire ceci, mais dans certains cas, on doit faire autre chose… ».*** Mais surtout quand on observe les pratiques sociales on constate que les normes sont avant tout conditionnelles et ne peuvent pas être intégrées dans un noyau central rigide et non négociable.

---

* Laboratoire de Psychologie des Pays de la Loire (LPPL) UPRES EA 4638, Université d'Angers.

** Laboratoire Angevin de Recherche en Ingénierie de Systèmes (LARIS), Université d'Angers.

Il est vrai qu'au départ on faisait référence à des circonstances exceptionnelles mais les recherches en particulier dans le domaine routier ont montré que cette conditionnalité pouvait être partagée par les groupes. Ainsi Gaymard, Allain, Osiurak et Le Gall (2011) montrent que pour le groupe des jeunes conducteurs comme pour le groupe des conducteurs âgés, la limite de vitesse et le feu orange sont les scénarios les plus conditionnels alors que le port de la ceinture de sécurité est le scénario le moins conditionnel.

Pour mesurer la conditionnalité routière, Gaymard (2007) a développé le questionnaire des Scripts conditionnels (QSC) basé sur 8 scénarios (feu rouge, feu orange, limite de vitesse, ligne blanche continue, stop, ceinture, sens interdit et respect général du code).

L'étude menée auprès de jeunes conducteurs hommes et femmes va révéler l'importance de la conditionnalité dans tous les scénarios à l'exception du port de la ceinture de sécurité (à l'avant) pour lequel les jeunes conducteurs trouvent très peu de circonstances pour ne pas respecter cette règle. À l'opposé et sans surprise c'est le respect de la limite de vitesse qui s'avère le plus discutable car nombreuses sont les circonstances justifiant de ne pas la respecter (Gaymard, 2007 ; Gaymard, 2016). L'analyse par quartiles permet de classer les scénarios en fonction de leur conditionnalité (Tableau 1).

Tableau 1 : Scénarios ordonnés par quartile q75 croissant (Extrait de Gaymard, 2007)

Scénario	q0,75
Sens interdit	0,868
Ligne blanche continue	1,258
Stop	1,276
Feu rouge	1, 411
Feu orange	3,660
Limite de vitesse	3,906

À partir de ces travaux, un questionnaire des Scripts conditionnels adapté au piéton a été développé (Gaymard & Tiplica, 2014a et 2014b). Ce questionnaire a permis de faire ressortir des différences entre jeunes conducteurs et jeunes conductrices dans la prise de risque.

Par exemple les conductrices sont moins conditionnelles à l'égard des piétons :
-Si elles sont avec des ami(e)s dans la voiture (facteur groupe) - voir figure 1.a.
-Si elles vont au travail (facteur gestion du temps) - voir figure 1.b.

Figure 1 – Probabilités a priori et a posteriori de deux sexes quand le sujet répond par « tout le temps » à la question « Il vous arrive de ne pas laisser passer le piéton si … » : a) « …vous êtes en voiture avec des amis »; b) « ... vous allez au travail » (extrait de Gaymard & Tiplica)

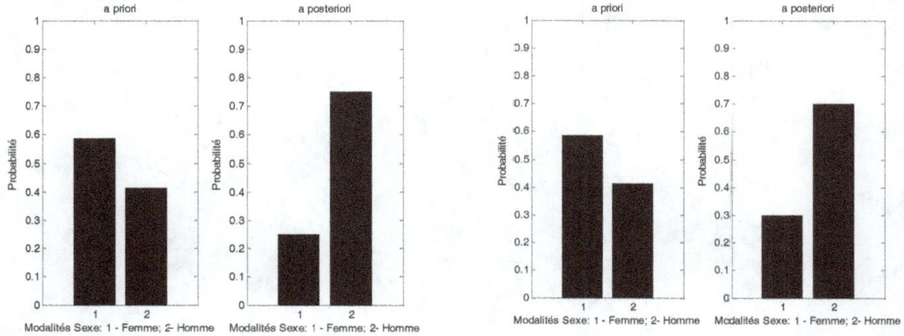

a) b)

Le locus of control (LOC)

Le concept de Locus of control a été élaboré dans le champ de la théorie de l'apprentissage social (Rotter, 1954). Selon la conception de Rotter, le locus of control est une variable stable de personnalité. Dans ce contexte, la personnalité renvoie à l'interaction de l'individu avec son environnement et pour comprendre le comportement il faut donc tenir compte des aspects individuels et environnementaux. Pour Rotter, une théorie psychologique repose sur un principe motivationnel psychologique qu'il définit comme « *the Empirical Law of Effect* » ; selon celle-ci les individus sont motivés à rechercher une stimulation positive. Le LOC renvoie à la perception individuelle que l'on contrôle ou pas les évènements de la vie. Ce concept est lié à la notion de renforcement. Quand l'individu fait un lien entre lui-même et ce qui lui arrive, on parle de contrôle interne ; s'il attribue ce qui lui arrive à des facteurs comme la chance ou le destin, on parle de contrôle externe.

Méthode

Population : Dans cette étude un échantillon de 50 jeunes conducteurs (moyenne d'âge 20,2) ayant en moyenne le permis depuis 21.7 mois a été interviewé. Quelques statistiques descriptives de cet échantillon sont présentées dans le tableau 2.

Tableau 2 : Statistiques descriptives (%) de l'échantillon d'étudiants

Variables	%
Sexe	
Homme	42
Femme	58
Age	
18	10
19	34
20	18
21	12
22	16
23	8
24	2
Accidents	
non	76
oui	24
Études	
Bac	28
Bac+1	26
Bac+2	20
Bac+3	14
Bac+4	10
Bac+5	2

Outils : Les étudiants ont rempli le QSC de Gaymard (2007) dont nous avons conservé pour l'analyse les 7 premiers scénarios qui concernent : Le feu rouge, le feu orange, la limite de vitesse, la ceinture de sécurité, le stop, le sens interdit et la ligne blanche. Les étudiants ont également complété l'échelle de Rotter (1966) qui propose 23 items à choix forcés - voir l'exemple ci-dessous (encart 1).

Encart 1 : exemple d'item du questionnaire de Rotter (1966)
-4.1. Penser que les professeurs sont injustes envers les étudiants n'a pas de sens.
-4.2. La plupart des étudiants ne réalisent pas dans quelle mesure leur réussite aux examens est liée au hasard.

Stratégies d'analyses

Nous nous sommes intéressés dans un premier temps à d'éventuelles différences significatives entre les hommes et les femmes concernant leurs réponses aux différentes questions. Ensuite, pour les questions où l'écart entre les deux sexes a été trouvé significatif, nous avons regardé de plus près les réponses afin d'essayer d'identifier les explications pour les différences constatées. Enfin, nous avons étudié le lien entre les réponses apportées par les sujets au questionnaire des scripts conditionnels (QSC) et celles à l'échelle du « locus of control » (LOC).

Résultats

Dans ce paragraphe nous allons présenter seulement quelques résultats parmi les plus significatifs de cette étude.
Le scénario où l'on observe le plus de différence entre filles et garçons est le scénario de la ligne blanche continue. Les filles apparaissent moins conditionnelles dans les situations suivantes :

- franchir la ligne blanche s'il y a un tracteur (voir figure 2.a) : test de Mann-Whitney (p-value = 6.38×10^{-3}) ; delta de Cliff = 0.45 (différence moyenne).
- franchir la ligne blanche s'il y a un véhicule lent (voir figure 2.b) : test de Mann-Whitney (p-value = 8.25×10^{-4}) ; delta de Cliff = 0.54 (différence large).
- franchir la ligne blanche si on considère qu'elle ne sert à rien (voir figure 2.c) : test de Mann-Whitney (p-value = 1.49×10^{-2}) ; delta de Cliff = 0.39 (différence moyenne).
- franchir la ligne blanche s'il y a devant une personne qui roule très doucement (voir figure 2.d) : test de Mann-Whitney (p-value = 6.52×10^{-3}) ; delta de Cliff = 0.44 (différence moyenne).

La figure 3 illustre les histogrammes de la distribution des scores des garçons et des filles pour les questions du scénario de la ligne blanche ou des différences significatives entre les garçons et les filles ont été mises en évidence. On peut remarquer, par exemple, que les filles ont répondu significativement plus souvent que les hommes par les modalités 1 et 2 à la question 93 (franchir la ligne blanche s'il y a un tracteur), alors que les garçons ont répondu significativement plus souvent que les filles par les modalités 5 et 6 à cette même question (voir figure 3.a). De même, pour la question 100 (franchir la ligne blanche s'il y a un véhicule lent), les filles ont répondu beaucoup plus souvent que les garçons par les modalités 3 et 4 alors que les garçons ont répondu plus souvent que les filles par la modalité 6 à cette même question. La même conclusion est valable aussi dans le cas de la question 101 (franchir la ligne blanche si on considère qu'elle ne sert à rien) où l'on voit clairement que les filles répondent plus souvent que les garçons par les modalités 1 et 2 alors que les garçons répondent plus souvent que les filles par les modalités 4, 5 et 6. Enfin, pour la question 107 (franchir la ligne blanche s'il y a devant une personne qui roule très doucement) on peut voir dans la figure 3.d que les filles répondent plus souvent que les garçons par les modalités 1,2 et 3, alors que les garçons répondent plus souvent que les filles par les modalités 4,5 et 6. Tout ceci, nous amène à considérer que les filles sont moins conditionnelles que les garçons au scénario de la ligne blanche.

Figure 2 - Différences significatives entre filles et garçons au sujet du scénario de la ligne blanche continue.

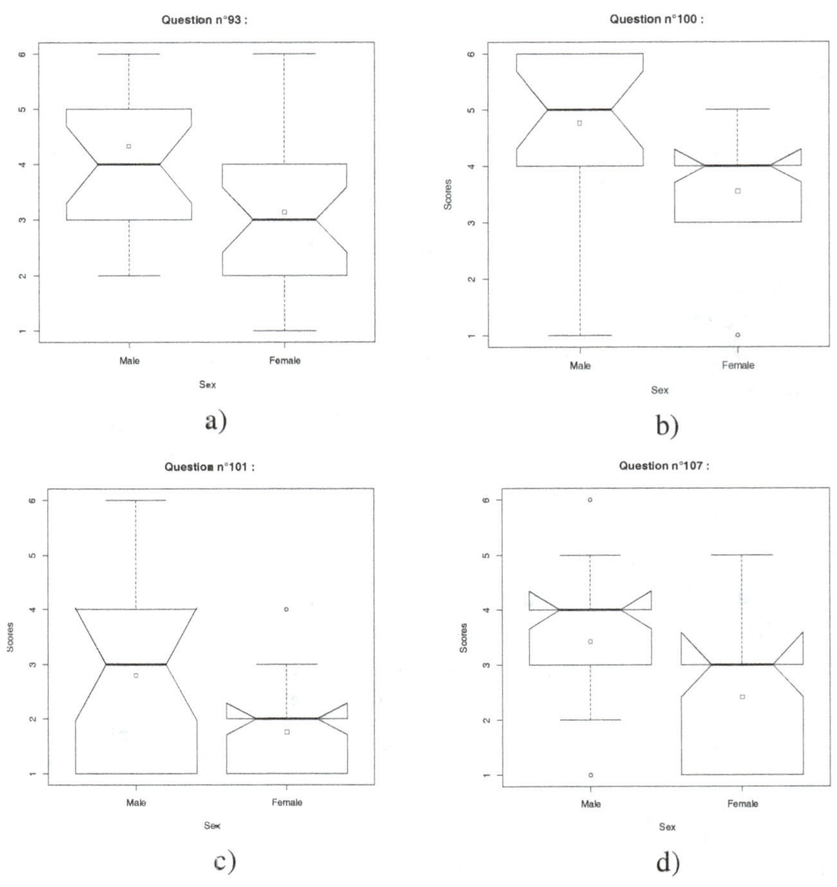

En ce qui concerne le lien éventuel entre les réponses apportées par les sujets aux questions du QSC et à celles du LOC, nous avons utilisé le test de khi-deux pour tester la dépendance entre ces questions. On présente ci-dessous les résultats les plus importants de notre étude. Nous avons trouvé les liens de dépendance suivants qui sont significatifs (seuil de significativité ≤ 0.5%) :

- LOC (1 - pour l'étudiant bien préparé, il n'y a pratiquement pas de mauvais sujet d'examen vs. 2 - les questions d'examen sont souvent tellement éloignées du contenu du cours que réviser s'avère parfaitement inutile) et QSC (Il vous arrive de franchir la ligne blanche continue si vous êtes distrait(e)) – voir figure 4.a. On peut remarquer que les sujets qui ont répondu par 1 à la question LOC ont répondu significativement plus souvent par les modalités 2 et 3 à la question QSC que ceux qui ont répondu par 2 à la question LOC. Ces derniers ont répondu plus souvent par la modalité 4 à la question QSC que ceux qui ont répondu par 1 à la question LOC. Ainsi les sujets « internes » sont moins conditionnels sur le non-respect de la ligne blanche continue.

Figure 3 - Histogrammes de la distribution des scores des hommes et des femmes

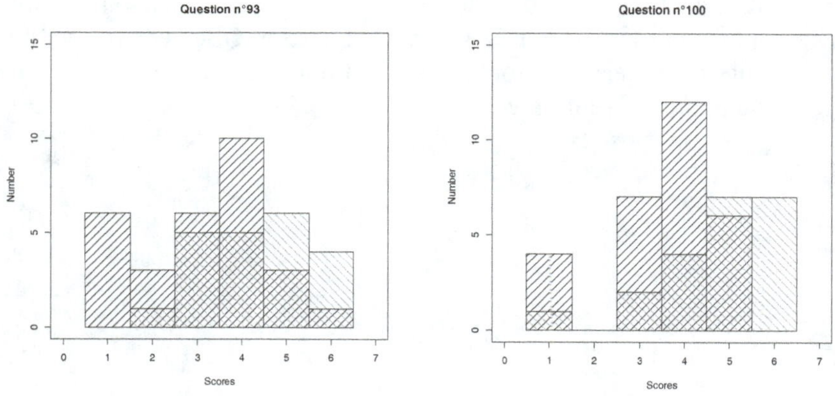

a) b)

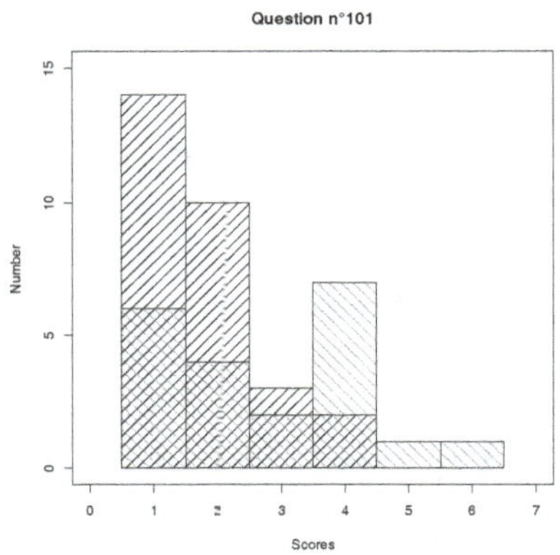

c)

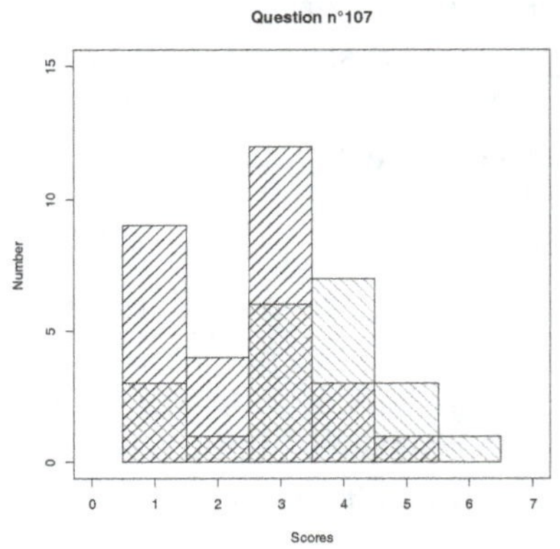

d)

- LOC (1 - penser que les professeurs sont injustes envers les étudiants n'a pas de sens vs. 2 - la plupart des étudiants ne réalisent pas dans quelle mesure leur réussite aux examens est liée au hasard) et QSC (Il vous arrive de ne pas marquer l'arrêt au stop si vous suivez le véhicule d'un ami qui vient de s'engager) – voir figure 4.b. On peut remarquer que les sujets ayant répondu par la modalité 1 à la question LOC ont répondu plus souvent que les autres par la modalité 1 de la question QSC. De même, ceux qui ont répondu par la modalité 2 à la question LOC ont répondu plus souvent que les autres par les modalités 4 et 5 à la question QSC. On voit ici que les sujets « externes » sont plus conditionnels sur le respect du stop quand ils suivent un véhicule.

Figure 4 – Histogrammes de la distribution des scores pour les questions pour lesquelles un lien de dépendance significatif entre les réponses aux LOC et QSC a été trouvé.

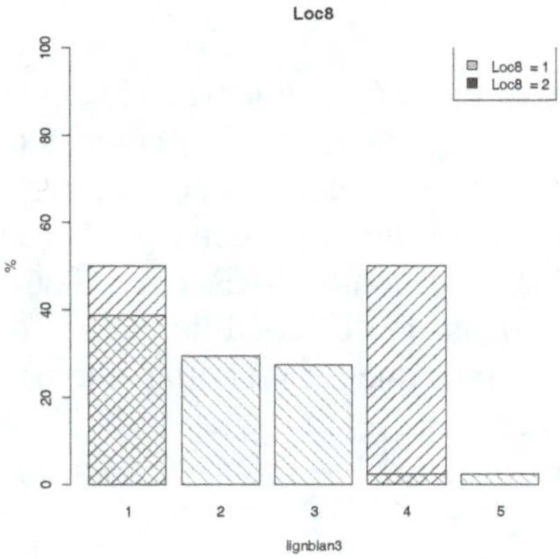

a)

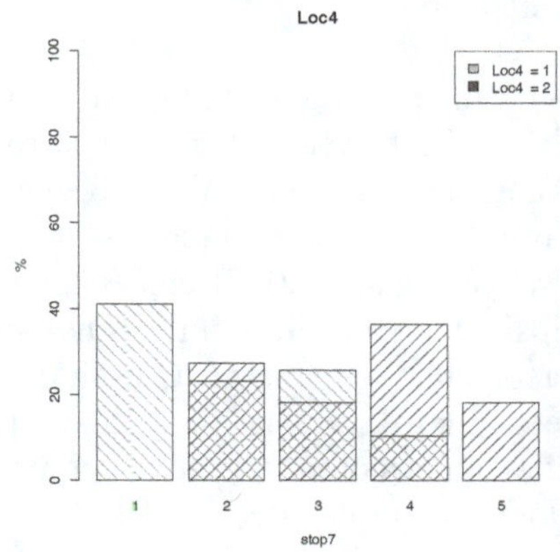

b)

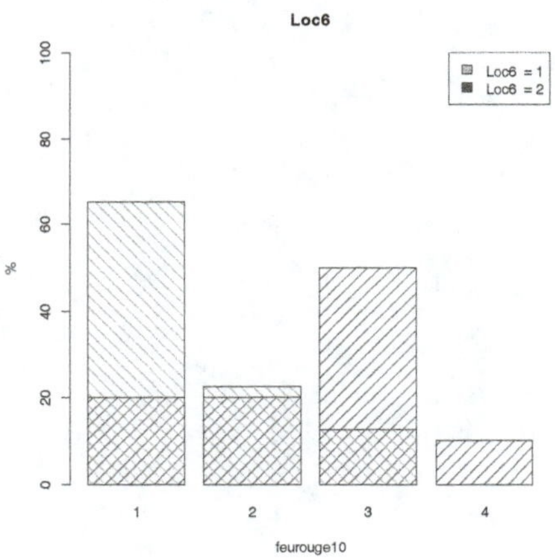

c)

- LOC (1 - quoi que vous fassiez, il y a des gens qui, tout simplement, ne vous aiment pas vs. ceux qui ne parviennent pas à se faire apprécier ne comprennent pas comment il faut s'y prendre avec les autres) et QSC (Il vous arrive de brûler un feu rouge si c'est tard le soir ou la nuit) – voir figure 4.c. On peut remarquer que les sujets ayant répondu par la modalité 1 à la question LOC ont répondu plus souvent que les autres par la modalité 1 à la question QSC. De même, ceux qui ont répondu par la modalité 2 à la question LOC ont répondu plus souvent que les autres par les modalités 3 et 4 à la question QSC. On voit donc une nouvelle fois que les sujets internes sont moins conditionnels dans la transgression du feu rouge.

Conclusion

L'étude de la conditionnalité routière a montré que les conducteurs composaient avec le Code de la route et que certains scénarios comme la limite de vitesse, étaient beaucoup plus conditionnels que d'autres. L'originalité de cette étude se trouve dans l'association de deux outils : le QSC (Gaymard, 2007) et l'échelle du « locus of control » (Rotter, 1966). Ainsi de nouvelles réflexions sur des liens entre conditionnalité et personnalité ont émergé. On sait depuis longtemps que les individus internes s'engagent davantage dans des comportements préventifs (Hoyt, 1973) et cette étude montre que sous certains aspects l'internalité est associée à une faible conditionnalité.

Sources de stress et stratégies d'adaptation chez les conducteurs des véhicules

Radjia BEN ALI*, Samia CHEURFA* et Sarah Achouak BAHLOUL*

Résumé

En dépit des mesures répressives introduites par les autorités pour réduire le nombre des accidents de la route, ces derniers ne cessent d'augmenter. Le nombre d'accidents de la route en Algérie, les pertes en vies humaines et les dégâts matériels restent terrifiants ; on dénombre 4000 morts par an.

L'augmentation du parc national d'automobiles dans un espace mal structuré matériellement et moralement semble être la cause majeure de ce fléau. Le comportement des conducteurs est influencé par l'environnement comme l'illustrent plusieurs études (Deffenbacher, Huff, Lynch, 2000, Deffenbacher, Huff, Oetting, 2001, Iversen, Rundmo 2002, Delhomme, Vilieux, 2005, 2008). Dans cette étude on veut recenser les différentes situations qui peuvent être des sources de stress pour les conducteurs ainsi que les stratégies d'adaptation face à ces situations. On veut savoir s'il y a des différences entre ces deux caractéristiques selon le genre du conducteur.

L'étude est menée sur un échantillon de 73 conducteurs. Les résultats montrent que le comportement des autres conducteurs, le non-respect du Code de la route et l'état dégradé des routes sont des sources de stress qui peuvent pousser les conducteurs parfois à la frustration, à la colère et par conséquent à des comportements à risque.

Cadre théorique

Au XIX siècle, le mot anglais *stress* avait plutôt le sens d'épreuve. Il vient du mot latin *stringere* (serrer). Au début du XX siècle, il exprime l'idée de pression et même d'agression, ce qui est proche du sens actuel. Hans Selye élabore le concept de stress grâce à ses expériences sur les rats. Il définit alors le stress comme une réaction biologique de l'organisme aux agents d'agression (stresseurs). Il introduit le concept de réponse non spécifique, désigné sous le nom de syndrome général d'adaptation, pour décrire le résultat de l'interaction entre les stresseurs et l'organisme. Face aux stresseurs, l'individu tente de restaurer son état initial d'homéostasie. (Szerman, 2001).

* Laboratoire de Recherche en Psychologie de l'Usager de la Route (LRPUR), Université Hadj Lakhdar - Batna 1

On peut donc dire que le stress est un phénomène d'adaptation qui exprime à la fois la pression de l'environnement et la réaction de l'être à cette pression. Il s'agit d'une réaction de défense utile et adaptative faisant suite à une mobilisation générale des ressources afin d'y faire face et éviter que le stress durable ne se transforme en stress pathologique.

Plusieurs situations peuvent participer à l'apparition de stress chez les individus: la perte de contrôle, la nouveauté et/ou l'ambiguïté des situations vécues, l'imprévisibilité, la menace à l'ego, l'anticipation de conséquence négative, etc. Les situations qui déclenchent le stress sont un peu partout dans notre vie : au travail, à la maison, avec nos enfants et sur la route. Il suffit que l'environnement soit perçu comme menaçant pour que le stress apparaisse.

Toutefois, certaines attitudes, représentations ou comportements peuvent aider les individus à prendre la situation en main et à dépasser leur stress. On parle de stratégies d'adaptation (coping), qui représentent l'ensemble des efforts cognitifs et comportementaux constamment changeants destinés à maîtriser –réduire –ou tolérer des impératifs spécifiques internes ou externes perçus comme menaçant ou dépassant les ressources d'un individu (Lazarus et Folkman 1984). Elles sont en quelque sorte l'ensemble des processus qu'un individu interpose entre lui et un événement perçu comme menaçant, pour maîtriser, tolérer ou diminuer l'impact de cet événement sur son bien-être physique et psychologique.

À la différence des mécanismes de défense, les stratégies de coping peuvent faire l'objet d'un apprentissage, elles sont mobilisées avant les stratégies d'affrontement, mais disposent de la même finalité : permettre à l'individu de s'adapter à une situation délicate en trouvant un équilibre personnel (Heuttier, 2010). Les stratégies d'adaptation ont généralement pour fonction :

- De réduire ou supprimer la détresse émotionnelle induite par l'événement.
- De modifier le problème.
- De réguler les réponses émotionnelles et donc se modifier soi-même.

Elles peuvent être répertoriées selon plusieurs déterminants tels que : les déterminants cognitifs, la motivation, le lieu de contrôle, l'auto efficacité, l'optimisme, l'impuissance apprise, ou selon l'âge, le statut social et le genre. Lazarus et Folkman 1984, suggèrent une classification des stratégies de coping comme suit :

1) Coping centré sur le problème concernant :
   - Les efforts comportementaux et cognitifs en vue de modifier la situation.

- La confrontation à l'évènement.
-L'analyse du problème, le fait de chercher des informations supplémentaires.
- La planification d'une solution au problème.
- L'acceptation de la responsabilité.
- La résolution du problème….

2) Coping centré sur l'émotion concernant :
- La modération de l'impact émotionnel.
- L'auto-contrôle.
- La minimisation de la menace.
- La réévaluation positive
- L'auto-accusation
- La recherche de soutien émotionnel ….

L'efficacité de ces stratégies de coping ne dépend pas uniquement du type de ressource mise en œuvre, mais également de variables contextuelles qui peuvent la freiner ou l'empêcher. Le coping centré sur le problème est plus efficace que celui centré sur l'émotion surtout à moyen et à long terme (esprit combatif). Il permet de diminuer le stress vécu et son efficacité dépend d'autres facteurs comme la contrôlabilité de la situation. Par contre, les stratégies centrées sur l'émotion sont considérées comme moins efficaces : impuissance, désespoir, évitement, elles sont souvent associées à une augmentation de la détresse mais peuvent à court terme être protectrices.

Problématique

Les changements socio-économiques actuels de l'Algérie ont fortement contribué à la concentration de la population dans des régions urbaines. Par conséquent, on assiste de plus en plus à la concentration de grands réseaux routiers et à la mise en place de nombreux moyens de transport individuels et collectifs dans un espace très peu structuré matériellement et moralement. Il faut dire que le parc automobile a progressé d'une façon remarquable ces dernières années (plus de 5 millions de voitures à ce jour) et ne devrait pas décroître selon la dernière publication de l'ONS (Office Nationale de Statistique, 2014). Cette augmentation des véhicules est accompagnée par un nombre très important et en augmentation d'accidents de la circulation faisant de la route un espace de heurts, un lieu de tous les dangers dont le premier responsable est le comportement humain (plus de 90%).

Certes, avoir un véhicule apporte de nombreux avantages. La voiture est devenue un moyen de transport très important surtout dans les régions et les endroits qui manquent de transport collectif. Cependant, ce mode de déplacement et l'engouement qu'il suscite ont créé des contraintes qui n'existaient pas auparavant et sont générateurs de stress pour les conducteurs. Il faut dire que la conduite automobile ne relève plus de la simple mise en œuvre de liaisons sensorimotrices, mais qu'elle repose sur des combinaisons d'ordre mental qui mettent en œuvre tout un processus d'activités cognitives. Le comportement de la conduite demande une surveillance et une concentration constante pour évaluer les différents dangers liés aux autres usagers de la route et à l'environnement en général. Ces activités sont aussi accompagnées par un effort psychologique pour faire face aux différentes situations qui peuvent entraver et gêner le conducteur.

Le non-respect du Code de la route, les bouchons et les embouteillages, l'agressivité des autres usagers de la route, le stationnement dans des endroits interdits, les routes détériorées, le manque des pièces de rechange, sont autant des situations qui génèrent du stress pour les conducteurs. Ce type de stress est connu dans la littérature sous l'appellation de *stress routier*. J. M. Bailet explique que « le stress routier existe, et qu'il faut savoir composer avec pour éviter le pire et pour que le déplacement routier se fasse dans les meilleures conditions » (Bailet, Froment, 2010).

Plusieurs études dans le domaine de la santé montrent qu'il y a des corrélations positives entre le stress au volant et la santé physique (Thierry et al., 2008). Selon un sondage Gallup les embouteillages sont à l'origine de 8% des crises cardiaques. Le stress au volant peut aussi expliquer plusieurs comportements à risque des conducteurs tels que les infractions et la conduite agressive (Deffenbacher, Huff, Lynch, 2000, Deffenbacher, Huff, Oetting, 2001, Iversen, Rundmo 2002, Delhomme, Vilieux, 2005, 2008). Le stress avec ses manifestations physiques et psychiques accroît le risque d'accident. Il est un facteur d'insécurité routière souvent sous-estimé, d'où l'importance de l'étudier et de dévoiler les situations qui le génèrent (les sources de stress). Dans ce contexte, il est important aussi d'évaluer les stratégies d'adaptation au stress des conducteurs.

Méthode et outils

Notre étude tente de répondre aux questions suivantes :

- Quelles sont les situations qui provoquent du stress routier au niveau des conducteurs ?
- Quelles sont les stratégies d'adaptation utilisées par les conducteurs en situation de stress ?
- Existe-t-il des différences dans les stratégies d'adaptation au stress selon le genre du conducteur ?

Notons que notre recherche est d'ordre exploratoire (compte tenu du manque d'études antérieures dans le contexte algérien), d'où l'absence d'hypothèses.

Nous avons utilisé un questionnaire qui comprend, en plus d'une partie sociodémographique, des questions ouvertes qui tournent autour des situations qui provoquent souvent le stress chez le conducteur : les situations liées au facteur humain et celles liées au facteur non humain et matériel (voiture, chaussée,...). Nous avons demandé aux conducteurs de citer au moins trois situations stressantes sur chaque axe. Nous avons posé aussi une autre question ouverte sur le comportement des conducteurs face aux différentes situations stressantes.

Échantillon

L'étude a été menée en avril 2014 en Algérie dans la wilaya (département) de Batna. L'échantillon des conducteurs qui ont accepté de participer à cette étude se veut représentatif des conducteurs algériens. Nous avons distribué une centaine de questionnaires et en avons analysé 73.

L'échantillon se caractérise statistiquement comme suit :

Tableau n° 1 - Caractéristiques statistiques de l'échantillon

Genre	**Homme**	**Femme**	**Total**
Nombre	57	16	73
%	78.10%	21.90%	100%

Tranche d'âge	**18-30**	**31-50**	**51 et plus**	**Total**
Nombre	25	36	12	73
%	34.25%	49.31%	16.44%	100%

NB d'année de conduite	**- de 5 ans**	**5-15 ans**	**+ de 15 ans**	**Total**
Nombre	27	33	13	73
%	39.98%	45.21%	17.81%	100%

Profession	**Fonctionnaire**	**Profession libérale**	**Sans emploi**	**Total**
Nombre	41	17	15	73
%	56.17%	23.28%	20.55%	100%

Catégorie	**Léger**	**Lourd**	**Total**

Nombre	63	10	73
%	86.31%	13.69%	100%

On remarque que le pourcentage des hommes conducteurs est plus élevé que celui des femmes, ce qui est représentatif de la conduite en Algérie ; sur 20 millions de détenteurs du permis de conduire, 20% sont des femmes. (Algérie focus.com 14 mai 2014). Le tableau montre que les fonctionnaires arrivent en tête avec plus de 55%, suivis par la catégorie des professions libérales avec un taux avoisinant les 23%, puis la catégorie des sans-emploi avec 20.55% (qui comprend aussi les étudiants et jeunes qui utilisent le véhicule des parents).

Résultats

1- Les situations qui provoquent le stress routier selon les conducteurs :

Les sources de stress ou les situations qui provoquent le stress selon les conducteurs sont recensées dans le tableau suivant :

Tableau n° 2 : les sources de stress selon les conducteurs

Sources humaines	Sources matérielles et autres
1- Non-respect du Code de la route : ▪ Par les conducteurs ▪ Par les piétons ▪ Absence de la culture de la circulation routière	1- L'état des routes ▪ Dégradation des routes ▪ Les ralentisseurs ▪ Saturation du trafic routier
2- Comportement à risque des autres conducteurs : ▪ Excès de vitesse ▪ Dépassement dangereux ▪ Stationnement aléatoire et illégal ▪ Nervosité ▪ Utilisation du téléphone mobile ▪ Conduite en état d'ivresse	2- Infrastructures environnementales ▪ Panneaux de signalisation (manque + aléatoire) ▪ Rareté des stations-service sur les routes ▪ Insuffisance des parkings ▪ Absence d'éclairage sur les routes
	3- État des véhicules ▪ Pièces de rechange et accessoires (manque + contrefaçon) ▪ État des voitures (côté mécanique)
3- Comportement des forces de l'ordre ▪ Comportement des forces de l'ordre (négligence, favoritisme…) ▪ Autres	4- Conditions météorologiques et autres ▪ Perturbation météorologique ▪ Autres

Après avoir recensé les sources de stress exprimées par les conducteurs, nous les avons classées comme suit :

Tableau n° 3 - Répartition des sources de stress.

Sources humaines	%	NB	Sources matérielles	%	NB
1- Non-respect du code la route	65.99%	123	1- État des routes	58.24%	113
2- Comportement à risque des autres conducteurs	27.89%	13	2- État des véhicules	19.08%	37
3- Comportement des forces de l'ordre	6.96%	13	3- Infrastructures	17.52%	34
			4- Conditions météorologiques	5.16%	10
Total	100	197	**Total**	100	194

Le tableau n° 3 montre que pour les conducteurs les situations de stress provoquées par le facteur humain sont tout d'abord liées au non-respect du Code de la route par les autres conducteurs ou les piétons (65.99%) mais aussi en rapport avec l'absence de culture de la circulation routière. Arrive ensuite le comportement à risque des autres conducteurs où l'on trouve l'excès de vitesse, le dépassement dangereux, le stationnement aléatoire, l'agressivité et la nervosité des conducteurs, l'utilisation du téléphone mobile et la conduite en état d'ivresse (27.89%) ; puis le comportement de certains agents de police, qui selon certains conducteurs adoptent des comportements marqués par le favoritisme (népotisme) ou la négligence(6.96%).

En ce qui concerne les sources de stress non humaines, les conducteurs s'accordent à mettre en avant l'état des routes (58.24%). Malgré l'effort fourni et l'intérêt porté aux travaux publics (en particulier au secteur des infrastructures routières), les routes sont souvent détériorées, dégradées et en travaux interminables surtout dans les villes et loin des axes principaux. S'ajoutent à cela les ralentisseurs souvent non conformes, construits n'importe où et parfois par n'importe qui. Il faut dire qu'en Algérie certains citoyens n'hésitent pas à construire des ralentisseurs devant leurs maisons ou leurs magasins pour se préserver ou préserver leurs enfants des fous de la vitesse. Ce qui fait des ralentisseurs un problème sérieux qui pèse sur les conducteurs, et qui, avec les routes abîmées, rend la circulation de plus en plus difficile.

En lien avec l'état des routes, les conducteurs évoquent les bouchons et les embouteillages comme une source réelle de stress. Le boom du parc automobile (environ 200 000 immatriculations chaque année selon la DGSN) est de loin plus fort que les capacités d'accueil des infrastructures routières, surtout dans les grandes villes ou les conducteurs doivent endurer quotidiennement et parfois à n'importe quelle heure des routes de plus en plus encombrées.

Arrive ensuite comme source de stress l'état des véhicules (19.08%). Il faut dire que selon les chiffres de l'ONS en 2014, presque la moitié, soit 49.35% des véhicules qui circulent en Algérie ont 20 ans et plus, ce qui fait des pannes une source de stress, surtout avec le manque des pièces de rechange, leurs prix très élevés et leur mauvaise qualité (contrefaçon).

En troisième position (17.52 %) se classe le désordre et le manque d'infrastructures. L'absence dans certains endroits de panneaux de signalisation, leurs non-conformités aux changements d'infrastructures, le manque de stations-service et d'aires de repos, de parkings et de stationnements, d'éclairage, etc., augmente le stress des conducteurs. Arrivent en dernière position les conditions météorologiques avec 5.16%.

2- Les stratégies d'adaptation utilisées par les conducteurs en situations de stress.

Nous avons recensé les réponses des conducteurs, puis on les a réparties en stratégies centrées sur le problème, stratégies centrées sur l'émotion et stratégies centrées sur le soutien social, selon la théorie de Lazarus et Folkman (voir le tableau 4).

Tableau n° 4 - Stratégies d'adaptation des conducteurs

Types de stratégies	Réponses	NB
Centrées sur le problème	- Respect et exécution des règlements malgré tout	12
	- S'arrêter pour éviter la source du danger et du stress	06
	- Être prudent et se déplacer doucement	19
	- Prendre les routes secondaires	05
	- Céder la priorité à celui qui ne la respecte pas	08
	- Éviter d'utiliser la voiture dans les heures de pointe	13
Centrées sur l'émotion	- Colère et nervosité	29
	- Patience et tolérance	33
Centrées sur le soutien social	- Demander l'aide de la police	02
	- Chercher le réconfort des autres passagers de la voiture	21

Tableau n° 5 - Classement des stratégies d'adaptation

Les stratégies	NB	%
Centrées sur le problème	63	49.22%
Centrées sur l'émotion	62	48.44%
Centrées sur le soutien social	03	2.34%

Le tableau n° 5 montre que les conducteurs tentent en premier lieu, face aux situations stressantes, de s'adapter positivement en utilisant des stratégies centrées sur le problème, tel que la concentration, la prudence et le respect de la loi, l'évitement des autres conducteurs au comportement à risque même en cédant le passage ou en s'arrêtant complètement. Les conducteurs font aussi référence à l'utilisation des routes secondaires, ou au fait de ne pas utiliser carrément leurs véhicules surtout dans les heures de pointe. Ces stratégies arrivent en tête avec 49.22%.

Viennent juste après avec un taux très proche 48.44% les stratégies centrées sur les émotions. Les conducteurs tentent de s'adapter positivement aux situations qui provoquent le stress en essayant d'être patients et tolérants. Cela dépend sûrement de plusieurs variables puisqu'on trouve aussi ceux qui s'énervent et se mettent en colère face à ces situations.

3- Les différences dans les situations qui provoquent le stress et les stratégies d'adaptation selon le genre du conducteur.

a- Les sources de stress

Tableau n° 6 - Différence dans les sources de stress selon le genre

Sources matérielles	**Femmes**		**Hommes**		**Classement**	
		%		%	F	H
État des routes	25	54.3	88	59.4	1	1
Infrastructures environnementales	06	13.04	27	18.24	3	2
État des véhicules	13	28.26	24	16.21	2	3
Conditions météorologiques	2	8.66	9	2.70	4	4
Sources humaines	**Femmes**		**Hommes**		**Class.**	
		%		%	F	H
Non-respect du Code de la route	30	65.22	97	67.36	1	1
Comportements à risque des autres conducteurs	10	21.47	39	27.09	2	2
Comportement des agents de police	6	13.04	8	5.55	3	3

b- Stratégies d'adaptation

Tableau n° 7 - Différence des stratégies selon le genre.

Les stratégies	Femmes		Hommes		Class.	
		%		%	F	H
Centrées sur le problème	13	43.34	49	51.03	2	1
Centrées sur l'émotion	15	50	47	47.95	1	2
Centrées sur le soutien social	02	4.29	01	01.92	3	3

Le tableau n° 6 montre qu'il n'y a pas de différences marquées entre les conducteurs et les conductrices dans le classement des sources humaines de stress. Quant aux sources matérielles, l'état de véhicule arrive en deuxième position pour les femmes, tandis qu'il arrive en troisième position pour les hommes, cédant la place aux infrastructures environnementales. L'accès des femmes algériennes au monde de la conduite automobile est récent par rapport aux hommes. Elles utilisent leurs véhicules souvent dans les villes contrairement aux hommes (villes et longs trajets), de même que leurs connaissances dans le domaine de la mécanique sont moindres par rapport aux hommes, ce qui peut être une explication de nos résultats.

En ce qui concerne les stratégies d'adaptations les femmes utilisent les stratégies centrées sur l'émotion plus que les hommes. Notons que la tolérance et la patience sont davantage citées par les femmes que la nervosité et la colère.

Discussion

Notre étude est d'ordre exploratoire, elle a pour but de recenser les situations qui provoquent le stress chez les conducteurs et les stratégies d'adaptation qu'ils utilisent pour faire face à ce dernier. Les résultats montrent que la route comme infrastructure et espace public présente plusieurs sources de stress. La première situation qui provoque le stress est liée à l'utilisation de la route comme espace public ; le non-respect de la loi par les autres usagers de la route que ce soit conducteurs ou piétons, l'incivilité et l'absence d'une culture de la circulation semblent être du point de vue des conducteurs la source initiale de stress sur la route. Elle arrive en tête avec un score de 66%.

Arrive en deuxième position avec 58.28% l'état des routes. Les chaussées dégradées ou en travaux, de ralentisseurs non conformes sans aucune signalisation angoissent les conducteurs. Ces routes mal entretenues, encombrées de véhicules poussent les conducteurs à passer plus de temps sur leurs trajets augmentant ainsi leur stress de ne pas arriver à temps.

Les bouchons mettent la pression sur les conducteurs interviewés, (majoritairement des fonctionnaires, de la tranche d'âge : 31 à 50 ans). Ainsi, ils sont condamnés à des horaires fixes pour se rendre au travail, pour amener ou chercher leurs enfants dans les écoles quotidiennement, etc. ce qui génère plus de stress.

Arrivent ensuite avec des pourcentages moins élevés d'autres sources de stress routier, tel que le comportement à risque des autres conducteurs, les abus ou l'ignorance des policiers. Selon les conducteurs ces derniers utilisent deux poids et deux mesures face au non-respect du Code de la route et aux infractions (favoritisme). En ce qui concerne les sources matérielles on trouve, l'état du véhicule qui peut être expliqué par l'âge moyen de la moitié des véhicules algériens qui dépasse les 20 ans, ainsi que par le prix et la qualité des pièces de rechange. Le manque de stations-service, de parking, de panneaux de signalisation et les conditions météorologiques.

Le stress selon Lazarus et Folkman, 1984 est « une transaction entre la personne et l'environnement, dans laquelle la situation est évaluée par l'individu comme débordant ses ressources et pouvant mettre en danger son bien-être ». Cette définition se projette bien dans le domaine de la conduite. On ne peut pas aujourd'hui ignorer le stress routier ou le tolérer puisqu'il peut être la cause de plusieurs infractions commises sur nos routes. Si on combine les deux sources majeures de stress citées par les conducteurs et qui concernent l'utilisation quotidienne du véhicule dans un espace mal structuré moralement et matériellement, nous pouvons imaginer quel genre de comportement peut avoir ce conducteur s'il n'arrive pas à gérer positivement son stress.

Pour les stratégies d'adaptation, les conducteurs essayent de gérer leur stress en utilisant des stratégies centrées sur le problème avec 49.22%, et sur l'émotion avec 48.44%. Les conducteurs tentent de trouver des solutions surtout quand la source de stress est d'ordre matériel. Face aux bouchons ils essayent d'emprunter des routes secondaires, de partir plus tôt pour éviter les heures de pointe, de ne pas utiliser carrément leurs véhicules, de rouler doucement et avec prudence pour les préserver surtout dans les endroits où les routes sont détériorées. Ils adoptent aussi des comportements de patience et de tolérance face aux sources humaines de stress, comme : céder le passage même quand on est prioritaire, s'arrêter pour éviter les autres conducteurs qui ont un comportement à risque, essayer de respecter le code malgré tout...etc.

Cependant certains conducteurs n'arrivent pas à gérer positivement leur stress. Face aux situations stressantes (surtout d'origine humaine), ils s'énervent et se mettent en colère. Cette réaction vient souvent comme une réponse à un sentiment d'injustice provenant de l'agression de l'autre

(March, Collett, 1986), ce qui rend les réponses agressives justifiables. Certains conducteurs n'hésitent pas à faire justice eux-mêmes au travers de réactions agressives. Dans une étude précédente sur la colère au volant (Benali, 2013), on a constaté que les situations génératrices de colère poussent les jeunes conducteurs à commettre des infractions ; ils vont adopter des comportements agressifs en se servant du véhicule comme un moyen d'agression, ou en harcelant les autres usages de la route verbalement ou physiquement.

Un pourcentage minime de conducteurs cherche le soutien face aux situations qui provoquent le stress en faisant intervenir les forces de l'ordre lors d'infractions graves des autres usagers de la route, ou par le réconfort et le soutien des autres usagers de la voiture, selon quelques conductrices. Pour les différences selon le genre, l'état du véhicule semble stresser les femmes plus que les hommes, ce qui peut être expliqué par leur manque de connaissance dans le domaine de la mécanique et des pièces de rechange et de leurs trajets souvent plus courts que les hommes.

Conclusion

Les problèmes liés à l'utilisation de la route et aux accidents de la circulation sont devenus un véritable défi et imposent la mise en place de stratégies efficaces de la part des spécialistes dans le domaine y compris les chercheurs en psychologie.

Notre étude n'est pas sans présenter certaines limites. Sa nature (exploratoire), la taille de l'échantillon, ses caractéristiques et les limites des outils empêchent la généralisation des résultats. Cependant, cette étude montre bien que les conducteurs vivent au quotidien des situations de stress, un stress dû souvent au non-respect de la loi, à l'incivilité, à l'utilisation égoïste de l'espace public et à la non-conformité ou l'absence d'infrastructures adéquates. Les résultats montrent aussi que le stress routier représente aujourd'hui un facteur non négligeable qui provoque la colère chez les conducteurs et par conséquent des comportements à risque qui peuvent causer des accidents de la route.

Vulnérabilité neuropsychologique dans le vieillissement normal et pathologique et conduite automobile

Jérémy BESNARD* et Philippe ALLAIN*, **

1- INTRODUCTION

Ce chapitre aura pour visée de présenter les données actuelles de la littérature consacrée à l'étude des modifications cognitives liées aux vieillissements normal et pathologique, ainsi qu'à leurs potentielles répercussions sur les capacités de conduite automobile. Nous commencerons par présenter succinctement quelques données sociodémographiques relatives à la conduite et à la typologie des accidents de la circulation chez les personnes âgées. Nous nous intéresserons ensuite plus précisément aux aptitudes psychologiques nécessaires à la conduite automobile ainsi qu'à leur vieillissement normal et pathologique, selon une perspective neuropsychologique. Nous tenterons en particulier de démontrer en quoi le vieillissement cognitif est source de vulnérabilité lorsqu'il s'agit de conduite automobile. Nous conclurons par quelques recommandations pour les professionnels susceptibles d'avoir à mener une expertise de la capacité à conduire de patients neurologiques.

2- CONDUITE ET VIEILLISSEMENT

En France, selon les données de l'INSEE (2006), les personnes âgées de 65 ans ou plus représentaient 16.4% de la population en 2005. Ce ratio va augmenter dans les prochaines décennies, puisque les projections démographiques laissent envisager une représentation des séniors qui devrait atteindre 26,2% de la population en 2050. Au cours des 50 prochaines années, la population française des personnes âgées de 65 ans ou plus va donc augmenter d'environ 10 millions d'individus. La croissance devrait être la plus spectaculaire dans le haut de la pyramide des âges, puisque l'effectif des 75-85 ans devrait tripler d'ici 2050 et celui des plus de 85 ans devrait quadrupler (Brutel, 2002 ; Toulemonde et Robert, 2006).

---

* Laboratoire de Psychologie des Pays de la Loire (LPPL) UPRES EA 4638, Université d'Angers.

** Département de Neurologie, CHU Angers, 49033, Angers - Ph.allain@chu-angers.fr

La notion du « bien vieillir » va de pair avec la conservation d'une vie sociale riche et stimulante, ce qui demeure l'une des préoccupations principales de nos aînés. Cela nécessite la mobilisation d'un certain nombre de compétences, dont l'aptitude à la mobilité, que nous pouvons définir de manière très générale comme la capacité à se déplacer dans son environnement afin d'atteindre un objectif. La mobilité est cruciale pour l'autonomie dans la vie quotidienne et très contributive à la qualité de vie (Fabrigoule et Lafont, 2015, données de l'étude MG-CogCAPA). Elle est également dépendante de la capacité à utiliser un véhicule motorisé. Selon l'enquête nationale transport INSEE INRETS 1993-1994, près de 30% des conducteurs âgés de plus de 75 ans continuent à conduire, tandis que la « démotorisation » intervient de plus en plus tard : 85% des seniors ayant le permis de conduire ont une voiture dans la classe d'âge des 70-79 ans, tandis qu'ils sont 53% dans la classe d'âge des 80 ans et plus. D'autre part, les seniors se déplacent de plus en plus en voiture et de moins en moins à pied. Cette dépendance aux moyens de transports motorisés, et plus précisément à l'automobile, s'explique principalement par le maintien de capacités physiques autorisant la pratique d'activités de loisirs, ainsi que par l'étalement géographique de l'habitat. L'augmentation du nombre de conducteurs âgés combinée à l'amélioration de leur état de santé général va donc entraîner un accroissement considérable du nombre de véhicules conduits par des séniors, et ce dans le contexte d'une augmentation générale du trafic routier.

L'ensemble de ces données démographiques n'est pas sans interroger les pouvoirs publics et la communauté scientifique. Certes, le débat relatif aux données accidentologiques dans le vieillissement n'est pas clos, mais il semblerait que le risque d'accident augmente fortement avec l'âge. Les conducteurs de plus de 65 ans seraient presque aussi exposés aux accidents que les jeunes conducteurs (e.g., Lafont et Laumon, 2003). Lafont et al. (2013) soulignent ainsi que si le taux d'accidents des conducteurs âgés est moindre lorsqu'il est exprimé en nombre d'accidents par conducteur, il est supérieur lorsqu'il est considéré en fonction du nombre de kilomètres parcourus. Les conducteurs âgés de 80 ans ou plus (hommes et femmes confondus) sont autant impliqués dans des accidents corporels que les hommes de 18 à 24 ans (enquête nationale « transport et déplacement » 2007-2008). Les seniors perdent plus d'années de vie mais en font moins perdre aux personnes impliquées dans l'accident (Lafont et al., 2008). Le conducteur âgé « type » susceptible d'être victime d'un accident de la voie publique est un homme retraité, non alcoolisé, en trajet de loisirs avec un passager (Fontaine, 2003).

Par ailleurs, les contingences environnementales et temporelles ne sont pas sans avoir d'effet sur le taux d'accidents. Zhang et al. (1998) rapportent ainsi que le conducteur âgé est surtout victime d'accidents au niveau des intersections non protégées (ronds-points, zones à priorités). Le risque d'accident aux intersections est augmenté pour le conducteur de plus de 65 ans, le conducteur âgé étant souvent considéré comme responsable dans ce type d'accidents (données des assureurs). D'autre part, la fréquence des accidents varie en fonction de la période de l'année : de 12% en juin et octobre contre 6 à 9% pour les autres mois de l'année. Soixante-quinze pour cent des accidents ont lieu de jour, 44% des accidents ont lieu entre 12 et 18 heures, et 95% ont lieu en conditions atmosphériques normales (Joseoh-Theodore, V., 2000, données du Rapport Fondation MAIF).

Quelles sont les principales causes des accidents de la route chez les personnes âgées ? La conduite d'un véhicule implique la mobilisation d'un certain nombre de capacités, qu'elles soient physiques (utilisation du volant, des pédales), sensorielles (visuelles : 90% des infos sont visuelles en conduite), ou psychologiques (cognitives, sociales, etc.). Avec l'avancée en âge, ces différentes aptitudes sont susceptibles de subir des modifications, consécutivement à l'altération des organes sensoriels et au remaniement de l'appareil locomoteur. Les travaux de recherche conduits en neuropsychologie visent à définir les processus cognitifs et comportementaux engagés dans l'activité de conduite, et ce dans un double objectif d'élaboration d'outils d'évaluation fiables susceptibles de prédire les comportements à risque, et d'aide à la décision quant à la capacité de conduire des patients cérébrolésés.

3- Neuropsychologie de la conduite

3.1. Conduite et vieillissement normal

Selon le modèle de Brouwer (2002) la compétence globale de conduite implique la mise en œuvre d'habiletés indispensables à cette activité (physiques et cognitives), mais aussi la capacité à mobiliser ces savoirs et savoir-faire en situation. Autrement dit, connaître les manœuvres à effectuer à l'approche d'un rond-point ou celles nécessaires pour stopper le véhicule, être capable de les verbaliser, ne garantit pas la mise en œuvre opérationnelle de ces connaissances en situation. De la même façon, et nous y reviendrons, la perte des connaissances relatives à la conduite (par ex. : signification des panneaux) n'implique pas nécessairement un comportement inapproprié ou à risque (Thomas-Antérion et al., 2013). La conduite n'est donc pas à considérer comme une activité banale et routinière, mais plutôt comme une activité complexe qui sollicite différents niveaux de compétences : des habilités perceptivo-cognitives de bas niveau (vision, audition), des processus cognitifs de niveau intermédiaire (attention, mémoire), et des processus cognitifs de haut niveau (fonctions exécutives, raisonnement, jugement, prise de décision).

Sur le plan neurocognitif, la conduite doit donc être envisagée comme une activité complexe sollicitant de nombreux processus. Ainsi, les capacités visuo-spatiales sont nécessaires pour lire les panneaux de signalisation, estimer les distances et la position du véhicule dans l'environnement routier et adopter plus globalement son comportement à l'environnement. L'attention soutenue est mobilisée pour traiter de manière prolongée les informations, tandis que l'attention sélective est nécessaire pour privilégier une source d'information en vue d'une prise de décision. Les capacités d'attention divisée sont également mises en œuvre pour traiter simultanément plusieurs informations. Les capacités mnésiques sont également fortement mobilisées, aussi bien pour se souvenir de la signification des panneaux (mémoire sémantique) que pour se remémorer le trajet à suivre (mémoire épisodique antérograde) ou pour engager les schémas moteurs nécessaires (mémoire procédurale). Les capacités de jugement et de prise de décision sont également sollicitées (choix d'un trajet optimal sous contrainte temporelle). Des compétences cognitives de haut niveau, regroupées sous le terme de fonctions exécutives, sont également nécessaires à la conduite. Ainsi, le changement de trajet en fonction des messages de l'environnement met en jeu des processus dits de flexibilité mentale. Des compétences d'inhibition de réponses liées à la situation semblent également nécessaires à la pertinence du comportement routier. L'avancée en âge implique un déclin de l'ensemble de ces capacités cognitives, avec des répercussions potentielles sur l'aptitude des seniors à analyser la situation pour mettre en œuvre les comportements les plus efficients, ce qui est susceptible d'engendrer des attitudes inappropriées, voire l'accident.

Les modifications neurocognitives des seniors peuvent s'expliquer par le fait que le vieillissement normal s'accompagne de modifications cérébrales importantes. Une réduction du volume du cerveau est ainsi constatée chez le sujet de plus de 65 ans, surtout dans les régions frontales (e.g., Raz et al., 2005). Une diminution de l'intégrité de la substance blanche est également rapportée, plus particulièrement dans les régions frontales (Salat et al., 2005). Ces modifications cérébrales ont pour conséquence l'altération des capacités cognitives chez le sujet âgé, en particulier celles qui sont sous-tendues par les lobes frontaux (e.g., Taconnat et Lemaire, 2014). Ainsi, toutes les fonctions cognitives ne sont pas affectées également par le vieillissement. Les opérations mentales dites « fluides », qui s'appuient sur des processus contrôlés dépendants de l'intégrité des structures cérébrales frontales (attention, fonctions exécutives) sont les plus précocement affectées et les plus sévèrement touchées. Les opérations mentales dites « cristallisées », qui s'appuient sur les connaissances générales (mémoire sémantique) ou pratiques (mémoire procédurale) acquises au fil des années, demeurent opérationnelles plus longtemps. Or, ce sont principalement les déficits concernant les processus mentaux de haut niveau (attention et fonctions exécutives) qui semblent associés à un risque accru d'accident. Une majeure partie des accidents provoqués par des conducteurs âgés se produisent dans des situations complexes qui nécessitent l'analyse et le traitement simultané d'informations pour une prise de décision rapide (Anstey et al. 2005 ; Fabrigoule et Lafont, 2015).

Pietras et al. (2006) ont plus précisément étudié le rôle des déficits attentionnels sur les aptitudes à la conduite automobile. Les auteurs ont demandé à 20 sujets âgés de conduire un véhicule instrumenté (détecteurs, caméras) et de réaliser des insertions dans le trafic à des intersections. Parmi ces 20 sujets, la moitié avait des performances faibles aux tests neuropsychologiques visant à évaluer l'attention, ce qui n'était pas le cas des 10 autres, qui démontraient des performances similaires à celles de sujets jeunes. L'analyse des performances démontre que les conducteurs âgés avec déficits attentionnels avaient un comportement d'insertion dans le trafic plus dangereux que ceux qui ne présentaient pas ce type de déficit. En particulier, le temps nécessaire à s'insérer dans le trafic était supérieur et les prises de décision moins sûres. Les auteurs concluent que les déficits attentionnels liés au vieillissement normal augmentent le risque d'accident des conducteurs âgés.

Concernant le fonctionnement exécutif, De Raedt et al. (2000) ont proposé à 84 sujets âgés de plus de 65 ans une évaluation à partir d'une batterie de tests neuropsychologiques visant à évaluer les fonctions exécutives (stratégies de compensation, planification, métacognition). Les épreuves neuropsychologiques utilisées expliquaient 64% de la variance de la performance en conduite sur route. Dans le même ordre d'idées, Daigneault et al. (2002) ont étudié les liens supposés entre déficits exécutifs et risque routier chez des conducteurs âgés. Pour cela, les auteurs ont comparé les performances de deux groupes de conducteurs âgés à des tâches exécutives. Le premier groupe était constitué de sujets âgés ayant subi au moins un accident de la voie publique les 5 dernières années précédant l'étude, tandis que le deuxième groupe était composé de sujets n'ayant pas rapporté d'accident sur les 5 dernières années. Les auteurs rapportent des différences statistiquement significatives entre les groupes pour les épreuves évaluant les capacités d'inhibition (test de Stroop) et de planification (tour de Londres). Les conducteurs ayant eu au moins un accident ont plus de déficits exécutifs que les autres. Afin de mesurer l'impact potentiel des perturbations exécutives sur les comportements de conduite, Freund et al. (2008) ont mesuré le nombre de confusions de pédales chez des conducteurs âgés sans déficit cognitif avéré, sur un simulateur de conduite. Les auteurs ont également comparé cette variable aux scores à 3 tests neuropsychologiques, dont des épreuves visant à évaluer la flexibilité mentale (Trail Making Test et Clock Drawing Test). L'analyse des résultats permet de conclure que les conducteurs les plus âgés (plus de 80 ans) se trompent plus souvent de pédales que les autres (accélérations inappropriées) et que cette confusion est associée aux performances dans les épreuves exécutives.

Plus récemment, la méta-analyse de Vanlaar et al. (2014) permet aux auteurs de conclure quant à la validité d'une évaluation neuropsychologique sur la base d'épreuves papier-crayon pour prédire les comportements de conduite inappropriés chez les sujets âgés. En France, Lafont et al. (2010) proposent d'envisager le test des codes de la WAIS-III (Wechsler, 1997), qui permet d'évaluer simultanément plusieurs processus cognitifs (mémoire de travail, attention sélective, rapidité d'exécution), comme une épreuve satisfaisante pour prédire les difficultés de conduite en situation réelle. Ainsi, un score inférieur à 25 a une sensibilité de 91 % et une spécificité de 81%. Plus récemment, sur la base de l'étude SEROVIE (Marin-Lamellet et al., 2003) menée dans la population française, Fabrigoule et Lafont (2015) rapportent que les performances au Trail Making Test (partie B, évaluant la flexibilité) sont corrélées à un accident dans les 5 dernières années, tandis que le test des codes de la WAIS-III (Wechsler, 1997) s'avère le meilleur prédicteur de comportements de conduite dangereux.

3.2. Conduite et vieillissement pathologique

Si les travaux qui viennent d'être exposés concernent une population de sujets âgés exempts de trouble cognitif avéré, d'autres études se sont consacrées aux capacités de conduite de patients souffrant de maladies neurodégénératives. En effet, ces pathologies (par ex. : maladies d'Alzheimer, de Parkinson, démences fronto-temporales, démence à corps de Lewy, dégénérescence cortico-basale) sont connues pour aggraver les effets du vieillissement neurologique normal, en amplifiant considérablement le phénomène d'atrophie cérébrale, et en accentuant ainsi les déficits neuropsychologiques. Ces pathologies font donc inévitablement partie des pathologies à risque pour la conduite automobile. La plupart des travaux conduits dans ce champ l'ont été après que Johansson et al. (1997) aient démontré, sur la base de l'étude d'une cohorte de 98 conducteurs âgés de plus de 65 ans décédés dans un accident de voiture, que l'autopsie cérébrale démontrait des lésions compatibles avec une maladie d'Alzheimer. Plus précisément, 33% des conducteurs âgés décédés présentaient des lésions cérébrales caractéristiques de la maladie d'Alzheimer, et 20% des conducteurs âgés décédés étaient porteurs de lésions cérébrales évoquant la maladie d'Alzheimer. D'autre part, l'allèle E4 de l'apolipoprotéine E, connu comme étant le principal facteur de risque génétique de la forme sporadique (non-familiale) de la maladie d'Alzheimer, était plus fréquemment présent chez les conducteurs âgés responsables d'accidents mortels. Ces données ont été répliquées en Australie avec 55 conducteurs âgés décédés dans un accident de la route (Gorrie et al., 2007). Pour cette seconde étude, plus de la moitié des patients (52%) présentaient des lésions cérébrales caractéristiques de la maladie d'Alzheimer. À notre connaissance, ce type de données n'est pas encore disponible dans la population française.

Suite à ces travaux princeps, de nombreuses études ont été conduites pour déterminer dans quelle mesure les troubles cognitifs associés à diverses pathologies neurodégénératives (maladie d'Alzheimer, maladie de Parkinson, démence vasculaire), pouvaient induire une conduite non sécuritaire, voire dangereuse (pour une revue, voir Lafont et al., 2 013). Barbara (2 003) rapporte ainsi que le tiers des sujets souffrant de pathologie neurodégénérative ont eu au moins un accident de la voie publique depuis le début de leur maladie et que la moitié de ceux continuant à conduire se perd régulièrement au volant (contre 8% chez les sujets sains). Dans 10% des cas, l'apparition de difficultés pour conduire constitue d'ailleurs un signe précoce de démence. Néanmoins, Nourhashémi et al. (1999) rapportent que 26% des patients à un stade évolué d'une pathologie dégénérative et bénéficiant d'aides pour les actes de la vie courante (habillage, toilette) conduisent encore. Burlaud et al (2 012) mettent également en évidence un risque accru d'accident chez les patients à un stade léger de pathologies neurodégénératives. Si les résultats ne sont pas tous homogènes, les auteurs s'accordent généralement pour reconnaître la diversité des perturbations cognitives selon les pathologies, ainsi que la nécessité d'étudier et de définir plus précisément les altérations cognitives susceptibles de pénaliser l'activité de conduite. L'intérêt est double, car ces travaux pourront permettre d'une part de mieux comprendre les activités cognitives nécessaires à un comportement de conduite adaptée, et d'autre part de ne pas pénaliser inutilement des patients qui souffrent d'une pathologie non invalidante pour une conduite en sécurité, en leur interdisant cette activité essentielle au maintien de leur autonomie. Thomas-Anterion et al. (2013) évoquent ainsi le programme de prise en soins d'un patient souffrant de démence sémantique, particulièrement attaché à la conduite automobile, qui tout en étant incapable de décrire, dénommer les panneaux et les associer à une signification, n'avait eu aucun accident ni problème de conduite. En situation, les panneaux étaient parfaitement respectés. Ce comportement semble compatible avec une atteinte de la mémoire sémantique avec préservation de la mémoire procédurale. Avec un suivi rééducatif approprié visant à travailler la signification des différents types de signalisation routière, la poursuite de la conduite du patient est restée efficiente pendant plusieurs années. Il apparaît donc possible, au moyen de prises en charge adaptées et individualisées, de maintenir une activité de conduite pour certaines pathologies neurodégénératives. Certains auteurs rapportent également qu'à un stade débutant, les erreurs de conduite des patients souffrant d'affections neurodégénératives peuvent ne pas être plus fréquentes ou dangereuses que celles commises par des sujets contrôles appariés en âge. Les données de la littérature sont également contradictoires quant au fait qu'un risque d'accident plus élevé soit associé à une pathologie neurodégénérative débutante (Fabrigoule et Lafont, 2015). D'autre part, il faut souligner que la plupart des sujets atteints de pathologies neurodégénératives cessent de conduire, de leur propre initiative ou sur incitation de leurs proches. En France, des données récentes soulignent qu'un nombre important de patients arrêtent de conduire avant le diagnostic, beaucoup d'autres cessent la conduite à un stade pré démentiel, soit quelques années avant le diagnostic, en particulier les femmes, et la plupart ont arrêté au moment du diagnostic (Marie dit Asse, 2015). Nous allons à présent développer les résultats de quelques travaux consacrés à l'étude des effets délétères des pathologies neurodégénératives sur l'activité de conduite, en développant plus particulièrement les pathologies les plus fréquentes, ainsi que les travaux qui ont cherché à comparer les performances en conduite de patients atteints de pathologies différentes.

La maladie d'Alzheimer touche 3% des personnes de la tranche d'âge 65-74 ans et 20% des sujets de plus de 80 ans, avec une démographie croissante. Cette pathologie est la plus fréquente des affections neurodégénératives. Les patients souffrant de la maladie d'Alzheimer présentent des troubles cognitifs précoces affectant les fonctions visuo-spatiales, les capacités attentionnelles, le jugement (limitant la prise de conscience des difficultés et l'adaptation de la conduite), le langage, la mémoire et les fonctions exécutives. Ces différentes affections sont susceptibles de perturber significativement leurs compétences à conduire une automobile (Dubinsky et al., 1992). Les erreurs de conduite typiquement rapportées chez les personnes présentant une maladie d'Alzheimer sont des erreurs de positionnement du véhicule dans l'environnement, des arrêts intempestifs, une vitesse trop lente, une signalisation routière non respectée, des hésitations fréquentes (e.g., Ball et al., 1998; Hunt et al., 1993). Les principaux facteurs affectant les capacités à conduire, qui concernent aussi bien les risques d'accidents que la sûreté de la conduite, sont l'âge du patient, le stade de la maladie, le niveau d'éducation, la préservation des capacités mnésiques et visuo-spatiales, les capacités attentionnelles et les fonctions exécutives (Uc et Rizzo, 2008). Récemment, Piersma et al. (2016) confirment que l'évaluation neuropsychologique semble particulièrement prédictive des difficultés de conduite des patients souffrant de la maladie d'Alzheimer, comparé à l'efficacité d'un simulateur de conduite ou à celle d'interviews semi-dirigées pour mettre en évidence ces difficultés. Les auteurs recommandent cependant de combiner ces trois types d'évaluation, qui permettaient d'obtenir dans leur étude un niveau de prédiction de 92.7% lorsqu'ils sont associés.

La maladie de Parkinson est la deuxième maladie neurodégénérative la plus fréquente en France après la maladie d'Alzheimer. C'est la cause la plus fréquente de syndrome parkinsonien, défini par l'association d'une akinésie (difficulté d'initiation du mouvement), d'une bradykinésie (ralentissement lors de l'exécution du mouvement), d'une hypokinésie (diminution de l'amplitude du mouvement), d'une hypertonie rigide et d'un tremblement de repos. Elle constitue la deuxième cause de handicap majeur chez le sujet âgé. La prévalence de la maladie de Parkinson est de 150 pour 100 000 habitants dans la population générale. Compte tenu du vieillissement de la population, l'incidence de la maladie progresse. La maladie de Parkinson est une pathologie neurodégénérative dont les lésions affectent en premier lieu les noyaux gris centraux. Compte tenu des boucles neuro-anatomiques qui lient ces structures avec les lobes frontaux (boucles sous-cortico-frontales ; Cummings, 1993), il est fréquent d'observer des troubles évocateurs de la symptomatologie frontale, comme des déficits cognitifs exécutifs (e.g., Sammer et al., 2006). Malgré la fréquence de cette pathologie neurodégénérative, les travaux qui se sont consacrés à l'étude des troubles cognitifs sur les capacités de conduite automobile sont très peu nombreux. Cela est sans doute dû au fait que ces patients sont pénalisés par leurs troubles moteurs et pour certains cessent de conduire, de leur propre chef ou à la demande de tiers. Il faut néanmoins signaler que ces patients sont à même de conduire plusieurs années après le diagnostic et que certains malades continuent à conduire pendant la première décennie de la maladie (Singh et al., 2007). Il n'existe pas à notre connaissance de données épidémiologiques concernant le risque d'accident pour cette population, que ce soit à l'international ou en France, mais un risque accru a déjà été rapporté (Zesiewicz et al., 2002). Une compréhension précise des mécanismes cognitifs susceptibles de perturber l'activité de conduite chez ces patients apparaît donc nécessaire, pour identifier les patients les plus susceptibles de démontrer des comportements routiers à même d'engendrer un accident. Dans cet objectif, Ranchet et al. (2013) ont récemment comparé les performances exécutives et en situation de conduite réelle de patients souffrant de maladie de Parkinson à celles de sujets contrôles appariés. Les épreuves exécutives évaluaient les capacités de mise à jour, d'inhibition et de flexibilité mentale. Les sujets des 2 groupes ont été évalués par un moniteur d'auto-école en situation de conduite réelle : environ la moitié des patients parkinsoniens présentaient des comportements de conduite risqués (42% des patients). Les mesures exécutives de mise à jour et de flexibilité étaient les plus prédictives de comportements routiers adaptés, les patients présentant des comportements à risque étant significativement moins performants dans ces épreuves que les autres patients ou les sujets contrôles appariés. Ces données confirment l'intérêt d'évaluer les patients sur le plan neuropsychologique, tout en pointant les processus exécutifs dont les déficits sont associés à un risque accru d'accident.

Peu de données sont également disponibles dans la littérature concernant les patients atteints de démence fronto-temporale, qui représente 5 à 15% des démences mais qui est la deuxième cause de pathologie neurodégénérative du présénium (avant 65 ans). Consécutivement à la dégénérescence des structures frontales, cette pathologie engendre des troubles comportementaux importants, ainsi qu'une modification des capacités introspectives. Ces déficits sont susceptibles de perturber le jugement des patients quant à leur propre aptitude à conduire. De rares études démontrent ainsi que ces patients ont des comportements dangereux sur la route, avec des non-respects de règles et un déficit de perception de leurs problèmes de conduite (Fujito et al., 2016).

Quelques travaux se sont aussi intéressés à la comparaison des difficultés de conduite de patients souffrant de pathologies neurodégénératives différentes. L'intérêt de ces études est de contribuer à déterminer s'il existe des différences notables entre les pathologies, afin d'aider à la décision et aux conseils à donner aux patients et aux proches quant à la capacité à conduire. L'un des premiers travaux est celui d'Anderson et al (2012), qui ont comparé les performances de patients atteints de la maladie d'Alzheimer à celles de patients souffrant de maladie de Parkinson à des épreuves neuropsychologiques. Les patients étaient également évalués en situation réelle de conduite, dans des milieux urbains et ruraux. Les auteurs démontrent qu'il existe des corrélations entre les scores des 10 épreuves neuropsychologiques proposées et les erreurs de conduite. En particulier, 3 domaines cognitifs apparaissent fortement associés à la capacité à conduire en toute sécurité : la vitesse de traitement de l'information, les habiletés visuo-spatiales ainsi que la mémoire. Les auteurs concluent, à l'instar des précédentes études, que l'évaluation neuropsychologique peut fournir des informations pertinentes quant à l'efficience de ces processus, qui apparaissent directement associés à la capacité du patient à conduire de façon appropriée. Tout en regrettant le faible nombre de travaux, Pavlou et al. (2013) ont répertorié dans une revue de la littérature les résultats des quelques études dédiées à la comparaison des performances de conduite de patients souffrant de maladies d'Alzheimer et de Parkinson. Les auteurs concluent que ces 2 pathologies sont susceptibles d'induire un déficit des aptitudes nécessaires à la conduite et constatent que l'ensemble des travaux démontrent une altération des performances de conduite, ainsi qu'une augmentation du risque d'accident chez ces patients. Plus récemment, Aksan et al. (2015) ont également comparé les performances en conduite de patients atteints de la maladie d'Alzheimer à celles de patients souffrant de la maladie de Parkinson. Leurs résultats vont dans le sens des précédentes études, puisque les auteurs rapportent que les patients ont de moins bonnes performances de conduite que les sujets contrôles appariés selon les critères sociodémographiques. Les analyses statistiques démontrent également la diversité des processus cognitifs associés aux capacités de conduite. Ainsi, la mémoire et la flexibilité mentale prédisaient les performances de navigation, tandis que les capacités visuo-spatiales et de vitesse de traitement étaient associées aux erreurs de conduite. Les comparaisons de performances de patients atteints de pathologies neurodégénératives concernent donc essentiellement les maladies d'Alzheimer et de Parkinson, car ce sont les pathologies les plus fréquentes. Fujito et al. (2016) ont néanmoins comparé les comportements routiers de personnes atteintes de la maladie d'Alzheimer et de démence fronto-temporale. Les patients atteints de démence fronto-temporale sont plus à même de démontrer des comportements dangereux que les malades Alzheimer. À un stade débutant, le risque de provoquer un accident est également plus élevé chez les patients souffrant de démence fronto-temporale.

En résumé, si les pathologies neurodégénératives sont susceptibles de causer des troubles moteurs et cognitifs susceptibles de pénaliser drastiquement la conduite, d'autres travaux restent à mener pour continuer à préciser les différences potentielles entre ces malades et ajuster ainsi les recommandations quant à cette activité. Il faut également signaler des différences interindividuelles importantes en fonction du stade de la maladie et de l'expertise de conduite des patients. Ces différences engendrent une hétérogénéité importante des capacités à conduire des patients atteints de la même pathologie. C'est pourquoi la poursuite de travaux visant à déterminer les processus cognitifs les plus à même de perturber significativement la conduite devrait permettre de concevoir des protocoles d'évaluation standardisés, à même de fournir des informations prédictives pertinentes sur les capacités du patient à conduire.

4- Conclusion

Cette revue de la littérature concernant les aptitudes à la conduite des personnes âgées, qu'elles soient atteintes ou non de pathologies neurodégénératives, indique une altération significative de certains processus cognitifs, à même de perturber la capacité à conduire en toute sécurité. Cela ne doit cependant pas amener à une stigmatisation de ces conducteurs âgés. Ne perdons pas de vue que les études évaluant le potentiel surrisque d'accident dans le vieillissement (normal) font encore débat, aussi bien en Europe qu'aux États-Unis. Il apparaît néanmoins nécessaire de distinguer le vieillissement normal du vieillissement pathologique. Ainsi, les conducteurs âgés en bonne santé semblent mettre en place des processus de compensation, en évitant certaines situations de conduite susceptibles de leur poser problème (conduite de nuit, voies rapides, périodes de trafic chargées) et en réduisant leur vitesse ainsi que les distances parcourues. Les conducteurs âgés conscients de leurs troubles perceptifs (visuels et auditifs) ou cognitifs limitent d'eux-mêmes l'utilisation de leur véhicule. Ils apparaissent comme moins conditionnels en regard des règles régissant la conduite (Gaymard et al., 2011).

Ce constat ne s'applique pas nécessairement aux personnes âgées souffrant de pathologies neurodégénératives. La présence de troubles du jugement modifie la conscience qu'ils ont de leurs propres comportements, ce qui pénalise les comportements d'auto-régulation de l'activité de conduite. Toutefois, toutes les pathologies neurodégénératives n'affectent pas semblablement les capacités de conduite. Il apparaît donc primordial de déterminer les sujets à risque au moyen d'outils adaptés. En ce sens, l'évaluation neuropsychologique semble pouvoir permettre cette distinction, en mettant en évidence les altérations des processus cognitifs essentiels à la mise en œuvre de l'activité de conduite. Par la suite, il faudra rappeler au patient et à sa famille la législation. En France, aucun dispositif légal ne prévoit de contrôle de santé pour les personnes âgées possédant le permis de conduire. Cependant, il est obligatoire pour une personne atteinte de maladie susceptible de pénaliser l'activité de conduite de signaler elle-même à son assureur, à la commission médicale du permis de conduire ou à un médecin agréé toute pathologie influant sur sa capacité conduire (arrêté du 21 décembre 2005, modifié le 31 août 2010). Le manquement à cette obligation induit un risque de responsabilité pénale en cas d'accident (article 489-2 Code civil). Les médecins, soumis au secret médical, n'ont pas à déclarer aux autorités une personne qui présente une contre-indication à la conduite. En outre, il faut mentionner un risque de perte de couverture de l'assurance si le patient, bien que frappé d'inaptitude, ne renonce pas à la conduite de son véhicule. Le professionnel de santé doit donc conseiller, mettre en garde, sans droit d'interdire (en dehors de la commission du permis de conduire).

La prise en compte de la balance bénéfice/risque apparaît donc essentielle chez les personnes souffrant de pathologies neurodégénératives. L'arrêt de la conduite peut en effet entraîner une prise de conscience brutale des troubles, un isolement social par l'arrêt des activités de loisirs et des modifications psycho-affectives (dépression). Ces différents facteurs sont susceptibles d'aggraver les troubles neurocognitifs et d'accélérer le processus dégénératif. Dans le cadre du vieillissement pathologique, il semble donc nécessaire d'évaluer au cas par cas les difficultés pour prendre les décisions appropriées, tout en envisageant pour la plupart des patients un arrêt progressif de l'activité de conduite, ce qui laisse le temps de mettre en place des moyens de transport substitutifs pour préserver l'autonomie.

Expérience de conduite, alcool et environnement monotone

Catherine BERTHELON* et Edith GALY**

Résumé

L'hypothèse est faite que la prise d'une faible dose d'alcool en début d'après-midi, au moment de la baisse physiologique du niveau de vigilance (creux postprandial), pourrait entraîner un assoupissement précoce, notamment chez les jeunes conducteurs novices, ayant des répercussions sur la performance. La baisse de performance devrait s'amplifier au fur et à mesure de la conduite, de par la monotonie et la longueur de la séance de conduite.

Seize jeunes conducteurs de 18 ans venant d'obtenir leur permis de conduire et quinze jeunes conducteurs de 21 ans possédant leur permis depuis 3 ans ont participé à 3 sessions expérimentales avec un BAC de 0,2 et 0,5 g/l. L'alcool était consommé en début d'après-midi et les participants conduisaient sur simulateur de conduite pendant 45 mn. Le circuit était de type autoroutier. La tâche était de maintenir une vitesse constante (110 Km/h) et une position stable sur la chaussée.

Avant et après chaque session de conduite, les participants remplissaient le questionnaire de Thayer (évaluation de la vigilance et de la tension subjectives) et, après chaque session, ils remplissaient une adaptation du NASA-TLX (évaluation de la charge de travail subjective). Leur vitesse et leur position latérale étaient enregistrées en continu et ont été analysées par intervalles de 5 mn.

Les résultats indiquent un effet significatif de l'alcool et du temps de conduite sur les estimations subjectives et les performances de conduite. Ainsi, la charge de travail augmente à 0,5 g/L comparé aux deux autres dosages. La position latérale du véhicule sur la chaussée est détériorée à partir de 0,2 g/L et les déviations standard de vitesse augmentent au fur et à mesure de la durée de conduite.

Globalement, les données subjectives et objectives sont des indicateurs d'éveil, d'effort et de performance pendant la conduite. Notre hypothèse concernant l'influence combinée de l'alcool et de l'expérience de conduite n'est que partiellement vérifiée. Les résultats sont discutés en termes de mécanismes compensatoires adoptés par les jeunes conducteurs novices.

* IFSTTAR, 304 chemin de la croix blanche, 13300 Salon-de-Provence, France.
** Aix-Marseille Université, Centre de Recherche PsyCLE, 29 avenue Robert Schuman, 13621 Aix-en-Provence, cedex 1, France.

INTRODUCTION

Vigilance, conduite et jeunes conducteurs

Les liens entre la vigilance des conducteurs et la sécurité routière font depuis longtemps l'objet d'investigations qui offrent un faisceau convergent de connaissances incitant à attribuer à l'hypovigilance un rôle important dans les accidents routiers. L'étude de l'oscillation des rythmes (la chronobiologie) montre qu'en 24 heures, la somnolence chez une personne éveillée survient le plus souvent entre 1 heure et 3 heures du matin, ainsi qu'entre 14 à 16 heures. Les performances se détériorent à ces moments précis de baisse de vigilance, qu'ils soient accompagnés d'épisodes d'endormissement ou non (Duta, Alford, Wilson, & Tarassenko, 2004). Les accidents qui se produisent à ces périodes représenteraient 36,1% des accidents mortels et 41,6% de l'ensemble des accidents de la route (Philip, Vervialle, Le Breton, Taillard, & Horne, 2001).

La baisse de vigilance est également reliée aux exigences de la tâche et une tâche requérant un effort mental soutenu (e.g., autoroute monotone ou route urbaine) entraîne une baisse de vigilance (Smit, Eling, & Coenen, 2004). Ainsi, lorsque la situation de conduite est simple et monotone, l'attention soutenue est difficile à maintenir car l'activité devient quasi automatique. C'est le cas des longues périodes de conduite sur autoroute (Campagne, Pebayle, & Muzet, 2004), notamment avec un trafic fluide. Cet environnement pauvre et répétitif induit une charge de travail élevée et prolongée entraînant une baisse de la vigilance qui obéit à la loi de dégradation dans le temps. En effet, une augmentation de la charge de travail entraîne une hausse de vigilance mais la tendance s'inverse lorsque les tâches deviennent plus difficiles et précises (Ansseau & Timsit-Berthier, 1987). D'après le modèle de courbe en U renversé de Yerkes et Dodson, l'augmentation de la vigilance s'accompagne ainsi d'une amélioration des performances jusqu'à un optimum au-delà duquel les performances se détériorent (Figure 1). Ainsi, sur autoroute, une augmentation de la sensation d'endormissement, une augmentation des temps de réaction représentant la détérioration de l'alerte et des performances, notamment en ce qui concerne la trajectoire, rendent la conduite insécurisée à partir d'un certain temps de conduite (Ting, Hwang, Doong, & Jeng, 2008).

Figure 1 - Relations entre vigilance et performance

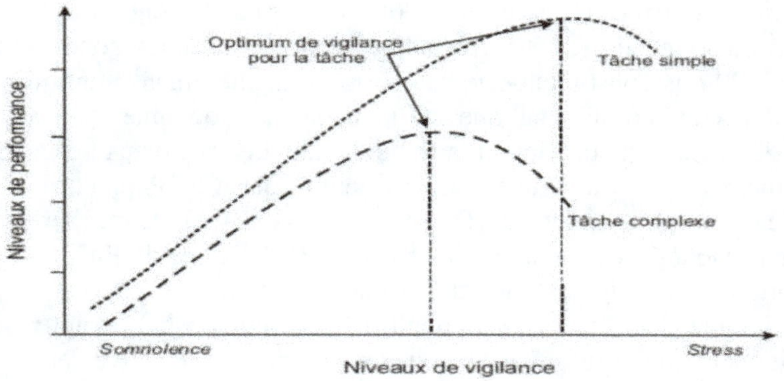

D'un point de vue accidentologique, les problèmes de vigilance entraînent des pertes généralisées de capacités des conducteurs. Les accidents générés impliquent souvent un véhicule isolé roulant à grande vitesse et qui n'a pas tenté d'éviter l'accident (allongement du temps de réaction) (Hadj-Mabrouk et al., 2001). Ces accidents se manifestent quasi-systématiquement par une incapacité à réguler une trajectoire ou une inaptitude à assurer le guidage du véhicule dans sa voie de circulation (Van Elslande, Jaffard, Fouquet, & Fournier, 2009). En effet, le nombre de déviations latérales sur la chaussée augmente au fur et à mesure de la baisse de vigilance (Thiffault & Bergeron, 2003), la plupart des déviations semble se produire vers la droite de la chaussée (Campagne et al., 2004).

Les variations de vigilance affectent les performances de conduite différemment en fonction de l'expérience, notamment en termes de perception du danger. Ainsi, les conducteurs novices déclarent une forte hausse subjective de somnolence qui ralentit la perception du danger, contrairement aux expérimentés dont la faible hausse subjective de somnolence n'affecte pas les TR (Smith, Horswill, Chambers, & Wetton, 2009). Les novices auraient donc davantage de difficultés à exécuter la tâche de conduite lorsqu'ils sont en baisse de vigilance.

Impact de l'alcool sur la conduite

Le risque d'accident pour un conducteur alcoolisé suit une courbe exponentielle, et ceci dès de faibles doses d'alcool : il double pour un conducteur alcoolisé à 0,2 g/L comparativement à un conducteur sobre (Keall, Frith et Patterson, 2004), il est multiplié par cinq pour une alcoolisation comprise entre 0,5 et 0,79g/L et par 15 pour une alcoolisation supérieure ou égale à 0,8g/L (Movig et al., 2004 ; Mura et al., 2003).

De plus, les jeunes conducteurs de moins de 21 ans sont plus susceptibles d'être impliqués dans un accident que ceux d'un âge supérieur, et ceci dès de faibles doses d'alcool (Peck et al., 2008). Ces résultats sont en accord avec ceux de Zador et al., (2000) qui indiquent que les jeunes conducteurs de moins de 20 ans constituent une catégorie particulièrement impliquée dans les accidents de la route, quel que soit le niveau d'alcoolémie, mais a fortiori lorsque le niveau est supérieur à la limite légale. Les accidents liés à l'alcool sont principalement dus à une perte du contrôle et n'impliquent qu'un seul véhicule, celui du conducteur (Morland et al., 2011). L'inexpérience de conduite à laquelle viennent s'ajouter les effets délétères de l'alcool semble ainsi entraîner une augmentation des risques d'accident.

L'ensemble des mécanismes cognitifs nécessaires à la conduite (vitesse de traitement de l'information, vision, attention sélective et divisée, mémoire, fonctionnement exécutif) est altéré par la consommation d'alcool. Toutefois, la majorité des recherches qui testent l'influence de l'alcool sur le temps de réaction simple échoue à démontrer un ralentissement significatif du traitement de l'information (Moskowitz et al., 2000 ; Ogden et Moskowitz, 2004) et, lorsque le temps de réaction de choix est mesuré, une dégradation significative des performances n'est retrouvée qu'à partir d'un BAC de 0,6 gr/L (Fillmore, Ostling, Martin et Kelly, 2009).

Dès lors que la tâche évolue et se complexifie, l'alcool perturbe les compétences perceptives du conducteur en réduisant son aptitude à détecter le danger (Filtness, Rudin-Brown, Mulvihill et Lenné, 2013 ; West, Wilding, French, Kemp et Irving, 1993), notamment lorsque le danger se situe dans la périphérie du champ visuel (Chapman et Underwood, 2002 ; Owsley et McGwin Jr, 2010). Ce phénomène, connu sous le nom d'effet tunnel, se retrouve dès l'ingestion d'une faible dose d'alcool (BAC de 0,3 gr/L) (Dupont et al., 2010). Enfin, l'influence de l'alcool sur les fonctions visuelles et la perception dépend de la complexité de l'environnement et de la tâche. Lorsque le nombre d'informations sensorielles à traiter augmente, ou encore lorsque les informations sont présentées à un rythme soutenu ou proviennent de différentes sources simultanément, les effets délétères de l'alcool sur les fonctions visuelles et la perception sont particulièrement prononcés.

Par ailleurs, une faible dose d'alcool (BAC de 0,2 gr/L) semble être suffisante pour perturber les capacités d'attention sélective et d'attention divisée (Koelaga, 1995). L'alcool diminue les capacités mnésiques d'un individu, la mémoire visuo-spatiale est particulièrement sensible. Les conducteurs alcoolisés qui réalisent une tâche d'attention divisée ne compensent pas la difficulté de la tâche par une réduction de leur vitesse mais sont toutefois conscients de l'impact négatif de l'alcool sur leurs performances puisqu'ils auto-évaluent leurs performances comme étant significativement détériorées (Harrisson et Fillmore, 2011). Ils mettent aussi plus de temps pour réagir aux évènements c'est-à-dire pour adopter des stratégies comme un freinage ou une modification de trajectoire suite à la survenue d'un évènement soudain (Christoforou, Karlaftis et Yannis, 2010). Sous l'influence de l'alcool, les conducteurs présentent une augmentation de la variabilité des performances de contrôle latéral et longitudinal du véhicule (Berthelon et Gineyt, 2013 ; Verster et al, 2009).

Problématique

L'objectif de cette expérience est d'étudier conjointement les trois facteurs responsables de la majorité des accidents de la route que sont la baisse de vigilance, l'inexpérience de conduite et l'alcool.

L'hypothèse est donc faite d'une interaction de l'expérience de conduite et de la dose d'alcool ingérée pour expliquer la dégradation des performances de conduite à un moment de faible vigilance. Ainsi, la prise d'une faible dose d'alcool en début d'après-midi, au moment de la baisse physiologique du niveau de vigilance (creux postprandial), pourrait entraîner un assoupissement précoce responsable d'une baisse de performance, en particulier chez les jeunes conducteurs novices. La baisse de performance devrait, de plus, s'amplifier au fur et à mesure de la durée de conduite, notamment lorsque celle-ci est monotone.

PARTIE EXPERIMENTALE

Les participants

Seize jeunes conducteurs novices de 18 ans avec moins de 2 mois de permis (8 femmes et 8 hommes) (JN), et quinze jeunes conducteurs de 21 ans avec 3 ans de permis (fin du permis probatoire ; 7 femmes et 8 hommes) (JEX) ont participé à trois sessions expérimentales. Tous étaient en bonne santé et étaient examinés par un médecin avant d'être inclus dans l'expérience. Chaque participant signait un formulaire de consentement libre et éclairé et recevait une gratification de 130 € pour sa participation à l'expérience. Le protocole expérimental a été validé par le Comité d'Éthique et de Recherche (CERB) de l'IFSTTAR, ainsi que par le Comité de Protection des Personnes (CPP) Sud Méditerranée I.

L'expérience proprement dite était précédée d'une session d'entraînement à la conduite du simulateur et de ses commandes.

Le simulateur

L'expérience est effectuée sur le simulateur à base fixe du laboratoire Mécanismes d'Accidents (IFSTTAR-TS2), l'espace conducteur est complet (tableau de bord, pédalier, volant et commandes principales). Les indicateurs de vitesse, compteurs et voyants du tableau de bord sont connectés. L'image de la scène routière est projetée sur 3 écrans, un écran central situé face au conducteur et 2 écrans latéraux orientés à 50° (placés à 1.93 m de l'œil du conducteur), soit un champ visuel de 150° en horizontal et 40° en vertical (Photo 1). La fréquence d'acquisition des signaux (position, vitesse, accélération, ...) est d'environ 30 Hz.

Un son en quadriphonie est diffusé dans la cabine – bruits internes au véhicule (moteur, roulement, démarreur) et bruits externes spatialisés du trafic.

Photo 1 - Le simulateur de conduite de l'IFSTTAR/MA

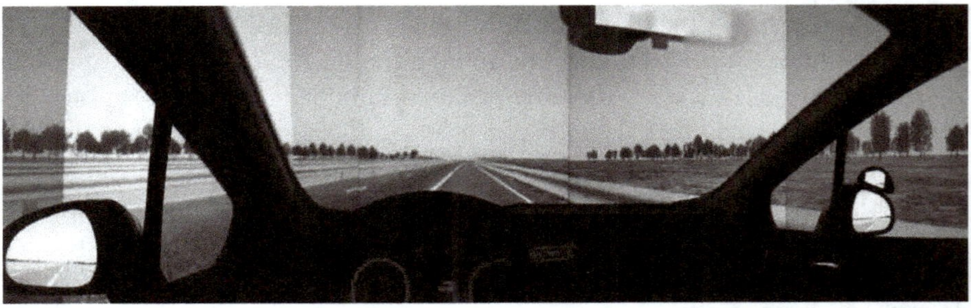

Le lieu d'expérimentation dans lequel est placé le simulateur est agréé par l'agence régionale de santé de la région Provence Alpes Côte d'Azur et permet d'effectuer des recherches biomédicales.

Protocole expérimental

L'expérience répond au plan expérimental suivant : S16 < G2 > * A3
G2 : deux groupes de participants, JN et JEX
A3 : Alcool (3 modalités) : Placebo, 0,2 g et 0,5 g d'alcool par litre de sang.

L'expérience se déroule systématiquement en début d'après-midi durant la période physiologique de baisse de vigilance diurne : creux postprandial (de 13h à 16h). Après ingestion de la boisson, les sujets conduisent le simulateur sur un circuit de type autoroutier (2*2 de voies avec un terre-plein central et glissières de sécurité) sans trafic et dans un environnement rural monotone. La tâche de conduite dure 45 minutes. La consigne donnée aux participants est de maintenir leur position en voie de droite et de garder une vitesse constante de 110 km/h.
Les variables dépendantes traitées par ANOVA puis par des tests post hoc sont :

- les données subjectives recueillies par l'échelle de vigilance subjective de Thayer (avant et après la session de conduite) et le questionnaire de charge mentale du NASA TLX (après la session de conduite). L'échelle de Thayer évalue le niveau de vigilance au moment présent par le rapport entre les dimensions Activation Générale et Désactivation Sommeil (GA/DS). Pour chacune de ces deux dimensions, cinq adjectifs sont évalués sur une échelle de Likert en 4 points. Le NASA TLX comprend six facteurs qui caractérisent la charge de travail subjective : les demandes mentales, physiques et temporelles, la performance, l'effort, et la frustration. Une échelle en 20 points est proposée pour chaque dimension.

- Les données objectives comportementales de conduite recueillies en continu, e.g. position latérale du véhicule sur la chaussée (moyenne et écart type) et vitesse (moyenne et écart type). Les données sont moyennées sur des intervalles temporels de 5 mn, les 5 premières mn de conduite ne sont pas prises en compte.

Résultats

Estimations subjectives

Les résultats obtenus avec l'échelle de Thayer indiquent que la vigilance subjective ne varie pas significativement entre les groupes de participants avant la prise de boisson et les sessions de conduite. Par contre, dans tous les cas, les participants s'estiment moins vigilants après la conduite comparativement à avant ($F(1, 29) = 106{,}89$, $p < 0{,}001$).

Tableau 1 - Estimations subjectives obtenues avec le NASA TLX en fonction du niveau d'alcool (écart type entre parenthèses).

	Placebo	BAC de 0,2	BAC de 0,5
Pression temporelle	9.33 (3,61)	10.91 (3.32)	12,19 (4,04)
Effort	11,6 (4,08)	13,29 (1,08)	14,49 (2,73)
Frustration	11,81 (4,63)	13,36 (3,09)	14,55 (3,08)
Physique	10,12 (3,87)	10,89 (3,83)	12,49 (3,77)
Performance	7,42 (3,27)	9,57 (2,96)	13,73 (3,45)
Mental	11,60 (3,56)	12,81 (3,01)	13,71 (3,26)

Les ANOVA effectuées sur les réponses au NASA TLX et complétées par des post hoc indiquent que les dimensions effort (F(2,58) = 4.29, p< 0.02), pression temporelle (F(2,58) = 3,71, p< 0.03), et frustration (F(2,58) = 7,80, p< 0.001) sont caractérisées par des estimations significativement plus élevées avec un BAC de 0,5 qu'avec un placebo (respectivement p< 0.01 ; p < 0.02 et p < 0,008). La performance (F(2,58) = 16,74, p< 0,001) elle-même tend à être estimée meilleure avec un placebo qu'avec 0,2 g (p < 0,07), et meilleure avec un placebo et avec 0,2 g qu'avec 0.5 g d'alcool (Tableau 1).

Seule la dimension frustration témoigne d'un effet significatif du groupe (F(1,29) = 8,10 ; p < 0,008) avec des valeurs plus élevées pour les JN (m = 14,55 ; SD = 3,12) que pour les JEX (m = 11,92 ; SD = 4). Une interaction groupe et alcool (F (2, 58) = 5,02 ; p < 0,009) indique que le niveau de frustration des JN ne varie pas significativement en fonction du taux d'alcool, à l'inverse les JEX qui estiment leur niveau de frustration plus important avec 0,2 et 0,5 qu'avec un placebo, leur niveau de frustration avec placebo est également le plus bas relativement à tous les autres (Figure 2).

Figure 2 - Estimations subjectives de frustration en fonction du groupe et du niveau d'alcool.

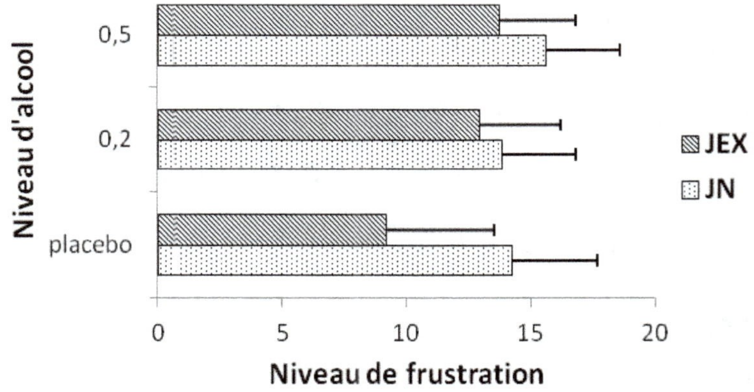

Mesures comportementales objectives

En moyenne, les conducteurs circulent plus à droite de leur voie de circulation entre 25 et 30 mn de conduite qu'entre 30 et 35 mn (F (7, 210) = 3,27 ; p < 0,002). Les analyses (F(2,58) = 12,26; p < 0,001) indiquent que les SDLP augmentent régulièrement de placebo à 0,2 g/l et de 0,2 g/l à 0,5 g/l (Figure 3).

Figure 3 - Valeurs moyennes des SDLP en fonction du niveau d'alcool.

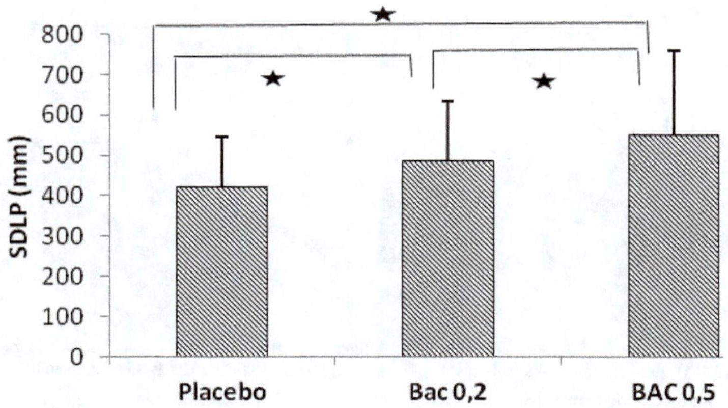

La durée de conduite tend à influencer les SDLP ($F(7,203) = 1,95$, $p < 0.06$) avec des SDLP plus faibles de 5 à 15/20 mn de conduite qu'entre 20 et 25 min et 35 et 40 mn de conduite. Une interaction significative entre le temps et le groupe ($F(7,203) = 1.95$, $p < 0.05$) est observée mais les tests post hoc ne mettent pas en évidence de différences significatives.

Enfin, une interaction tendancielle entre le temps, le groupe et l'alcool ($F(14, 406) = 1,55$, $p < 0.09$) indique que si l'alcool a un effet significatif pour les 2 groupes de conducteurs, seuls les SDLP des JEX sont significativement sensibles à la durée de conduite (SDLP plus élevés de 25 à 30 mn que de 40 à 45 mn de conduite) ($F(7,98) = 2,71$, $p < 0.01$) et témoignent d'une interaction entre le temps et l'alcool ($F(14, 196) = 2,50$, $p < 0,003$). Cette dernière nous informe qu'avec 0,5 g d'alcool, les SDLP des JXP baissent en fin de parcours (Figure 4).

Figure 4 - SDLP moyens en fonction du temps de conduite et de l'expérience, à gauche JN, à droite JEX.

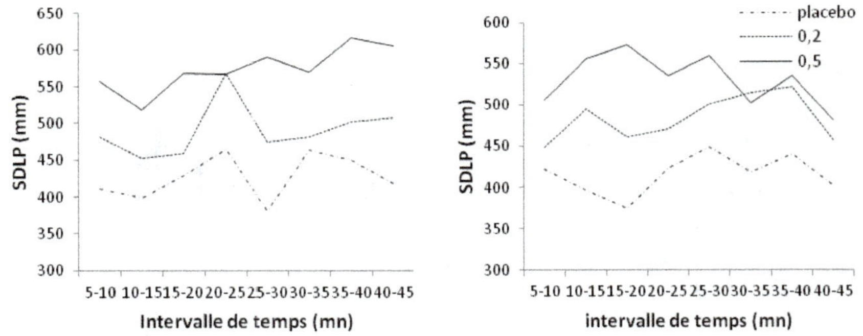

Les facteurs expérimentaux n'ont pas d'effet significatif sur la vitesse moyenne des participants mais les déviations standard de vitesse sont influencées par l'alcool (F (2, 58) = 6,08 ; p <0,002). Elles sont équivalentes avec un Placebo (m = 0,748; SD = 0,549) et un BAC de 0,2 (m = 0,916 ; SD = 0,543) mais plus basses avec un placebo qu'avec un BAC de 0,5 (m = 1,093 ; SD = 0,701). Elles augmentent d'autre part avec la durée de conduite (F(7, 203) = 5,49 ; p < 0,001 ; et notamment à partir de 25-30 mn de conduite ; Figure 5).

Figure 5. Déviation standard de vitesse en fonction de la durée de conduite.

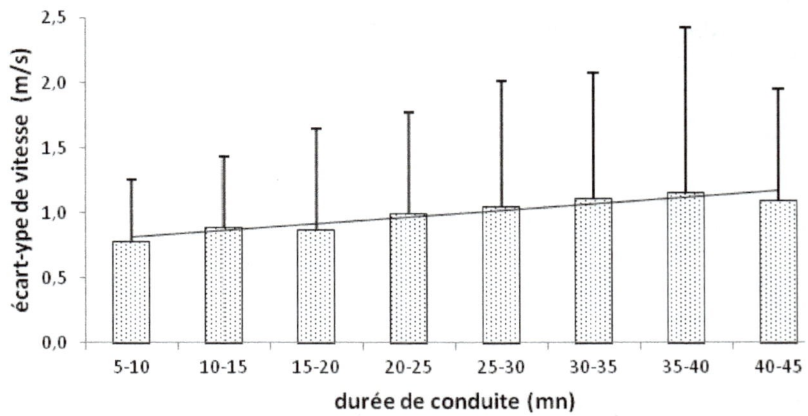

DISCUSSION ET CONCLUSION

Le but de cette expérience était d'étudier l'effet combiné de 3 facteurs d'accidents relevés chez les jeunes conducteurs : niveau d'expérience, niveau de vigilance et faible dose d'alcool. L'hypothèse était que durant une tâche de conduite monotone et de longue durée effectuée à une période de faible vigilance entraînerait une baisse de performance plus prononcée et plus précoce chez les jeunes conducteurs novices que chez les jeunes conducteurs expérimentés, et ce d'autant plus que la dose d'alcool ingérée était élevée.

Les résultats indiquent que le niveau de vigilance estimé par les conducteurs ne varie pas en fonction de l'expérience et de l'alcool mais est jugé plus bas après la conduite, ce qui est cohérent avec le modèle présenté en figure 1. De plus, les participants circulent plus à droite de leur voie de circulation après 25 mn de conduite environ pour revenir ensuite à leur position initiale et l'on relève des augmentations de SDLP à partir de 20 mn environ de conduite alors que parallèlement les écarts-types de vitesse augmentent régulièrement à partir de 25 mn de conduite (Dunn & Williamson, 2012). Ces résultats correspondent ainsi aux premiers indices et signes de fatigue dans la mesure où le déplacement d'un véhicule vers la droite de la chaussée semble être un indicateur de fatigue (Thiffault & Bergeron, 2003). La dégradation du contrôle longitudinal de la vitesse et latéral de la trajectoire serait ainsi également un indice de baisse de vigilance et s'amplifierait avec la durée de conduite. Ceci est cohérent avec le fait que les premiers effets de fatigue sont observables après 15 à 30 mn de conduite, et que les accidents mortels de la circulation se produisent dans 60% des cas pendant la première heure de conduite (Summala & Mikkola, 1994).

Après la conduite, les estimations subjectives obtenues par le NASA-TLX indiquent que la condition placebo est caractérisée par des estimations plus basses d'effort, de pression temporelle et de frustration que les conditions avec alcool. Les évaluations de la difficulté de la tâche, de la pression ressentie et du sentiment d'insécurité-irritation-stress-agacement sont ainsi affectées par la prise d'alcool ce qui souligne le fait d'une charge de travail plus importante avec une dose d'alcool à 0,5 g/l. Les estimations des performances sont également sensibles au facteur alcool puisque les participants indiquent une dégradation à partir de 0,2 g/l, dégradation confirmée par les mesures comportementales objectives de performances. En effet, bien que la vitesse moyenne pratiquée ne soit pas significativement sensible aux facteurs expérimentaux, les déviations standard de vitesse sont plus élevées avec un BAC de 0,5 qu'avec un placebo et les déviations standard de position du véhicule augmentent très régulièrement de placebo à 0,2 g/l et de 0,2 à 0,5 g/l. Notons que l'augmentation observée des déviations standard de position latérale (SDLP) avec le niveau d'alcool confirme des résultats antérieurs indiquant la pertinence de cette variable lors d'études sur l'alcool et la conduite (Berthelon & Gineyt, 2014; Fillmore et al., 2008). Globalement, ces résultats indiquent que les conducteurs, quelle que soit leur expérience de conduite, sont capables d'estimer assez précisément leurs états et leurs capacités de conduite lorsque ceux-ci sont modifiés par la prise d'un psychotrope tel que l'alcool.

Concernant plus précisément l'expérience de conduite, les estimations subjectives des jeunes conducteurs novices sont supérieures à celles des jeunes conducteurs expérimentés sur la dimension frustration du NASA-TLX et ceci même en condition placebo. Leur niveau de frustration ne varie pas en fonction du taux d'alcool alors que celui des JEX augmente avec le niveau d'alcool ce qui pourrait indiquer que ces derniers sont plus aptes à estimer leur état interne. Enfin, il est à noter que les SDLP des JEX diminuent en fin de parcours, en particulier avec 0,5 g d'alcool. Étant donné que les taux d'alcool avant et après la conduite ont été vérifiés équivalents entre les 2 groupes de sujets, l'hypothèse est faite que la plus grande expérience des JEX leur permet une récupération plus rapide de leurs performances objectives initiales, mesurées sans alcool, mais ne réduit pas les effets liés à la fatigue.

En résumé, ces résultats reflètent l'impact de la durée de conduite et de l'alcool sur les estimations subjectives et sur les performances objectives de jeunes conducteurs soumis à une tâche de conduite monotone et ceci dès 0,2 g d'alcool pour certaines variables. D'un côté, la fatigue ou baisse de vigilance pourrait être amplifiée par la prise d'alcool (Howard et al. 2007; Vakulin et al. 2007), de l'autre, l'alcool, la fatigue et l'expérience de conduite pourraient interagir (Freydier et al. 2014) mais les effets relevés ici sont assez faibles. Nous pourrions dans l'avenir envisager une expérimentation qui permettrait de faire varier le niveau de vigilance des conducteurs (conduite en deuxième moitié de matinée vs. en début d'après-midi) afin de mieux appréhender les interactions possibles entre la vigilance, l'alcool et l'expérience de conduite.

Remerciements

Ce travail a été subventionné par la Fondation Sécurité routière, Convention 2013/MP/03. Les auteurs remercient Laurent Ferrier pour avoir fait passer cette expérimentation et participé aux traitements préliminaires des données.

Économie et sécurité routière

Économie de la sécurité routière : Quelques perspectives issues de la recherche

Laurent CARNIS*

Introduction

Dans un monde où il n'existerait pas de limites sur les ressources, l'insécurité routière ne se poserait probablement pas, puisque les contre-mesures nécessaires à son traitement seraient alors immédiatement disponibles à tout un chacun. Or l'homme doit composer avec la rareté, et le domaine de la sécurité routière n'y échappe pas. L'accidentalité routière peut être analysée comme la fille de la rareté. Rareté dans l'espace disponible pour se mouvoir, rareté des temps consacrés aux déplacements, limites des capacités cognitives des individus dans les choix de conduite, limites relatives à l'information pour la prise de décision, budgets contraints des administrations à l'entretien et à l'aménagement du réseau routier, etc. La rareté s'exprime en sécurité routière de manière forte diverse et par l'entremise de nombreux canaux.

Reconnaître qu'il existe une contrainte de ressources en sécurité routière milite alors en faveur du développement d'une approche économique des enjeux de sécurité routière, en somme une économie de la sécurité routière. Il serait alors particulièrement inopportun de se priver d'une telle approche, autrement dit de renoncer à un outil pour saisir ces dimensions et les enjeux qui y sont associés.

Or il doit être constaté qu'une telle approche, malgré des efforts entrepris, reste assez peu développée en France au regard des autres champs disciplinaires (Carnis et Mignot 2012, 2010 ; Gaudry et al. 2007). Dans de premiers travaux, il avait été souligné l'aide conséquente que pouvait apporter l'économie de la sécurité routière pour traiter des enjeux informationnels, mais aussi ceux relatifs à la complexité qu'elle soit issue des formes organisationnelles, des interactions sociales, ou liée aux comportements des agents. En cela, l'économie de la sécurité routière est une méthode de compréhension spécifique de ces enjeux, permettant aussi de saisir les dimensions économiques propres à ce sujet de société, qui est aussi objet de recherche (Carnis et Mignot 2010). Élaborer une économie de la

* Chargé de recherche, Université Paris-Est, IFSTTAR-AME/DEST, laurent.carnis@ifsttar.fr

sécurité routière, c'est également ouvrir des perspectives sur les régimes d'incitation pour comprendre le choix des usagers (Tay 2005 ; Orr 1982), sur l'évaluation des politiques publiques et de saisir les enjeux autour du calcul économique (Carnis et Mignot 2012).

Or développer une approche de la sécurité routière présenterait un certain nombre d'avantages (OCDE 2000). Elle permettrait aux autorités de hiérarchiser finement leurs interventions, de calibrer de manière appropriée le budget nécessaire pour mener une politique effective de réduction de l'accidentalité, d'orienter les interventions vers des mesures efficaces du point de vue économique, mais également de fournir aux décideurs des éléments d'appréciation en faveur de la sécurité routière lors des grandes orientations budgétaires entre les ministères et concernant les politiques menées (Guria 1999). Enfin, cette approche serait fort utile pour convaincre du bien-fondé de l'intervention publique et orienter les pratiques administratives vers les démarches évaluatives. En cela, la démarche économique aiderait à gagner en effectivité, en efficacité, en acceptabilité des politiques publiques de sécurité routière tout en évitant les situations incongrues de gaspillage des ressources publiques dans un contexte accru de tensions budgétaires.

L'approche économique représente une aide précieuse pour le décideur afin de hiérarchiser les interventions. Il ne s'agit plus seulement de déterminer si une mesure permet de produire des gains nets, autrement dit que les avantages associés soient supérieurs aux coûts exigés, mais de pouvoir orienter la décision publique vers les mesures les plus profitables lorsque le critère de choix est celui du bien-être d'une société et les contraintes budgétaires serrées (Ringel et al. 2015). Les variables de prix, de revenu et de coûts s'avèrent donc essentielles pour comprendre les arbitrages réalisés à la fois par les agences étatiques ou les usagers (Benson et al. 1999). Elles mettent ainsi l'accent sur leur rôle incitatif en prenant une expression monétaire (Fosgerau 2005), mais aussi permettent de saisir l'importance des enjeux (NHTSA 2015) et les mécanismes de régulation qui peuvent être mis en œuvre (Elvik 1994).

Traiter de l'ensemble de l'économie de la sécurité routière serait sans doute une tâche ardue qui n'est pas l'objectif de cette contribution. Il s'agit ici de circonscrire quelques perspectives sur l'économie de la sécurité routière, en proposant de l'aborder par trois questionnements, qui seront illustrés par des résultats de recherche. Le premier traitera de l'influence de la dimension économique sur l'accidentalité routière, tandis qu'une deuxième interrogation concernera les conséquences économiques de l'accidentalité routière. Enfin, on abordera en dernier lieu les enjeux de la régulation des comportements à risques par une approche économique.

I. L'influence de la dimension économique sur l'accidentalité routière

Une première manière de saisir la dimension économique en sécurité routière consiste à identifier comment l'économie en tant que structuration des relations de production, de consommation et d'échange entre les individus influence l'accidentalité routière et les politiques de sécurité routière.

1.1. L'importance du développement économique et du cycle économique

Une abondante littérature existe sur la relation pouvant être établie entre le développement économique et l'accidentalité routière (Yannis et al. 2014 ; Garcia-Ferre et al. 2007 ; Kopits and Cropper 2005 ; Joksch 1984 ; Wagenaar 1984). Un rapport de l'OCDE récemment publié s'est intéressé à l'impact de la conjoncture économique sur le bilan de l'accidentalité routière mettant en évidence par là même que cette problématique reste d'actualité (OECD 2015).

Les mécanismes de transmission de l'activité économique sur l'accidentalité routière relèvent finalement de deux modalités distinctes. La première relève de la demande de transport ou du domaine de la consommation. En cela, une activité plus soutenue implique une demande plus importante de transports (kilométrage parcouru plus élevé qui s'expliquerait par une augmentation de la demande de déplacement, par exemple, un accroissement de l'activité de fret, etc.), qui conduit à une dégradation des performances en sécurité routière (Jaeger et Lassarre 1999). Inversement, une dégradation de l'activité économique représente une évolution favorable pour réduire l'accidentalité routière. Une deuxième modalité relève plus de l'investissement. En somme, le développement économique permet aux sociétés d'investir dans le domaine de la sécurité, en améliorant la qualité des infrastructures de transport et en les sécurisant, mais aussi en rendant possible l'acquisition de véhicules présentant de meilleurs équipements et des performances en sécurité routière améliorées (Wildavsky 1981). Ce phénomène renvoie à une application de la courbe de Kuznets au champ de la sécurité routière, qui stipule que les niveaux de développement économique s'accompagnent d'étapes dans le processus d'amélioration des performances routières. En cela, un état de développement économique avancé permettrait d'atteindre un meilleur niveau de sécurité routière.

En somme, la relation entre les performances de sécurité routière et l'activité économique doit être comprise comme le produit de deux dynamiques simultanées et mêlées, à savoir une dynamique de court terme et de long terme, dont les effets peuvent se renforcer l'un l'autre, voire s'opposer. Ainsi, une conjoncture économique dynamique influencerait momentanément de manière négative les performances de sécurité routière, alors que le niveau économique développé du pays assurerait une trajectoire favorable pour réduire l'insécurité routière (Bougueroua et Carnis, 2015).

La mise en évidence de mécanismes de transmission du monde économique et des affaires vers l'accidentalité routière souligne l'existence de relations structurées entre le système économique et celui de la sécurité routière, et d'une certaine manière une relation de dépendance. En cela, le système sécurité routière peut être analysé comme un sous-système du système économique, laissant entendre ainsi que la sécurité routière peut être considérée à la fois comme un produit du système économique et un constituant de celui-ci.

1.2. Les coûts comme contrainte d'une politique publique : l'exemple de la déréglementation des vitesses aux États-Unis

La définition d'une limitation de vitesse réglementaire pose nécessairement la question à la fois du coût de la mise en œuvre effective d'une mesure de régulation des comportements et des gains qui sont attendus à sa mise en place (Jondrow et al. 1983). Les gains de la mesure sont en fait le pendant de coûts évités par la mesure réglementaire, à savoir les dommages corporels et matériels qui ne sont pas survenus (Carnis 2004 ; Haigh 1994). La question des coûts surgit de nouveau à travers les enjeux relatifs à l'application de la réglementation de la vitesse, par la mobilisation de ressources idoines pour en assurer à la fois le contrôle et l'imposition réelle et durable aux usagers (Hauer et al. 1982 ; Crouch 1976).

La politique de régulation des vitesses aux États-Unis et son évolution représentent un cas d'expérimentation historique exemplaire. En effet, les limitations de vitesse présentent à la fois une grande variété entre les différents États locaux et une évolutivité remarquable. Ainsi, après l'imposition d'une limitation de vitesse fédérale de 55 MPH aux États locaux en 1974, ces derniers ont repris progressivement leurs prérogatives en 1986, puis en 1995 afin de déterminer leurs limitations de vitesse (TRB 1998). Le changement opéré par l'évolution des limitations de vitesse réglementaires a entraîné des coûts économiques pour les agents, et notamment les transporteurs de fret (Keeler 1986) et l'industrie du transport. L'imposition de coûts sur une industrie particulière a poussé celle-ci à défendre ses intérêts en mobilisant ses relais politiques (Evans 1994[a] et [b]), afin de relâcher les efforts entrepris en matière de contrôle des vitesses de circulation.

Ainsi, la mise en œuvre d'une réglementation de sécurité routière ne peut faire l'abstraction de la dimension économique, puisqu'elle génère des coûts de mise en œuvre pour les agences responsables de l'application de la mesure et des coûts liés à sa mise en application pour des acteurs économiques, pouvant susciter des réactions d'opposition. En cela, une réglementation génère des coûts et des transferts de revenu.

Quant à la gestion de l'évolution des limitations de vitesse, le cas du Montana témoigne de l'importance d'un bon accompagnement concernant les ressources (Carnis 2012, 2006a). En effet, le Montana est un État peu peuplé et aux ressources fiscales limitées, alors que la superficie de son territoire s'avère conséquente et la taille de son réseau routier importante. Ainsi, voici un État qui devait appliquer une réglementation sur les vitesses sans en avoir ni les moyens budgétaires ni les effectifs policiers pour la mettre en œuvre, et sans doute avec une bonne volonté des politiques locaux particulièrement limitée. Par ailleurs, l'opposition de l'État à une intervention, mal perçue, car issue de l'administration fédérale, a conduit de fait à vider de toute effectivité la réglementation routière par des moyens détournés[1]. En conséquence, une réglementation nécessite des ressources pour sa mise en œuvre, tandis que l'inadaptation des moyens ne peut que conduire à l'absence d'une mise en œuvre efficace de la mesure. En somme, la politique de sécurité routière doit composer avec des contraintes économiques réelles. Une mauvaise inadéquation entre moyens et ressources ne peut que conduire au mieux à une mise en œuvre partielle de la réglementation.

1.3. Les déterminants socio-économiques des accidents de la route

La division socio-économique du travail serait pour certains chercheurs à l'origine d'une exposition différenciée des populations au risque routier. Autrement dit, la morbidité routière serait le produit du positionnement socio-économique des individus au sein de la société (Grossetête 2010, p. 49). En somme, l'organisation économique d'une société exposerait de manière différenciée ses membres au risque d'accident, engendrant par là même des inégalités face à la mortalité routière. Grossetête parle ainsi d'enracinement social de la mortalité routière, voyant dans les inégalités sociales la source des inégalités face à la mort sur la route ! Il reprend d'une certaine manière l'idée de Boltanski sur la « concurrence pour l'espace » et

[1] Ainsi l'injonction fédérale de mettre en place la réglementation du 55 *mph* avait conduite l'Etat du Montana a voté une loi qui prévoyait que seule une amende d'un montant de 5 dollars pouvait être donnée par le policier au contrevenant pour le motif de non-préservation des ressources en carburant. Le policier ne pouvait donc pas mettre une contravention pour excès de vitesse.

la mobilité, dont l'exposition au risque d'accident ne serait qu'un produit des inégalités sociales et d'accès à l'usage de la mobilité motorisée (Boltanski 1975).

D'autres études se sont intéressées aussi à l'impact de la dimension socio-économique sur le risque d'accident, parvenant à l'énonciation de conclusions nuancées (Fleury et al. 2012, Haddak et al. 2012). En effet, les prises de risque résulteraient à la fois de dispositions individuelles (prise de risque plus ou moins marquée) combinées à des données socio-économiques (activité professionnelle, accès aux véhicules) et des facteurs spatiaux (aménagement de sécurité…). La question est loin d'être définitivement tranchée. Toutefois, elle suggère que la prise de risque individuel composerait avec des contraintes professionnelles, spatiales, et sociales, qui reflètent entre autres des considérations économiques.

Sans aller jusqu'à considérer une forme de lutte des classes transposée au domaine de la route, il conviendrait d'accorder, cependant, plus d'importance à l'étude de l'organisation des entreprises, aux pratiques professionnelles (travail de nuit, temps de repos, durée des journées, organisation des cadences…) et aux politiques de prévention mises en œuvre au sein du monde professionnel, et leurs évolutions (Tseng et al. 2016 ; Charbotel et al. 2010). Il conviendrait également de porter attention à la structuration managériale et organisationnelle de l'activité économique (professionnels de la route, trajets domicile/travail, entreprise…) pour en saisir les enjeux pour ce qui relève du risque routier et sa prise en charge. En cela, il est fort probable que la structuration de l'activité économique travaille à la configuration de l'accidentalité routière, mais ces relations restent mal connues et peu étudiées.

II. Les conséquences économiques de l'accidentalité

La dimension économique de la sécurité routière peut être également appréhendée par l'étude des conséquences de l'accident de circulation. S'intéresser aux conséquences économiques de l'accidentalité revient à conceptualiser l'insécurité routière, les flux et les relations générés par l'accident, mais aussi d'essayer de les quantifier.

2.1. La notion de circuit économique de l'accidentalité routière

L'accident de la circulation s'analyse généralement comme un fait générateur de conséquences traditionnellement appréciées par les dommages occasionnés. La statistique publique rend compte de ces conséquences par une classification reflétant des enjeux de santé publique, à savoir la gravité des dommages corporels. Il s'agit alors de dénombrer le nombre de victimes tuées, hospitalisées ou blessées légèrement et d'en typifier les caractéristiques de survenance (lieu, moment, usager, véhicule, etc.), afin de proposer des contre-mesures adaptées (ONISR 2014).

Une approche alternative consiste à saisir l'accidentalité routière comme le fait générateur de flux financiers (Badr et Triomphe 1992). Dans ce cadre, « le circuit économique des accidents » [est] « entendu comme ensemble des flux mis en jeu par la survenue d'un accident, pour appréhender les liens entre les différents acteurs de l'insécurité routière » (idem, p. 35).

L'approche par les flux financiers permet ainsi d'identifier les acteurs, leurs relations, leur nature et leur intensité, mais également de saisir le fonctionnement du système sécurité routière évoqué antérieurement. L'approche par le circuit économique met en évidence une pluralité d'acteurs aux intérêts qui ne convergent pas nécessairement (Sécurité sociale et assurances privées pour la prise en charge des dépenses médicales, la réduction de l'accidentalité s'accompagne d'une diminution du volume des réparations automobiles, ce qui nuit à l'activité de ces derniers, etc.), dont les interventions s'inscrivent dans des temporalités différentes (soins d'urgence, soins de réadaptation, indemnisation...), voire s'expriment de manière désynchronisée. En cela, le système de la sécurité routière doit composer simultanément avec de la complexité et de l'opacité, qui représentent autant d'obstacles à la bonne compréhension des enjeux et à la mise en œuvre de décisions appropriées.

L'approche par les flux montre ainsi que les dépenses individuelles pour les seuls véhicules de tourisme représentent près de 132 milliards d'euros, comprenant notamment plus de 30 milliards d'euros pour la réparation et l'entretien des véhicules, plus de 7 milliards pour ce qui concerne les dépenses d'assurance, tandis que 40 milliards d'euros sont consacrés à l'achat de véhicules. Concernant les emplois, pour les seules entreprises de transport routier, ce sont près de 375 000 emplois qui y sont associés (URF 2015). Finalement, la contribution de la route au PIB de la France s'établit à près de 14%. À ces chiffres, il peut être précisé celui du coût social des accidents de la circulation estimé à près de 50 milliards d'euros (ONSIR 2014). L'estimation du poids financier à la fois du secteur du transport routier dans sa globalité et de l'accidentalité routière met en évidence une dimension économique prégnante et des enjeux en termes d'emplois et de revenus importants, qui représentent bien évidemment un élément essentiel à prendre en considération pour mener une politique publique de sécurité routière, mais constitue aussi des clés d'interprétation pour comprendre la mise en œuvre des politiques publiques de sécurité, telles qu'elles sont.

2.2. *Le coût de l'accidentalité routière*

Comprendre l'accident de la circulation comme une source génératrice de flux financiers, qu'ils représentent des revenus ou des pertes pour les acteurs économiques, l'un pour un acteur pouvant être l'autre pour un autre agent. Ainsi, les dépenses de réparation d'un véhicule suite à un accident de la circulation représentent un coût pour le propriétaire, mais un revenu pour le réparateur. Cette approche pose nécessairement la question du coût de l'accidentalité routière. L'ONISR (2014) estime ce coût pour l'année 2014 à environ 37 milliards d'euros. Ce montant se décompose de la manière suivante : le décès prématuré des victimes d'accident s'établit à 10 milliards d'euros environ, les dommages corporels causés aux victimes hospitalisées sont estimés à 10 milliards d'euros, tandis que les dommages matériels pèsent pour 15 milliards d'euros. L'observatoire précise dans son rapport que la sous-estimation du nombre de victimes blessées conduit à interpréter ce chiffre comme une estimation conservatrice. En effet, il conviendrait d'ajouter près de 10 milliards d'euros supplémentaires pour les victimes hospitalisées et 4 milliards d'euros pour les victimes blessées légèrement, portant effectivement le total du coût de l'accidentalité routière à près de 50 milliards d'euros pour la seule année 2014, soit près de 2 % du PIB. Ce coût de l'accidentalité routière s'avère donc conséquent et explique en partie pourquoi l'État propose des contre-mesures pour réduire l'insécurité routière.

L'existence d'une incertitude quant à l'estimation exacte du coût de l'accidentalité routière témoigne à la fois de l'opacité du système de sécurité routière, mais également des limites propres à la collecte des données statistiques et à la fragmentation actuelle du système, qui rendent difficile la possibilité de disposer d'une perspective globale sur les coûts et leur répartition entre les différents acteurs.

L'estimation du coût des accidents de la circulation nécessite en premier lieu la définition d'un cadre d'interprétation de ce que recouvrent les coûts de l'accidentalité (Alfaro et al. 1994), mais aussi des concepts qui peuvent évoluer (Baumstark 2010). Ainsi, le rapport Boiteux (2001) proposait déjà une nouvelle actualisation des valeurs tutélaires (estimées en 1994) pour le tué, le blessé grave et le blessé léger en matière de transport tout en prenant soin de distinguer transport collectif et transport routier. Ainsi, la valeur retenue pour le tué variait entre 1 et 1,5 million d'euros, tandis que la valeur du blessé grave s'établissait entre 150 000 et 225 000 euros et celle du blessé léger entre 22 000 et 33 000 euros pour l'année 2000 (Boiteux 2001, pp. 103-105). En 2013, le rapport Quinet recommande de nouvelles valeurs, à savoir 3 millions d'euros pour un tué, soit 115 000 euros par année de vie, 450 000 euros pour un blessé léger et 60 000 euros pour un blessé léger pour l'année 2010 (Quinet 2013), mais abandonne la dualité des valeurs. Une conséquence immédiate de cette forte revalorisation des valeurs consiste en un accroissement substantiel du coût de l'accidentalité routière, et de rendre efficace économiquement et justifiée la mise en œuvre de contre-mesures de sécurité routière. Pour une même dépense, les retours de la mesure s'en trouvent revalorisés.

Au-delà de l'exercice de style que représente l'évaluation de ce coût, procéder à cette estimation traduit des choix économiques, mais aussi éthiques sur ce que signifie le choix de valoriser une vie humaine et les méthodes retenues pour cette valorisation (Carnis 2015). La définition de valeurs tutélaires permet certes de mesurer l'importance des enjeux, de saisir le poids économique de l'accidentalité routière, mais aide également à procéder à des choix, à des arbitrages entre les contre-mesures. Il s'agit aussi de définir l'intensité des mesures qui seront mises en œuvre et le choix des usagers dont la vie sera préservée.

2.3. Le coût des accidents de la route pour les victimes

Les coûts de l'accidentalité routière peuvent, certes, être appréhendés par les conséquences générées pour la société prise comme un ensemble. L'économiste parle de coût social, en cela, que ce coût considère la société comme un tout unifié. Il ne s'agit pas ici de s'intéresser aux conséquences sociales de l'accident. Cependant, cette approche agrégée ne dit rien concernant les victimes qui subissent les conséquences de ces événements. L'approche sociétale agrège des phénomènes individuels, et sous la « masse » des chiffres, sont écrasées les histoires individuelles et la singularité des situations.

Les données relatives aux indemnités versées aux victimes représentent à cet égard une source précieuse pour éclairer à la fois l'importance des enjeux financiers et la nature des préjudices subis par celles-ci (2014 AFA). La charge des sinistres s'établit à plus de 16 milliards d'euros. Ainsi, apprend-on aussi, que près de 8% des indemnités versées le sont pour les souffrances endurées et à la hauteur de 16% pour indemniser le déficit fonctionnel permanent. L'octroi de l'assistance d'une personne tierce pour s'occuper de la victime pèse désormais pour 13% du total des indemnisations versées. Les pertes de gains professionnels représentent 16% du total et les dépenses de santé à 24%. Sans aller plus en avant dans l'analyse des postes de préjudice, ces quelques chiffres mettent en évidence un coût de l'accidentalité routière prenant différentes formes, avec des pertes de revenu pour la victime et sa famille, des conséquences pour les entreprises avec des pertes de production et pour le système de santé avec les dépenses associées. L'importance prise par les dépenses des personnes tierces souligne aussi l'état de dépendance dans lequel peuvent vivre les victimes survivantes de l'accident qui sont touchées au plus profond de leur chair.

Tableau 1 : Répartition de l'indemnité totale versée selon le poste de préjudice

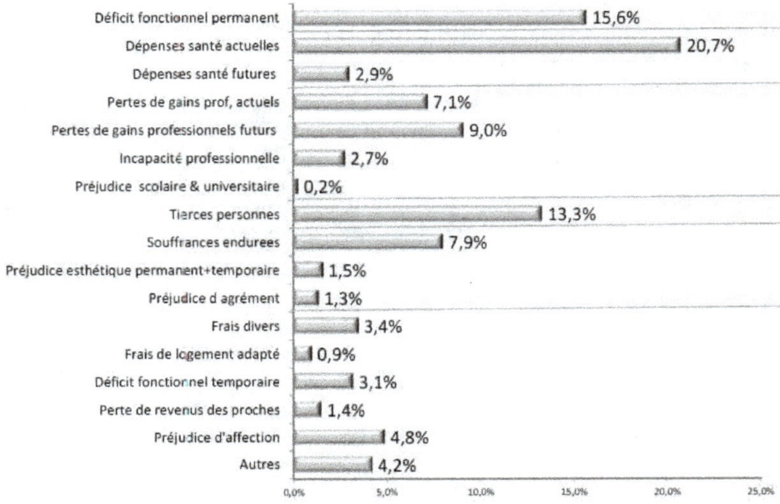

(Source : 2014 AFA)

L'étude Esparr-Eco a également contribué à mieux appréhender les conséquences de l'accidentalité routière en l'abordant par le prisme socio-économique (Carnis et al. 2011). La recherche souligne ainsi le caractère structurant de la gravité de l'accident sur l'importance des conséquences socio-économiques qui y sont associées. Non seulement la gravité de l'accident se traduit par des conséquences physiologiques, mais également par des effets marqués sur le plan financier, sur le logement, le travail et le retour au travail, mais également sur la vie affective.

Pour illustrer le propos, le retour au travail montre une différence marquée pour les victimes les moins gravement touchées, puisque la proportion d'arrêts de travail inférieurs à un mois s'établit à plus de 50%, tandis que les victimes les plus gravement atteintes sont concernées par des arrêts de travail dont la durée dépasse l'année dans plus d'un tiers des cas. En conséquence, le retour différé sur le marché du travail est d'autant plus important que l'accident est grave. Cette mise à l'écart du marché du travail présente bien évidemment des répercussions sur le fonctionnement de l'entreprise, pour la famille avec des effets sur le revenu du ménage, mais également des conséquences sur la possibilité de ne pas retrouver son emploi ou son poste à l'issue du retour au travail .

Tableau 2 : Répartition des arrêts de travail selon leur durée et la classe de gravité de l'accident (répondants à 1 an)

Arrêt de travail (jours)	NISS<9 Légers	NISS9-15 Modérés	NISS≥16 Très graves
[1 - 30]	54,3%	8,1%	4,1%
[31 - 180]	28,7%	49,5%	31,1%
[181 - 360]	5,3%	22,2%	26,2%
>361	3,5%	16,2%	35,2%
Non Répondants	8,2%	4,0%	3,3%

(Source : Carnis et al. 2011)

Ces effets s'en trouvent amplifiés lorsque la victime vit une situation de fragilité socio-économique (Ibid. p. 56). En cela, l'accident de la circulation ne peut se réduire aux seules conséquences physiologiques. Il s'ensuit aussi des conséquences importantes relevant de la dimension socio-économique, qui sont actuellement peu documentées et par conséquent, dont l'importance s'avère difficile à appréhender. Des enjeux subsistent donc pour une meilleure identification des conséquences économiques et sociales des accidents de la circulation pour les victimes et leurs proches.

III. L'approche économique pour comprendre les enjeux de régulation des politiques de sécurité routière

Développer une approche économique de la sécurité routière permet également de prendre conscience des mécanismes de régulation à l'œuvre dans la fabrique des politiques de sécurité routière. Ainsi, le contrôle automatisé de la vitesse peut être interprété comme la mise en place d'une nouvelle technique de production, alors que l'évaluation des contre-mesures des prises à contresens met en évidence les enjeux associés au calcul économique. L'étude du *policing* de la route au Québec souligne l'importance qui doit être accordée aux organisations et à leur évolution.

3.1 Ce que nous dit le contrôle automatisé de la vitesse en tant que système de production

S'assurer de la bonne implémentation d'une politique de sécurité routière nécessite notamment de s'assurer de la mobilisation de ressources, dont le montant doit être adapté aux moyens requis par ladite politique. Le cas de la gestion de limitations de vitesse au Montana ne disait pas autre chose. En cela, il existe une sorte d'exercice budgétaire derrière la mise en œuvre d'une politique de sécurité routière. En contrepartie de cette mobilisation budgétaire, les agences étatiques attendent en retour une production. En cela, il y aurait une forme de structure productive en matière de sécurité routière.

Les exemples de l'application du contrôle des vitesses et du déploiement d'un programme de contrôle automatisé de la vitesse sont intéressants à cet égard. En effet, il s'agit ici de combiner des ressources pour obtenir une production spécifique. De quelles ressources parle-t-on ici ? Une politique de contrôle routier consiste en fait à combiner des ressources de temps de travail et de capital. Il s'agit d'associer du temps de personnel policier (définition de la stratégie, contrôle opérationnel, traitement administratif) et la mobilisation d'appareils ou d'outils (ordinateur, véhicule, radar...). Ces ressources peuvent donc être caractérisées comme des intrants qui sont alors combinés, afin de produire des extrants. Ceux-ci peuvent être appréciés par une métrique particulière : des heures de surveillance, un nombre de procès-verbaux traités, un nombre de véhicules contrôlés, etc. De cette production, des réalisations ou des effets sont attendus, comme des évolutions de vitesse, des niveaux d'infractions à la limitation de la vitesse ou bien des effets sur des indicateurs de morbidité routière. On comprend qu'une approche productive de la sécurité routière conduit progressivement à l'appréhender par la mesure des activités et l'introduction d'une véritable métrique des actions, qui elles-mêmes précèdent l'introduction de critères de performance pouvant servir à des actions évaluatives.

Concevoir les interventions en sécurité routière comme l'expression d'une recherche de production de services permet également de saisir les évolutions qui peuvent être à l'œuvre. Ainsi, le déploiement d'un programme de contrôle automatisé de la vitesse consiste également à associer des ressources de travail et en capital en vue d'obtenir une production. Toutefois, la modification majeure de cette innovation technique consiste à modifier substantiellement le rapport des intrants utilisés. En effet, le processus d'automatisation des contrôles revient de fait à intensifier l'utilisation en capital, de disposer d'une structure de production intensive en capital. Il est attendu de l'accroissement de l'intensité capitalistique de la production de contrôle un retour plus important, c'est-à-dire une productivité plus importante et des réalisations plus élevées. En somme, le nombre d'heures de surveillance ou celui des véhicules surveillés doivent s'en trouver accrus et les vitesses pratiquées plus faibles par exemple.

L'approche économique permet d'appréhender ainsi la dimension productive à l'œuvre, de pouvoir comparer les techniques de production entre elles pour déterminer éventuellement la plus efficace selon le critère économique, mais également de pouvoir déterminer un niveau approprié d'intervention (Carnis 2008). On pourrait parler ici d'optimum. Il devient alors possible de déterminer la taille optimale du dispositif de contrôle, en mobilisant d'autres critères comme celui des rendements marginaux décroissants. Ce concept bien connu des économistes permet ainsi de rendre compte du phénomène suivant, à savoir qu'à une augmentation des efforts de contrôles, l'accroissement additionnel de la production devient de moins en moins important. En conséquence, les efforts demandés pour produire un même effet, par exemple la réduction des vitesses pratiquées, exigent des efforts de plus en plus importants (Graphique 1).

Graphique 1 : Illustration de rendements décroissants pour le contrôle automatisé de la vitesse en France

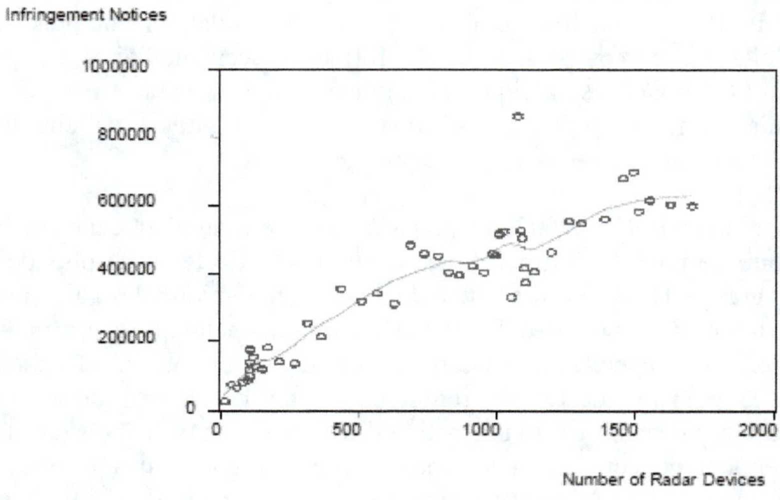

(Source : Carnis 2008)

En conséquence, maintenir un même effet de contrôle requiert la mobilisation de ressources de plus en plus importantes, rendant ainsi l'extension du dispositif de plus en plus onéreuse, alors que les retours attendus s'accroissent à un rythme plus faible. Le graphique 1 illustre ce phénomène, puisque l'extension du dispositif français du contrôle automatisé de la vitesse s'est accompagnée assez rapidement d'un ralentissement du rythme de l'accroissement des infractions à la vitesse constatées.

Il n'est pas possible d'ici d'aller plus en avant concernant l'analyse de la politique de sécurité routière comme l'expression d'une structure productive. Toutefois, il découle de cette approche des analyses possibles par les coûts de production, les coûts moyens des interventions, les économies d'échelle, les frontières de production, etc. De nouvelles perspectives s'ouvrent donc avec une telle approche, dont il faut saisir avec une certaine prudence les potentialités, puisque les comportements ne s'ajustent pas ici par des mécanismes de marché à proprement parler.

3.2. Les prises à contresens en France : les apports du calcul économique et ses limites

Les accidents de la circulation liés à des prises à contresens suscitent généralement l'intérêt des médias, qui expriment sans doute à la fois une forme d'incompréhension face à la survenance de tels accidents et l'expression d'une faible acceptabilité à l'égard de ces situations. Même si l'accidentalité qui y est associée reste très faible, puisqu'elle représente moins de 1% des victimes d'accident, elle reste relativement plus grave lorsqu'elle est comparée aux autres formes d'accidentalité (Carnis and Kemel 2014). Cela s'explique notamment par les caractéristiques des accidents concernés lors de collisions frontales à vitesse de circulation généralement élevée.

Ainsi, entre 1993 et 2002, les prises à contresens auraient causé le décès prématuré de plus de 400 personnes et seraient à l'origine de plus de 654 blessés graves. Dans le cadre d'une démarche économique, les gains restent somme toute assez modestes. La dimension émotionnelle qui accompagne ce type d'accidents appelle à une action mobilisatrice des autorités. Cependant, outre des gains modestes, le renforcement de la sécurité du réseau à chaussées séparées nécessite une action d'envergure, puisque près de 21 000 sites seraient concernés. La sécurisation de l'ensemble des localisations pouvant donner lieu à la survenance d'une prise à contresens implique de lourds investissements, que ne pourraient couvrir les gains mentionnés. La contrainte économique exige de faire un choix sur la contre-mesure utilisée pour sécuriser la totalité du réseau. Compte tenu du nombre de lieux à sécuriser, les seules contre-mesures possibles restent celles qui reposent sur un renforcement de la signalisation horizontale ou verticale. Les solutions plus technologiques requérant l'utilisation de la vidéo ou des modifications d'infrastructures lourdes s'avèrent exclues. Une alternative consisterait toutefois à procéder à une sécurisation partielle du réseau, ce qui laisse supposer la capacité des gestionnaires à pouvoir identifier précisément les lieux caractérisés par des récurrences de prises à contresens et à assumer un traitement partiel. Quel serait alors le coût politique si survenait un accident lié à une prise à contresens d'un site non sécurisé ? Des enjeux éthiques seraient également soulevés quant au choix qui présiderait à ne pouvoir délibérément sauver qu'une partie des vies concernées alors que la contre-mesure existe. On comprend ici les limites du calcul économique, qui doit composer avec des implications éthiques et politiques.

Le projet LUCOS a pu ainsi montrer que la contre-mesure BIJ, à savoir le renforcement du panneau B1 (le traditionnel sens interdit) constituait une solution intéressante, puisque le ratio avantages-coûts présenterait une solution économiquement viable (Cabon et al. 2014). En effet, pour chaque euro investi, le retour s'établissait entre 4 et 18 euros selon le scénario retenu et les valeurs tutélaires de référence. Même si ce ratio présente une valeur très avantageuse pour cette contre-mesure pour lutter contre les prises à contresens, le retour net actualisé s'établit dans le cadre d'un scénario optimiste à environ 400 millions d'euros, ce qui pèse peu au regard du coût estimé de l'accidentalité routière, et n'en fait sans doute pas une intervention prioritaire pour le politique, malgré une dépense qui reste somme toute modique.

L'exemple de l'analyse économique des enjeux relatifs aux prises à contresens souligne comment la valorisation économique des enjeux, non seulement configure le choix des contre-mesures, mais aide également à comprendre pourquoi certaines mesures deviennent des priorités et d'autres le sont moins.

3.3. L'évolution du policing de la route : les enjeux organisationnels de la politique de sécurité routière

La politique de sécurité routière doit composer avec des enjeux économiques. Elle exprime des choix de production et peut s'appuyer sur le calcul économique. Elle requiert également la mobilisation d'organisations pour la mise en œuvre de contre-mesures. L'exemple du *policing* de la route montre ainsi la nécessité de formes organisationnelles pour appliquer le Code de la route et l'existence de structures qui s'inscrivent dans le temps. Une politique de sécurité routière requiert une dimension organisationnelle, qui peut être analysée comme un lieu de production de services aux citoyens.

L'étude menée sur la police de Nouvelle-Galles-du-Sud et plus particulièrement concernant ses missions de police routière souligne les mécanismes économiques qui président aux différentes réorganisations de cette organisation policière (Carnis 2006b). L'importance des effectifs, leur répartition territoriale, le nombre de postes de police, l'équipement en motocyclettes et en automobiles s'expliquent par des considérations budgétaires. Les innovations technologiques (par exemple le poste de radio) facilitant les communications, permettent également de modifier les stratégies de déploiement des forces sur le terrain et encouragent à réorganiser l'implantation territoriale en réduisant les coûts de coordination (Victoria Police Force 1980). Au cours des années 80, l'organisation doit composer avec des innovations managériales et des décisions inspirées par le courant de la nouvelle gestion publique qui posent l'usager comme un client et l'agence policière comme une structure produisant des services (Carnis 2006b). Des mécanismes de responsabilisation sont mis en œuvre, des mesures de l'activité définies et des critères de performances sont établis. Certes, la dimension économique à elle seule n'explique pas l'évolution du service de police ni le changement dans ses formes organisationnelles, mais elle y participe de manière notable.

L'analyse des missions de police routière de la Sûreté du Québec apporte des éclairages complémentaires sur la prégnance des dimensions économiques au sein des organisations policières et leur influence dans les réorganisations opérées (Carnis 2011). Ainsi, la Sûreté du Québec a vécu ces dernières années de grands changements à la fois concernant sa juridiction, mais également dans sa chaîne de production de services. En effet, la carte policière du Québec a été profondément remaniée avec la mise en place d'une politique de fusion des corps policiers à marche forcée. Outre une volonté de renforcer entre autres la place de la Sûreté du Québec au sein du monde policier québécois en la positionnant comme une des plus grandes organisations policières du Québec avec le Service de Police de la Ville de Montréal (SPVM), il s'est agi aussi pour les autorités politiques de réduire les coûts associés aux petits corps policiers. La politique de fusion visait donc à la fois à améliorer la qualité de service et réduire les coûts pour le citoyen. Cette politique de fusion et d'absorption de nombreux personnels par la Sûreté du Québec a conduit cette dernière à repenser son organisation et sa chaîne hiérarchique. Ont suivi également des réorganisations managériales et opérationnelles, visant notamment à responsabiliser et à motiver les policiers. L'analyse de l'activité de la Sûreté du Québec montre ainsi l'existence de cadres contractuels qui sont établis avec les municipalités. Des ententes de services sont signées, des prestations sont réalisées auprès de clients, qui donnent lieu à des paiements. Les municipalités deviennent des clientèles qui exigent une qualité de service. Elles incitent l'agence policière à définir ses priorités et à procéder à l'allocation de ses ressources par des outils de gestion (plan organisationnel de ressources policières, par exemple). La production des services s'inscrit ainsi dans des plans d'activités, qui sont déclinés régionalement et localement. Ces outils permettent à la fois d'assurer le suivi des performances auprès des clients, de produire de la coordination au sein de l'organisation, mais aussi de tenir les engagements budgétaires.

Que ce soit l'exemple du service de police de Nouvelle-Galles-du-Sud ou celui de la Sûreté du Québec, on comprend qu'une politique de sécurité routière ne peut se passer de l'organisation, qui mérite d'être pensée. Les réformes de management, l'intégration de nouveaux outils de gestion, les réorganisations territoriales et stratégiques constituent autant de témoignages de l'importance prise par la dimension économique, qui constitue une caractéristique majeure des mécanismes de régulation à l'œuvre dans la définition et la mise en œuvre d'une politique de sécurité routière.

IV. Conclusion

L'objectif de cette contribution consistait à souligner la dimension essentielle de l'économie au façonnage d'une politique de sécurité routière. L'économie d'un pays fait de la sécurité routière un sous-système et établit de fait des relations d'interdépendance entre elles. Mais croire que la dimension économique n'existe que dans la seule expression d'échanges de flux entre agents économiques serait une position très réductrice et inappropriée, dans la mesure où elle laisserait dans une zone d'ombre des enjeux relatifs aux mécanismes régulateurs qui façonnent les formes prises par les interventions en sécurité routière. Les agences gouvernementales ne peuvent échapper aux considérations budgétaires, aux mécanismes de prix et de revenu qui sont à l'œuvre.

Cette approche économique ne suggère pas que la seule dimension économique doit être mise en avant, mais qu'elle ne saurait être écartée d'une compréhension des enjeux et de la formulation d'une politique publique.

L'interaction entre dimensions politique et économique mérite de s'intéresser aux mécanismes d'influence réciproque, aux phénomènes d'hybridation. Ainsi, l'externalisation des fonctions de contrôle automatisé des appareils mobiles au secteur privé, la réforme du permis de conduire dans ses modalités organisationnelles avec le recours à d'anciens postiers, comme le coût d'accès au permis de conduire pour les jeunes, etc. ne peuvent être abordés sans une bonne appréhension des enjeux politiques et économiques. Il ne s'agit pas ici seulement de performances de sécurité routière ou d'éducation.

Ces quelques exemples qui veulent dresser des perspectives en économie de la sécurité routière montrent aussi l'étendue du chemin qui reste à parcourir pour une approche économique généralisée dans ce domaine, mais également le champ des potentialités que pourrait en retirer tout décisionnaire public avisé.

Accidents de la route et comportements de conduite chez des conducteurs ivoiriens de transport en commun.

Antoine Kouadio KOUADIO et Amadou MEITE*

Introduction

Le transport représente une activité importante de la vie moderne. Nous y sommes contraints par notre travail, par notre façon de nous loger et de nous distraire. En Côte D'Ivoire comme dans les autres pays africains, le transport en commun ou transport collectif paraît plus dominant et revêt une importance indéniable, compte tenu de son accessibilité à la plupart des ménages (Godard & Teurnier, 1992). Parmi les moyens de transport collectifs, le mini-car ou « gbaka », le taxi intercommunal ou « taxi compteur » et le taxi communal ou « woro woro » connaissent le plus de succès (Aka, 1988). Ces véhicules, bien qu'ils aient, en commun, la mission d'assurer le transport quotidien des populations et de leurs biens, diffèrent de par le coût du transport, le nombre de passagers transportés et les zones ou communes desservies. L'attente, la montée et la descente de ces véhicules de transport en commun sont souvent source d'insécurité. En effet, pendant les heures de pointe, la concentration des usagers génère certaines difficultés : bousculades à la montée ou à la descente, inattentions qui peuvent être dangereuses en cas de circulation importante sur la chaussée. Par ailleurs, les conducteurs sont confrontés à des difficultés de circulation (embouteillages, dégradation du réseau routier, etc.) alors qu'ils doivent obtenir la recette journalière. Cette contrainte majeure les amène parfois à travailler sans répit et à commettre quelques infractions routières : vitesse excessive, conduite imprudente, stationnements dangereux ou arrêts en pleine chaussée pour permettre aux passagers d'avoir accès rapidement aux véhicules (Kouadio, 2015). Nombre de mauvais comportements caractérisent également ces conducteurs de transport collectif, notamment l'absence de discipline, le non-respect des dispositions réglementaires, l'impatience et l'agressivité au volant (Kouabenan, 1990 ; Muhlrad, 2002).

Ainsi, la charge de travail et le déficit de repos suffisant tels que constatés chez les conducteurs de véhicule de transport en commun pourraient être prédicteurs de fatigue et de somnolence au volant, facteurs affectant

* Laboratoire de Psychologie Génétique et Différentielle, Département de Psychologie, Université Félix Houphouët-Boigny d'Abidjan, Côte d'Ivoire, meite.chronopsy@yahoo.fr,

significativement les aptitudes cognitives et psychomotrices du conducteur (Brown, 1994 ; Dorrian, Roach, Fletcher & Dawson, 2007 ; Radford et Lincoln, 2004 ; Richardson et Marottoli, 2003). Dans des études en conduite réelle, la fatigue est considérée comme un facteur majeur de risque d'accidents de la circulation, car susceptible de multiplier par 1.6 le risque de causer un mort dans la collision (Dawson & Reid, 1997 ; Méité, Tieffi, Testu & Tano, 2013). Selon des études épidémiologiques, ce facteur accidentogène est lié à 10% des accidents en France et serait très dangereux pour la conduite puisqu'il peut amener jusqu'à l'endormissement au volant, et provoquer un accident (Philip, 2001 ; Sung, Min, Kim & Kim, 2005). Les travaux se rapportant à l'impact de la privation de sommeil sur la conduite automobile attestent de ces résultats (Lafont, 1990 ; Philip, 1996 ; Philip et al., 2005). En outre, la vitesse excessive et la conduite imprudente, également observées pendant l'activité de conduite de ces moyens de transport collectifs, sont identifiées par des auteurs comme étant des facteurs qui ont un poids important dans la production des accidents de la circulation (Mehmood, 2009 ; Taubman, 2008).

L'objectif de cette recherche est d'analyser les infractions et les accidents de la route, puis d'en donner les principales raisons en privilégiant l'impact du mode de transport en commun et bien entendu, l'influence de l'âge ; facteur occupant une place importante dans la genèse des accidents (Assailly, 1997 ; Barbet et al., 2006 ; Cestac, Paran & Delhomme, 2011 ; Lafont et al., 2010 ; Méité, 2010 ; Roge et al., 2008).

Méthode

Participants

L'étude porte sur 677 conducteurs professionnels répartis en deux groupes : jeunes (avec un âge moyen de 27,8 ans) et adultes (âge moyen : 43,2 ans)) et selon le mode de transport en commun (216 conducteurs de mini-cars dont 173 jeunes et 43 adultes, 191 conducteurs de taxis communaux (dont 152 jeunes et 39 adultes) et 270 taxis intercommunaux dont 209 jeunes et 61 adultes). Ces conducteurs ont au moins 2 ans d'expérience et sont déclarés responsables d'accidents.

Sources statistiques et données

L'analyse statistique des accidents repose sur l'exploitation de fichiers de deux sources ivoiriennes. Il s'agit précisément de fichiers portant sur les données nationales des forces de l'ordre et de l'Office de Sécurité Routière (OSER). Il convient d'indiquer que l'OSER collecte, analyse et diffuse des

données statistiques nationales et internationales se rapportant à la sécurité routière et publie les résultats de ses études sous la forme d'un bilan annuel. Ce bilan présente les grandes données de l'accidentologie.
L'analyse des comportements de conduite se fonde sur les infractions, notamment la conduite imprudente, l'excès de vitesse et le non-respect des feux tricolores (refus de marquer l'arrêt quand le feu est rouge). Selon le dictionnaire de français Larousse, une imprudence est « *une action irréfléchie, accomplie sans souci des conséquences dangereuses qu'elle peut avoir* ». Dès lors, la conduite imprudente pourrait être caractérisée par les faits tels que percuter un piéton, accrocher un véhicule par l'arrière ou sur le côté. S'agissant de la vitesse excessive, elle est définie en termes de non-respect des limitations de vitesse sur les différents types de routes. Par exemple, selon l'Office de Sécurité Routière, la vitesse maximale autorisée en agglomération est 60 km/h (quelquefois 30 km/h), alors qu'en zone hors agglomération, elle est 80 km/h sur voie express et 120 km/h sur autoroute.

Les données accidentologiques se rapportent aux accidents mortels, corporels ou matériels. La définition internationale (1er janvier 2005) du « tué » à trente jours (personnes décédées sur le coup ou dans les trente jours qui suivent l'accident) et du blessé hospitalisé a été adoptée. Les blessés hospitalisés (accidents corporels) sont les victimes d'accidents dont l'état a nécessité au moins 24 heures d'hospitalisation. L'indice de gravité est calculé en rapportant le nombre des accidents mortels à l'ensemble des accidents corporels. L'accident matériel est caractérisé par l'endommagement du ou des véhicules impliqués dans l'accident.

Résultats

Répartition des accidents selon le mode de transport en commun

La figure 1 indique le nombre d'accidents (tous types d'accidents confondus) en fonction du mode de transport en commun (taxis intercommunaux, taxis communaux et mini-cars).

Figure 1 - Nombre d'accidents selon le mode de transport en commun

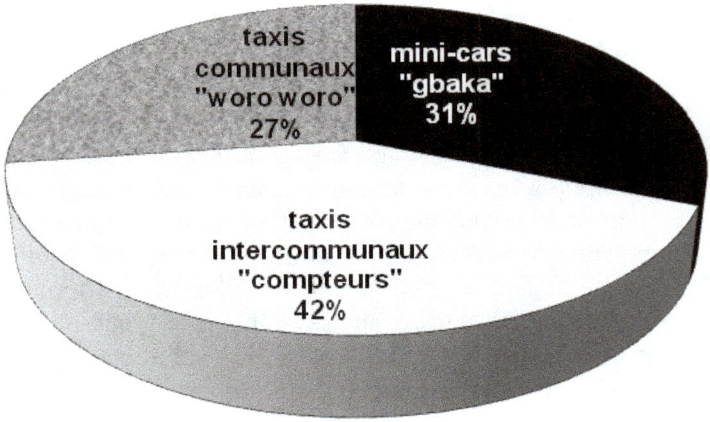

L'analyse du X^2 montre, toutes tranches d'âges confondues, un effet significatif du mode de transport en commun sur le nombre d'accidents [X^2=18,49 (ddl = 4) ; p <.001] : les conducteurs de taxis intercommunaux sont plus victimes d'accidents que les conducteurs de mini-cars [X^2=4928,69 (ddl = 2) ; p <.001] qui sont eux-mêmes plus victimes d'accidents que les conducteurs de taxis communaux [X^2=15.86 (ddl = 2) ; p <.001].

Lorsque nous calculons l'indice de gravité pour chaque mode de transport en commun, les résultats indiquent un indice plus élevé chez les conducteurs de mini-cars (15% contre 3% pour les conducteurs de taxis intercommunaux et 0% pour les conducteurs de taxis communaux) ; soit 5 fois plus important que ceux des taxis intercommunaux et soit 15 fois plus important que ceux des taxis communaux.

Répartition des types d'accidents selon le mode de transport en commun

Les accidents mortels, corporels et matériels sont répartis selon le mode de transport. La figure 2 montre que les accidents matériels (48,85%) et corporels (48,66%) sont les plus fréquents, contrairement aux accidents mortels (2,49%). La proportion des accidents corporels et des accidents mortels est plus importante chez les conducteurs de mini-cars que chez les autres conducteurs ; tandis que les conducteurs de taxis intercommunaux sont proportionnellement plus nombreux à avoir été victimes d'un accident matériel.

Figure 2 - Type d'accidents selon le mode de transport en commun

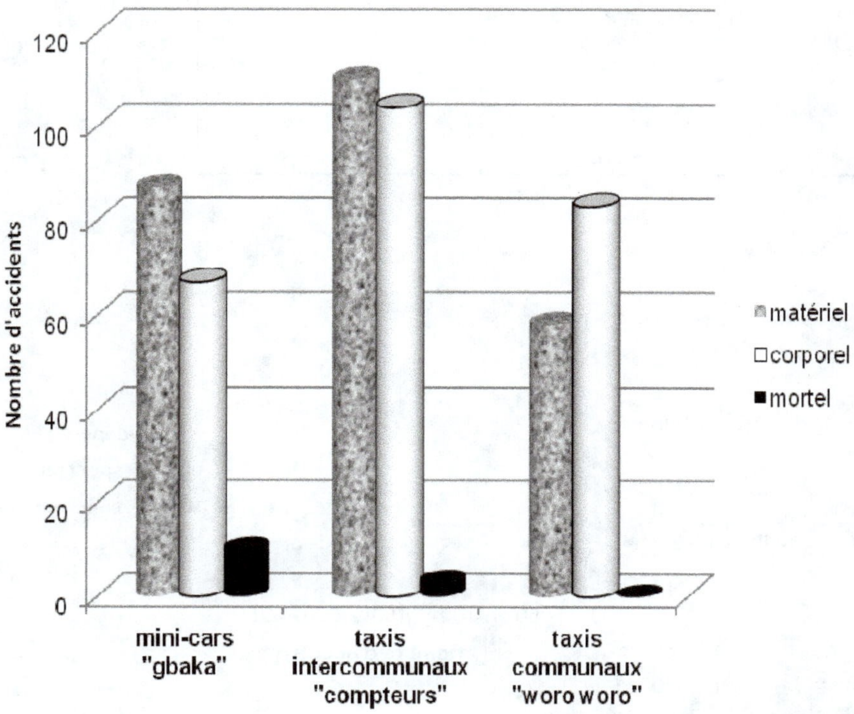

Répartition des infractions selon le mode de transport en commun

La figure 3 montre la distribution des infractions (l'imprudence, le non-respect des feux tricolores et l'excès de vitesse), tous modes de transport en commun confondus. La plus grande partie des accidents est occasionnée par l'imprudence des conducteurs (94,72%) contre 2,56% pour l'excès de vitesse et 2,72% pour le non-respect des feux tricolores.

Figure 3 - Type d'infractions selon le mode de transport en commun

Barre d'erreurs avec une erreur type

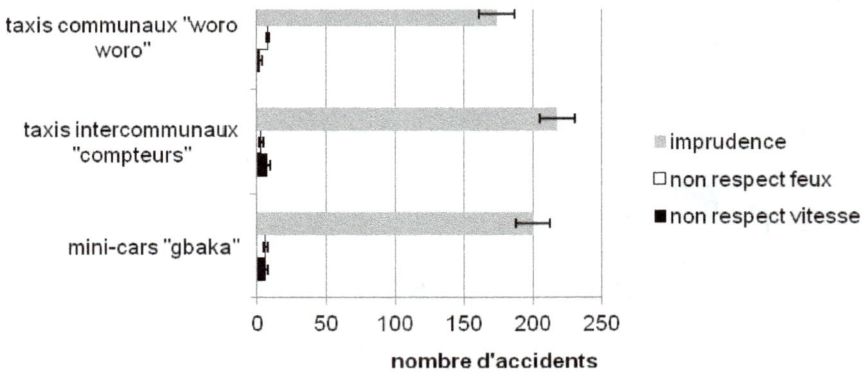

L'analyse du X^2 concernant la répartition des infractions indique qu'il n'existe pas de différence statistique significative entre les différents modes de transport [X^2=5,89 (ddl=4) ; ns], indiquant que les infractions commises par les conducteurs de mini-cars, les conducteurs de taxis intercommunaux et les conducteurs de taxis communaux sont comparables.

Conclusion

À la lumière de l'analyse de ces données disponibles en Côte D'Ivoire sur la survenue d'accidents de conducteurs de véhicules de transport en commun, il convient de retenir que les accidents varient différemment selon le mode de transport: les conducteurs de taxis communaux sont moins fréquemment victimes d'accidents que ceux des autres véhicules de transport en commun. Ce nombre moins élevé d'accidents chez ces conducteurs de taxis pourrait s'expliquer par la distance parcourue ou par le temps de conduite qui serait moindre, contrairement aux conducteurs de taxis intercommunaux et de mini-cars (Kouadio, 2015). Greenshields (cité par Grillon, 1985) et Brown (1994) avaient déjà rapporté une forte corrélation entre l'évolution de la fréquence des « presque accidents » et le temps de conduite. Aussi la fatigue entraînée par cette conduite de longue durée et par la charge intense de travail des conducteurs de taxis intercommunaux explique-t-elle, à n'en pas douter, le taux élevé d'accidents chez ceux-ci, en référence aux travaux de Dorrian, Roach, Fletcher & Dawson (2007), Radford et Lincoln (2004), Richardson et Marottoli (2003) et Sung, Min, Kim et Kim (2005). En effet, la somnolence occasionnée par la fatigue agirait sur les performances attentionnelles et de conduite des conducteurs (Lafont, 1990 ; Philip, 1996 ; Philip et al., 2005).

Il apparaît aussi que les accidents matériels et corporels sont les plus fréquents chez les conducteurs de transport en commun, contrairement aux accidents mortels et que la plus grande partie de ces accidents est occasionnée par l'imprudence des conducteurs. Par ailleurs, les conducteurs de mini-cars sont souvent plus victimes d'accidents corporels et d'accidents mortels ; ce qui explique l'indice de gravité plus élevé chez ces conducteurs. Ainsi, si les conducteurs de mini-cars sont moins victimes d'accidents que les conducteurs de taxis intercommunaux, ils sont souvent victimes d'accidents graves. Les conducteurs de taxis communaux restent les moins exposés.

Enfin, l'âge n'a pas d'influence sur les accidents et sur les infractions. L'analyse concernant la répartition des conducteurs de taxis communaux, de mini-cars et de taxis intercommunaux, responsables d'infractions, selon l'âge, montre que le nombre d'infractions commises par les jeunes et par les adultes se distribue équitablement. Il en est de même pour la répartition des accidents selon l'âge : le nombre d'accidents des jeunes ne diffère pas de celui des adultes. Ce résultat est en accord avec celui de Méité (2010) qui avait trouvé que la tranche des 30 à 59 ans, du fait de leur plus forte mobilité, était plus victime et sur-impliquée dans les accidents que les conducteurs âgés.

Ces résultats viennent compléter ceux des études systématiques consacrées à l'analyse comportementale dans les pays à faibles et moyens revenus comme la Côte D'Ivoire et permettent de comprendre les infractions et les accidents liés au mode de transport en commun.

Évolution du parc automobile et des infrastructures routières : quelles incidences sur la sécurité routière en Algérie

Bilal IDRES* et Nouara KAÏD TLILANE**

Résumé

La nouvelle tendance à la motorisation individuelle ainsi qu'à la mobilité automobile est de plus en plus apparente dans les pays émergents et dans les pays en développement comme l'Algérie. Ce dernier est confronté à une contradiction fondamentale entre d'une part, une motorisation croissante, signe de bien-être et de progrès économique et social et d'autre part une insécurité routière fortement élevée, voire alarmante et critique. En effet, les accidents de la route génèrent tous les ans des milliers de morts et de blessés induisant ainsi des pertes et un manque à gagner qui sont estimés à plusieurs milliards de dinars. Ce fléau appelé "terrorisme de la route" s'impose aujourd'hui avec acuité et continue à faire des nombreuses victimes en dépit des réformes en matière de lois et les investissements en infrastructures réalisées dans le secteur des transports.

Dans cet article, il sera question d'évaluer les éléments de la sphère micro et macrospatiale de l'usager du transport, puis de déterminer l'incidence de ces éléments sur la mobilité et la sécurité routière afin de mettre en lumière cette problématique et comprendre les raisons de cette vicissitude.

Introduction

La sécurité routière demeure l'une des préoccupations majeures des pouvoirs publics et des institutions internationales (commission européenne, OMS), car les accidents de circulation font chaque année plus de 1,25 million de décès et 20 à 50 millions de blessés. Cependant, plus de 90% des décès surviennent dans les pays à revenu faible ou intermédiaire[2]. En dépit

---

* Faculté des Sciences Economiques, Commerciales et des Sciences de Gestion, Laboratoire d'Informatique Médicale (LIMED), Université Abderrahmane Mira de Béjaïa – Algérie.

** Faculté des Sciences Exactes, Laboratoire d'Informatique Médicale (LIMED), Université Abderrahmane Mira de Béjaïa – Algérie.

[2] Rapporter au nombre de population, les pays les plus meurtriers sont la Namibie, la Thaïlande, l'Iran, le Soudan, le Venezuela, le Swaziland. Etc. in.

des nombreuses stigmatisations du véhicule personnel, la part modale de ce dernier dans les déplacements de la population est très élevée et avoisine les 90% dans la plupart des pays développés avec une part de 85,7% en Allemagne, 85,2% en France, 89,8% en Norvège[3], car le désir d'une mobilité rapide et confortable est très largement exprimé dans le monde.

En Algérie, étant donné que la politique de transport et l'offre de transport public n'ont pas tout à fait évolué en fonction de la demande et des besoins en mobilité, cela a favorisé le recours à la motorisation individuelle et la progression du parc automobile. En quête d'emploi et de meilleures conditions sociales, la population urbaine, périurbaine et celle des wilayas (départements) limitrophes se déplace massivement en voiture entraînant un trafic routier de plus en plus dense et croissant. Par conséquent, un nombre important d'accidents de circulation ont lieu chaque année. En effet, le nombre de victimes et de tués se compte en milliers, induisant de nombreux préjudices physiques et des coûts importants aux pouvoirs publics.

Aujourd'hui, les indices et les tendances statistiques n'augurent aucune amélioration sensible, malgré les quelques investissements en infrastructures de transport, les nombreuses campagnes de sensibilisation et le durcissement des sanctions. Néanmoins, la suppression du crédit auto en 2009 (Loi de finance complémentaire 2009), l'introduction de la taxe sur les véhicules neufs utilitaires depuis 2008 et l'institution d'une nouvelle taxe complémentaire sur les grosses cylindrées n'a pas pour autant réduit la demande des véhicules et la croissance du parc automobile. Le facteur humain reste le premier responsable des accidents de circulation en Algérie. Le dysfonctionnement des facteurs qui constituent la sphère macrospatiale de l'usager des transports (les facteurs techniques, facteurs économiques, facteurs politiques, etc.) et qui déterminent la mobilité, est a priori responsable de l'incoercibilité de ce phénomène.

1. Les aspects et caractéristiques déterminants de la mobilité urbaine

Dans les recherches appliquées sur le transport urbain, la mobilité urbaine est définie ainsi de façon claire. La mobilité spatiale ou la mobilité urbaine sont les déplacements que réalisent les personnes au cours d'une période donnée. Ces déplacements sont suggérés par un ensemble de caractéristiques (motifs, temps, destination, vitesse, mode de transport utilisé, etc.) (Doulet, 2000) et un ensemble de conjonctures relatives à l'économie, l'urbanisme, le

---

http://deces.canalblog.com/archives/2014/05/30/29972696.html. Consulté en juin 2014.

[3] Répartition modale du transport intérieur de passagers. Statistique de l'Eurostat. In http://ec.europa.eu/eurostat/web/transport/data/database. Consulté en juin 2014

transport, la géographie, la sociologie[4]. Cependant, il est utile d'évoquer deux autres aspects à savoir "la politique" et "la sécurité" comme étant des facteurs propulseurs de la mobilité. Sachant, qu'en matière de politique, que ce soit les décisions individuelles ou collectives d'aménagement et d'orientation des projets de transport pour une meilleure accessibilité aux lieux, ces décisions influent la mobilité des personnes et des biens à toutes les échelles. Ce qui contraint, en effet, l'ouverture ou la fermeture de certaines régions (Ysguer, 2009). En matière de sécurité routière ou de sécurité des voyageurs, l'enjeu est conséquent sur le plan socio-économique en contribuant d'une part à l'ouverture des territoires par la promotion du tourisme local, régional et international et d'autre part à la prévention et la réduction du nombre d'accidents de circulation.

L'analyse de ces différents aspects nous a permis de concevoir deux sphères dans lesquelles nous avons polarisé chaque élément selon son influence. Les éléments de la sphère macrospatiale de l'usager des transports (*cf.* Schéma 1) influencent d'une façon unilatérale la sphère microspatiale qui, à son tour, influencera la mobilité du citoyen. Cependant, seuls les pouvoirs publics peuvent agir pour les contrôler ou les modifier à travers des actions portant sur des choix, la promulgation de lois, des investissements en infrastructures et sur des aménagements urbains, afin de faciliter et rentabiliser la mobilité des citoyens en produisant des externalités positives fructueuses de richesses économiques et de bien-être social. Autrement dit, cet ensemble d'actions induites dans la sphère macrospatiale portera des changements en amont, sur les choix de l'usager des transports par la rationalisation de sa consommation, de ses dépenses, de ses déplacements, de son mode de transport utilisé, et en aval, à sa mobilité et aux conséquences engendrées (congestion, accidents, coûts, pollution, etc.). Par ailleurs, un dysfonctionnement de la sphère macrospatiale aura inéluctablement des répercussions négatives sur le fonctionnement de tout le système.

[4] Selon Jean Pierre Orfeuil (2003), le recours à l'automobile est alimenté par une organisation du territoire et des activités de la population qui prennent comme hypothèse de mobilité, l'automobilité.

Schéma 1 : Les éléments de la sphère micro et macrospatiale de l'usager des transports

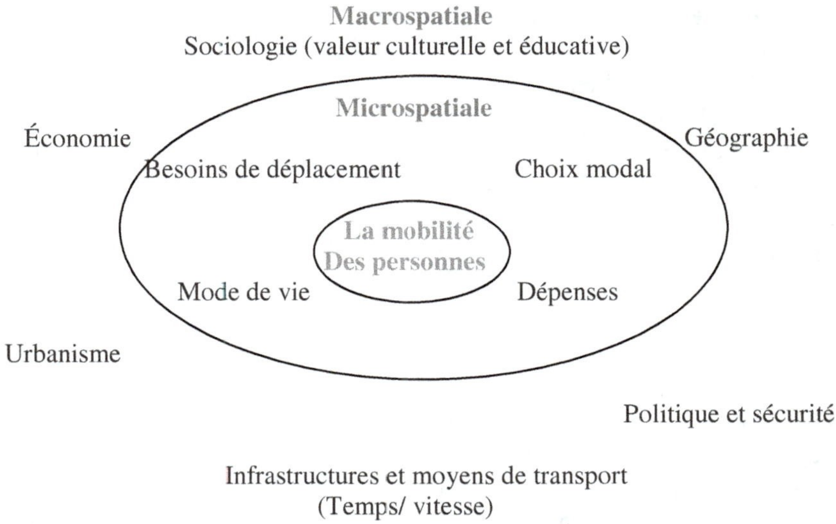

Source : Schéma réalisé par nos soins

2. Présentation des infrastructures routières et du parc automobile Algérien

En Algérie, la route reste l'infrastructure de transport utilisée par excellence, dont 90% des échanges commerciaux et de voyageurs se font principalement sur le réseau économique de base[5]. Cela reflète la prédominance du mode de transport routier par rapport aux autres modes de transport et principalement le transport ferroviaire. Cette sollicitation intensive, induit toutefois, des conséquences plus ou moins lourdes sur l'état de la chaussée en accélérant le processus de dégradation qui provoque des accidents de circulation. Par ailleurs, l'augmentation du parc auto, de la mobilité et de la densité automobile peuvent être aussi à l'origine des accidents de la circulation, quand les moyens techniques qui contrôlent et régularisent les mouvements de circulation sont très peu développés.

Il faut savoir aussi, qu'après l'indépendance, tous les modes de transport collectifs assurant les déplacements sur différentes échelles étaient monopolisés par l'État à l'exception de quelques opérateurs privés qui

[5] Ministère des travaux publics. Réseau routier in : http://www.mtp.gov.dz. Consulté en novembre 2014

opèrent dans le transport routier des personnes et des marchandises. Mais dès 1980 et particulièrement à partir de 1995, avec la libéralisation de l'économie algérienne, le capital privé a pris la part la plus importante dans les transports routiers et aussi, plus largement, dans le cadre d'une stratégie visant notamment à pallier les dysfonctionnements constatés dans le passé. Cependant, l'inconvénient majeur réside dans la gestion et l'organisation du transport urbain, sachant qu'aucune wilaya (département) n'a mis à contribution des plans de déplacement urbain et interurbain (Himouri, 2005). De plus, l'offre de transport public et privé, en quantité et en qualité, n'a pas évolué en fonction de la demande de transport, des mutations socio-économiques et du développement des structures urbaines.

Actuellement, le réseau routier est constitué de 6 285 ouvrages d'arts et de 115 952 km dont 1030 km d'autoroute. Cette autoroute complétée par un tronçon de 186 km reliant la ville d'Annaba de l'extrême Est jusqu'à la ville de Tlemcen, de l'extrême Ouest, devait être achevée en 2011. Les travaux de réalisation de l'autoroute des hauts plateaux de 1020 km et l'autoroute transsaharienne (Nord-Sud) qui a été promue par l'État pour accroître le commerce entre les six pays traversés par cette route (Algérie, Mali, Niger, Nigeria, Tchad et Tunisie) sont en cours de réalisation.

2.1. Le réseau routier Algérien

En Algérie, le réseau routier est réparti en quatre catégories de routes : les chemins communaux (CC), les chemins de wilaya (CW), les routes nationales (RN) et les autoroutes. La gestion et l'entretien de ces différentes catégories de routes sont assurés selon le niveau administratif de l'autorité propriétaire du réseau et selon l'importance et le coût du projet, à savoir : le Ministère des Travaux Publics, les Collectivités Locales et les Directions des Travaux Publics. Dans certains pays d'Europe par exemple, les responsabilités liées au secteur routier sont partagées entre l'État, représenté par un ministère et une administration routière, prenant des formes variables selon les pays, les collectivités territoriales (France), les directions des routes intégrées dans le ministère responsable des transports (Allemagne, Espagne), les agences routières (Angleterre, Suisse, Suède) et enfin les sociétés publiques concessionnaires de l'ensemble du réseau national (Autriche, Italie).

Durant les quinze dernières années, l'Algérie a mis en œuvre l'un des plus importants programmes d'investissement et de revêtement de son réseau routier qui a permis de réaliser ce qui suit :

- Le revêtement de 92,26% des chemins de wilaya et 89% des routes nationales,

- La réalisation de la liaison autoroutière Est- Ouest d'une longueur de 1 030 km,
- Le lancement des travaux de la réalisation de la rocade autoroutière des hauts plateaux,
- Le lancement des travaux de la réalisation de la pénétrante transsaharienne, Nord-Sud,
- La réalisation des 2^{éme,} 3^{éme} et 4^{éme} rocades autoroutières d'Alger, sans oublier les engagements des actions principales d'inter-modalité à savoir : (Route/Rail /Aéroport/Port).

Ces programmes de développement réalisés et en cours de réalisation depuis l'an 2000, sont engagés à satisfaire les besoins de désenclavement des différentes régions du pays dû à l'accroissement continu du parc auto et à une urbanisation rapide. Cependant, l'orientation actuelle et l'amélioration du niveau de service par la mise en œuvre des programmes de réhabilitation et d'entretien des infrastructures existantes doivent s'inscrire dans une démarche viable et d'intérêt national. Pour ce, il est nécessaire que les réseaux routiers nationaux et les autoroutes soient d'une :

- Appartenance à un itinéraire international;
- Liaison entre grands pôles économiques;
- Prépondérance du trafic longue distance;
- Accessibilité aux différentes régions;
- Liaison avec les ports et aéroports d'intérêt national;
- Cohérence et continuité de l'ensemble du réseau routier national.

Les différents programmes de soutien à la relance économique (2002-2005, 2005-2009, 2009-2014) portants sur le développement et l'amélioration des infrastructures routières en Algérie ont permis une extension de l'ensemble du réseau routier, passant ainsi de 104 190 km à 115 952 km durant la période 2000 à 2013, soit un taux de croissance de 11,28% du réseau routier. Cette extension a touché en premier lieu les chemins communaux suivis des routes nationales permettant ainsi d'avoir l'un des plus longs réseaux routiers d'Afrique et du Maghreb. Il est important de signaler que les réseaux routiers des pays en développement, en particulier des pays d'Afrique, sont presque dix fois moins longs et denses que ceux des pays développés (la France plus d'un million de km, l'Allemagne 643 702 km, le Mexique 374 262 km) (*cf.* Tableau.1).

Tableau n° 1 : Évolution de quelques réseaux routiers en km

Pays	2000	2006	2013
Algérie	104 190	110 125	115 952
Tunisie	19 115	19 274	19 440
Maroc	57 652	57 764	58 893
Égypte	71 799	99 792	137 430
France	979 330	1 003 177	1 054 092
Norvège	91 000	92 946	93 985
Allemagne	643 848	644 359	643 702
Mexique	323 065	356 945	374 262

Réalisé par nos soins à partir d'une compilation de données dans les rapports relatifs aux réseaux routiers. Disponibles dans les sites suivants :
http://ec.europa.eu/eurostat/web/transport/data/database.
http://knoema.fr/atlas

Concernant l'évaluation de l'offre en infrastructures routières, la lecture du tableau 2 permet de faire une remarque pertinente sur l'offre en infrastructures routières rapportée à la taille démographique et à la superficie. Si l'on rapporte la longueur du réseau routier à la superficie, l'Allemagne est ainsi le pays dont le réseau est le plus long comparativement à celui de la France dont la longueur en km est la plus élevée. Quant au réseau Algérien qui est relativement important par rapport à sa population (293,5 km par millions d'habitants), il est en revanche le plus faible comparé à la surface des trois pays d'Afrique (48,7 km par milliers de km²), ce qui limite la desserte, l'accessibilité et la mobilité sur le territoire national. Ces résultats mettent aussi en évidence les problèmes de congestion qu'un pays peut rencontrer quand le réseau est significatif par rapport à la taille du pays, mais ramené à la population il demeure très exigu.

La longueur du réseau routier rapportée respectivement à la population avec 1 570,9/habitant et 1 842,8/habitant et à la superficie avec 1561,6Km^2 et 244,1Km^2, la France et la Norvège doivent être moins confrontées aux problèmes de congestion et de sécurité routière comparativement à l'Allemagne, l'Algérie, la Tunisie, l'Égypte, le Mexique et le Maroc (*cf.* Tableau 2).

Tableau n° 2 : Longueur relative du réseau routier par rapport à la superficie et à la population

Pays	Superficie en milliers de Km^2	Nombre habitants en milliers	Longueur du réseau routier en km	Longueur du réseau routier rapportée à la taille démographique (en km par millions d'habitants)*	Longueur du réseau routier rapportée à la superficie (en km par milliers de km^2)*
Algérie	2 381	39,5	115 952	293,5	48,7
Tunisie	163	10,9	19 440	178,3	119,3
Maroc	710	33,8	58 893	174,2	82,9
Egypte	1 001	89,2	137 430	154	137,3
France	675	67,1	1 054 092	1 570,9	1 561,6
Norvège	385	5,1	93 985	1 842, 8	244,1
Allemagne	357	81,1	643 702	793, 7	1 803,1
Mexique	1 964	119,7	374 262	314, 2	190,6

Réalisé par nos soins à partir d'une compilation de données dans les rapports relatifs aux réseaux routiers. Disponibles dans les sites suivants :
http://ec.europa.eu/eurostat/web/transport/data/database.
http://knoema.fr/atlas
** Ratios calculés par nos soins*

L'évaluation concernant le réseau routier confirme les quelques bonnes performances réalisées dans le secteur des travaux publics. Cependant, si l'offre en infrastructure routière rapportée à la population est relativement significative en Algérie comparativement au Maroc et à la Tunisie, cette dernière est très infime rapportée à la superficie. Ceci peut être un obstacle à la mobilité et une cause de congestion et d'accidents de circulation dans certaines régions du pays surtout dans la mesure où la population et l'urbanisation galopante ne sont pas reparties d'une façon équilibrée sur le territoire national.

La lecture de la carte 1, nous a permis de constater une forte concentration de la population dans le Nord et particulièrement dans les villes côtières à l'image d'Alger, Bejaïa, Oran, Skikda, Tlemcen et Annaba et une faible concentration urbaine dans les hauts plateaux et le Sud. 87% de la population algérienne réside dans le Nord et occupe 241 188 km^2, soit 10,1% de la superficie totale qui représente une densité moyenne de 122 hab/km^2. Cette densité est plus importante aujourd'hui en raison de la croissance démographique et l'exode massif dans cette région. Elle est considérée comme étant très élevée comparativement à la densité urbaine de la France 118 hab/km^2 et du Mexique 65 hab/km^2 dont la population dans ces deux pays est respectivement de 64 millions en France et 127 millions au Mexique.

La mauvaise répartition de la population semble aussi avoir un effet important sur la sécurité routière et être promoteur des accidents de circulation. Pour une meilleure sécurité routière et une équité dans la mobilité entre régions, il est indispensable d'agir sur la politique urbaine pour un meilleur équilibre spatial et faire du secteur des travaux publics une véritable locomotive pour le développement socio-économique du pays afin de l'inscrire dans une trajectoire de développement durable des transports et de la sécurité routière comme dans le cas des pays développés. L'amélioration des infrastructures routières est un axe important de l'action pour la prévention et la sécurité routière. Les analyses systémiques des accidents de la route ont montré que le réseau routier influe sur le risque de collision parce qu'il détermine la façon dont les usagers de la route perçoivent leur environnement et leur indique au moyen de signalisations et de contrôles routiers ce qu'ils devraient faire. Dans ce contexte, il est logique que l'État, en tant que gestionnaire des routes, affiche sa volonté et sa contribution concrète à l'amélioration de la sécurité routière au niveau des infrastructures routières. Selon certaines études, l'autoroute est moins accidentogène que les autres routes. Au kilomètre parcouru et au passager transporté, elle est d'environ 4 fois plus sûre que la route rurale et 6 fois plus sûre que la route urbaine.

Carte n° 1 : Répartition de la population sur le territoire national

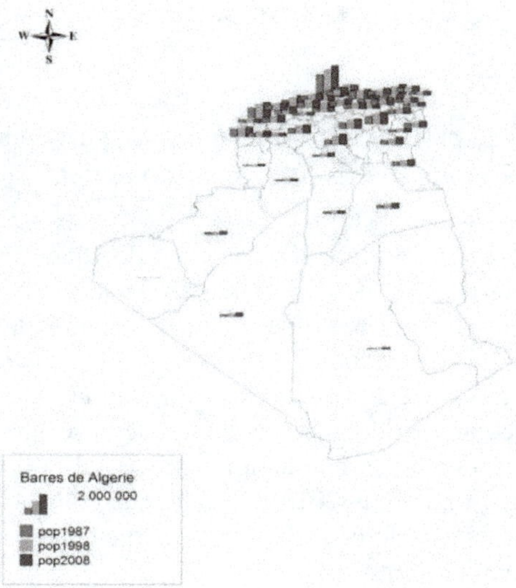

Source : carte réalisée par nos soins à partir des données de l'ONS. In.www.ons.dz

Les investissements en infrastructures de transport induisent aussi au niveau global, un effet sur la demande qui s'adresse à l'économie, et par la suite, sur l'offre et donc sur la production. Ce raisonnement se base, pour l'essentiel, sur la notion du multiplicateur d'investissement développé par Keynes qui stipule « ...*qu'une dépense nouvelle engendre des revenus supplémentaires qui seront à leur tour transformés en dépenses de consommation et d'investissement, contribuant à croître la production en chaîne* » (Keynes, 1936). Cependant, l'investissement en infrastructures routières peut générer parfois des coûts et un endettement important, en l'absence d'une politique de taxation ou dans le cas des économies vulnérables et rentières[6]. En aval, d'autres effets négatifs incombent aussi à la réalisation physique des infrastructures (le parking, les échangeurs, les voies rapides etc.), sachant que Dupoy (1999), Héran (2001) et Motte (2006) estiment que la réalisation concrète des infrastructures routières au profit des circulations motorisées constitue autant d'obstacles qui handicapent les conditions de circulation, d'exploitation et les performances des autres modes de transport d'une part et soutient l'automobile d'autre part.

2.2. Évolution du parc automobile en Algérie, quelles conséquences ?

En Algérie, le parc automobile a presque doublé en 15 ans, passant de 2,7 millions en 1997 à plus de 5,1 millions de véhicules en 2013, soit un taux de croissance de 88,9%. Cette croissance significative du parc est la cause de nombreuses externalités négatives à savoir l'augmentation de la densité du trafic routier dans le nord du pays (*cf.* carte 2). Par conséquent, de nombreux accidents de circulation se produisent sur les routes nationales et autoroutes[7] et une consommation accrue des carburants est enregistrée suite à la congestion.

En 2013, les véhicules de tourisme représentent l'essentiel du parc automobile algérien avec près de 64% du parc total, suivi respectivement par les camionnettes et les poids lourds avec respectivement 20%, et 7,6%[8]. La

[6] La baisse régulière du prix du brut amorcée à partir de 1985, dévoile brutalement les dysfonctionnements structurels de l'économie algérienne. En effet, les carences profondes de l'économie administrée, masquées par l'importance de la rente, apparaissent au grand jour et révèlent, la dépendance et la fragilité d'un système construit sur la seule performance du secteur des hydrocarbures.

[7] Selon le bilan du centre national de la prévention et de la sécurité routière CNPSR (2013), le nombre d'accidents de circulation est de 42.846, soit un taux de croissance de 30,3% par rapport à 2010, causant ainsi des blessures à 70.000 personnes et la mort de 4.540 personnes, dont la plupart sont survenus sur les routes nationales et un peu moins sur l'autoroute.

[8] Rapport de l'ONS sur la situation annuelle du parc national automobile. In www.ons.dz/-Parc-Automobile-.html.

part de ces deux derniers peut s'expliquer par la mise en œuvre depuis 1996 du dispositif d'aide dans le cadre de l'Agence Nationale de Soutien à l'Emploi de Jeune (ANSEJ) pour les jeunes désirant créer des entreprises de transports. Grâce notamment à la politique de soutien à la création d'emploi, plusieurs jeunes chômeurs ont pu ainsi se doter d'une camionnette ou d'un camion pour un usage professionnel. Par ailleurs, la revalorisation des salaires et l'instauration du crédit automobile en 2000, sont à l'origine de l'acquisition des véhicules particuliers dans plusieurs familles algériennes, que ce soit chez les hommes ou chez les femmes, ce qui explique la part importante de ce type de véhicule dans le parc roulant.

Il faut signaler que 4 667 910 de véhicules sont répartis sur une superficie de 241 188 km^2 regroupant les 34 wilayas (départements) du Nord et des hauts plateaux, soit 91% du parc automobile est concentré au nord du pays. Rapporté au nombre d'habitants résidents dans cette région, le nombre de véhicule par 1000 habitants est autour de 119[9].

Carte n° 2 : Répartition et évolution du parc automobile en Algérie

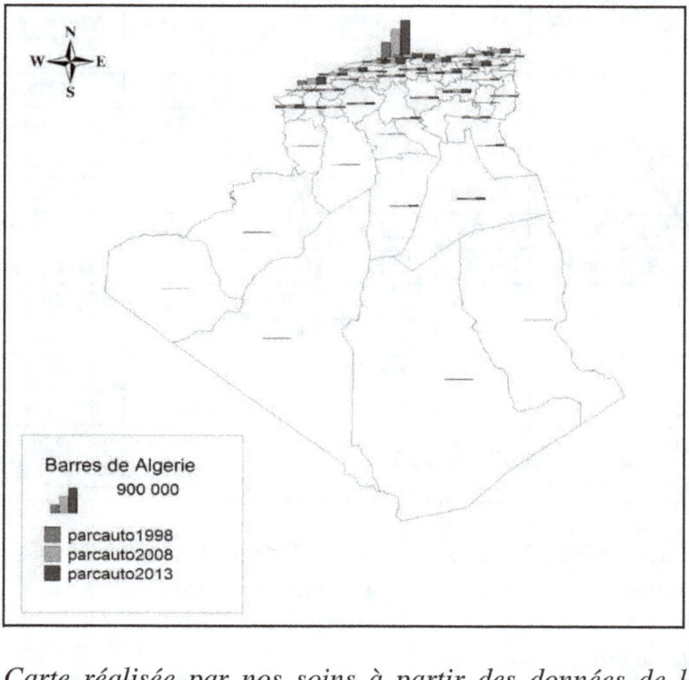

Source : Carte réalisée par nos soins à partir des données de l'ONS. In www. Ons.dz

[9] Ratio calculé par nos soins à partir du nombre d'habitants qui résident dans le Nord.

Cependant, pour comprendre cette nouvelle tendance à la motorisation et déterminer les facteurs favorisant la demande des véhicules particuliers, il est important d'analyser l'évolution du parc automobile dans un panel de pays dont le marché automobile connaît à la fois des fluctuations positives et négatives en fonction de l'évolution des conjonctures économiques et des politiques de transport.

Ainsi, l'analyse des données du tableau 3, montre que le nombre de véhicules particuliers mis en circulation en Allemagne est cinq fois plus élevé que celui du Mexique et 20 fois plus élevé que celui de l'Algérie et du Maroc. La demande de véhicule est en variation de 2001 à 2011 en Allemagne, France et Norvège, avec un pic important en 2009 pour les deux premiers pays, sachant que cette demande est intervenue paradoxalement dans une période où l'Europe était en crise et marquée par la hausse des prix des carburants. L'écart constaté dans le nombre de voitures mises en circulation peut être lié à l'importance de la population de chaque pays.

Tableau n° 3 : Évolution du nombre de véhicules particuliers mis en circulation dans quelques pays

Pays	Algérie	Tunisie	Maroc	Égypte	France	Norvège	Allemagne	Mexique
2001	16 266	Nd	43 167	Nd	2 254 732	Nd	3 341 718	714 010
2002	67 020	Nd	42 768	Nd	2 145 071	88 721	3 252 898	717 368
2003	71 847	Nd	39 817	Nd	2 009 246	145 538	3 236 938	691 819
2004	93 535	Nd	54 928	Nd	2 013 709	115 645	3 266 826	741 751
2005	121 837	25 000	56 183	94 538	2 067 789	142 572	3 342 122	714 010
2006	136 885	30 000	75 295	132 373	2 000 549	162 970	3 467 961	680 946
2007	151 050	30 000	90 941	179 149	2 064 543	138 241	3 148 163	641 394
2008	111 780	33 000	102 095	203 729	2 050 283	125 903	3 090 040	589 045
2009	131 237	35 000	93 761	158 926	2 269 011	159 374	3 807 175	439 120
2010	97 742	45 000	91 119	192 848	2 210 186	168 552	2 916 260	503 748
2011	165 386	35 000	99 727	210 300	2 160 928	171 828	3 173 634	592 101
2012	243 364	37 000	117 818	222 700	1 857 013	176 019	3 082 504	694 333
2013	167 853	36 116	108 177	220 000	1 756 952	142 151	2 952 431	618 217

Réalisé par nos soins à partir d'une compilation de données sur les rapports relatifs aux réseaux routiers, disponibles dans les sites suivants :
http://ec.europa.eu/eurostat/web/transport/data/database.
http://knoema.fr/atlas
http://www.hcp.ma/downloads/Maroc-en-chiffres_t13053.html
www.ons.dz
Nd : non disponible.

En 2011, une croissance significative de la demande de véhicules particuliers est enregistrée dans les pays d'Afrique en particulier l'Algérie, le Maroc et l'Égypte, contrairement aux pays de l'Europe où la demande de véhicule a respectivement chuté de plus de 500 mille véhicules en France et plus de 900 mille véhicules en Allemagne entre 2009 et 2013. Cette croissance est aussi importante au Mexique, après avoir reculé de près de 300 mille véhicules de 2005 à 2009, sachant que le Mexique occupe aujourd'hui la huitième place au niveau mondial et la première position en Amérique latine dans l'industrie automobile. Depuis 1994, l'industrie automobile Mexicaine a marqué une évolution remarquable, en témoigne le triplement de la production qui passe d'un peu plus d'un million de véhicules de 1994 à 2,9 millions de véhicules en 2013. Jusqu'à présent, de grandes marques sont ainsi installées au Mexique, en particulier Chrysler, Ford Motor, General Motors, Honda, Mazda, Nissan, Toyota, et Volkswagen[10].

Cette tendance de progression constatée dans la demande automobile en Afrique et au Mexique et de régression constatée en Europe, (France, Allemagne, Norvège) à partir de 2010, peut avoir plusieurs interprétations et faire l'objet de multiples hypothèses. En ce qui concerne la motorisation des pays en développement et émergents, cette tendance peut être liée à l'existence d'un système automobile favorable à la promotion de la voiture Dupoy (1990). Un autre facteur peut être aussi déterminant dans la demande de véhicule à savoir le niveau de vie (PIB/hab) résultant d'une croissance économique. Dans les pays à faible niveau de développement, la motorisation augmente doucement avec le niveau de vie. Les richesses nécessaires à l'achat et à l'entretien d'un véhicule ne sont accessibles qu'à la population la plus riche. Par contre, dans les pays à forts revenus, le taux de motorisation croît plus vite que la richesse, avec l'expansion d'une couche moyenne avant de se ralentir pour se rapprocher des niveaux de saturation (Orfeuil, 2001). Cependant, les niveaux de saturation diffèrent relativement d'un pays à un autre suivant les contextes et les politiques publiques de transport mises en œuvre (l'internalisation des coûts des transports individuels).

La bonne conjoncture économique de cette dernière décennie et le faible coût des carburants sont des signaux forts qui expliquent cette tendance à la motorisation en Algérie, sachant que plus le pays a un revenu élevé, plus il se dirige vers des modes de transport motorisés et individuels (Motte, 2006).

---

[10] Le secteur automobile au Maroc: vers un meilleur positionnement dans la chaîne de valeur mondiale, étude de la Direction des Etudes et des Prévisions Financières (DEPF) Maroc, 2015. In http://www.finances.gov.ma/Docs/2015/DEPF/Note%20automobile.pdf. Consulté en Mai 2015.

Étant donné que l'Algérie est un pays rentier et vulnérable, il est intéressant de se poser la question sur l'évolution de la demande future en cette période de crise et l'effet de la nouvelle tarification des prix mise en application depuis janvier 2016.

Cette question est intéressante dans la mesure où la même situation est constatée en Europe durant la crise 2007 (*cf.* Tableau 3). En effet, ni la hausse des prix des carburants ni la crise n'a eu d'effet sur la demande automobile en Allemagne, en France et en Norvège durant la période 2007-2011. Cela nous renvoie à la situation de saturation évoquée par Orfeuil et Crozet qui n'est pas encore atteinte dans ces pays. Le nombre de personnes motorisées en Europe est cinq fois plus élevé qu'en Afrique, mais loin derrière les USA[11]. Cependant, le taux de motorisation des pays d'Afrique reste faible et ne dépasse pas les 10%, sachant que la Tunisie compte plus de populations motorisées avec un taux de 9,4%. Quant au Mexique, la population motorisée a doublé de 2000 à 2010, passant ainsi de 10% à 20% (*cf.* Tableau 4).

Tableau n° 4 : Évolution du nombre de voitures particulières pour 1000 habitants dans quelques pays

Années	Allemagne	France	Norvège	Algérie	Maroc	Égypte	Mexique	Tunisie
2000	532	460	411	55,4	42,7	25,1	101,8	54
2001	538	467	414,9	55,1	43,9	25,7	112	57,2
2002	541	471	418,6	55,3	45	26,3	119,4	59,8
2003	546	475	423,6	55,6	46,1	26,3	122,6	Nd
2004	550	476	429	56,6	47,2	26,8	127,3	83,2
2005	559	476	437	58	48,6	28	134,3	66,9
2006	566	478	445	61,2	50,5	29,6	152,2	Nd
2007	500	480	455	65,7	53	31	162	72,8
2008	504	479,8	458	71,5	55,6	23,2	175,6	76,2
2009	510	479,8	462	74,2	58,9	34,4	183,2	82
2010	517	481	469	75,9	61,8	54	186,5	86,8
2011	525	482,2	477	79,4	64,6	57	194,9	91,2
2012	530	496	484	81	66	61	201	93

Source : Parc automobile particulier in http://knoema.fr/atlas. Consulté en Mars 2015. Nd : non disponible.

Ainsi, les pays développés et émergents continueront à se motoriser en dépit des alternatives existantes dans ces pays (tram, métro, bus). Cependant, le taux de motorisation en Europe aura tendance à se ralentir en s'approchant

[11] Les Etats-Unis ont quasiment un véhicule pour un habitant (776 pour 1000) et il y a des écarts importants entre des pays de niveau de richesse comparable (environ 800 pour 1000 aux Etats-Unis contre 540 au Japon, 530 en Allemagne et 496 en France). In. http://www.gnesg.com.

du niveau de saturation. Il faut aussi mettre l'accent sur le rôle et l'importance de l'industrie automobile dans ces pays sachant que l'automobile profite d'un vaste soutien du secteur économique et de la bienveillance des politiques (l'industrie automobile, foires automobiles, etc.) (Goodwine, 1995). Mis à part l'Algérie et la Tunisie, tous les autres pays dans ce panel disposent d'une production importante de véhicule qui domine leurs continents : L'Allemagne premier producteur en Europe, la France est le second producteur, la Norvège est le pays qui compte le plus grand nombre de véhicules électriques, le Mexique premier producteur en Amérique latine, le Maroc deuxième producteur en Afrique et l'Égypte en est troisième.

Par ailleurs, cette tendance à la motorisation empruntée depuis 2000 en Algérie n'a pas pour autant relooké et rajeuni l'image du parc automobile, sachant que plus que la moitié du parc automobile algérien est archaïque. En effet, sur les 5,1 millions de véhicules roulants 56,66% font partie de la tranche d'âge 20 ans et plus et 60% ont plus de 15 ans d'âge (*cf.* Tableau 5). Cette vétusté est principalement due au coût élevé des véhicules qui reste inaccessible pour les ménages à revenu faible et moyen. Les 34% du parc automobile renouvelé depuis 2000 concernent les personnes aisées, les personnes ayant bénéficié d'un crédit automobile, de facilités, ou d'un dispositif d'aide dans le cadre d'une activité commerciale et les personnes ayant bénéficié d'un rappel salarial. En Europe, l'âge moyen du parc automobile est de 7 à 9 ans (la Pologne avec un fort marché de l'occasion plafonne à 16 ans de moyenne d'âge, l'Espagne et l'Italie entre 10 et 11 ans, la Norvège entre 10 et 15 ans). La France, l'Allemagne et la Grande-Bretagne (suite aux primes à la casse et aux voitures de société au Royaume-Uni) disposent du parc le plus jeune d'Europe avec une moyenne d'âge qui varie entre 5 et 7 ans. A contrario, les voitures chinoises ont seulement 4 à 6 ans d'âge en moyenne[12].

La circulation de ce nombre important de véhicules vétustes en milieu urbain et sur les autoroutes aura inéluctablement des conséquences sur l'environnement, la santé et par conséquent sur la consommation énergétique et les accidents de circulation, car ils peuvent présenter une ou plusieurs anomalies au niveau de la direction, du système de freinage, des pneus, du système de stabilité, de la suspension, de l'éclairage et autres. Afin de réparer et prévoir tous ces dysfonctionnements, le décret 14/01 du 18/08/2001 a imposé un contrôle technique à l'ensemble du parc avec des règles plus strictes pour tous les véhicules circulant en Algérie. Les incitations au renouvellement du parc peuvent stimuler l'adoption de

[12] http://www.usinenouvelle.com/article/l-automobile-en-france-en-europe-et-dans-le-monde-en-cinq-chiffres.N286498

nouvelles technologies avec l'objectif d'améliorer la protection de l'environnement, de renforcer la sécurité du conducteur et de ses passages, mais aussi souvent, par antinomie, soutenir l'industrie automobile.

Tableau n° 5 : Répartition du parc national automobile selon le genre et les tranches d'âges au 31/12/2012

GENRE	TRANCHES D'AGE										TOTAL
	Moins de 5 ans		de 5 à 9 ans		de 10 à 14 ans		de 15 à 19 ans		20 ans et plus		
	Nombre	%	Nombre	%	Nombre	%	Nombre	%	Nombre	%	
Véhicule de Tourisme	805 582	24,65	347 982	10,65	201 068	6,15	123 353	3,77	1 790 235	54,78	3 268 220
Camion	36 792	9,49	46 188	11,91	12 247	3,16	6 575	1,70	285 948	73,75	387 750
Camionnette	232 765	22,76	158 300	15,48	28 220	2,76	54 160	5,29	549 414	53,71	1 022 859
Autocar / Autobus	12 915	16,10	18 532	23,10	15 399	19,20	6 777	8,45	26 589	33,15	80 212
Tracteur Routier	12 031	16,65	11 279	15,61	2 288	3,17	1 620	2,24	45 022	62,32	72 240
Tracteur Agricole	11 555	8,19	7 339	5,20	3 721	2,64	7 081	5,02	111 322	78,94	141 018
Véhicule Spécial	955	22,76	356	8,48	103	2,45	185	4,41	2 597	61,89	4 196
Remorque	17 570	13,59	14 795	11,45	4 846	3,75	8 902	6,89	83 147	64,33	129 260
Moto	7 534	41,97	1 020	5,68	345	1,92	285	1,59	8 766	48,84	17 950
TOTAL	1 137 699	22,20	605 791	11,82	268 237	5,24	208 938	4,08	2 903 040	56,66	5 123 705

Source : ONS : Répartition du parc automobile par tranche d'âge. In www.ons.dz

3. Évaluation de l'incidence sur la sécurité routière

En Algérie, comme partout dans le monde, le fléau des accidents de la circulation constitue un danger majeur pour la santé publique dont les conséquences aussi bien économiques que sociales sont inéluctables. Au-delà du drame humain qui endeuille des milliers de familles chaque année et du préjudice moral et corporel induit aux victimes, le fléau des accidents de la circulation a des conséquences budgétaires importantes qui se résument dans les dépenses directes et indirectes (coûts des soins, coûts des assurances, coûts publics, coûts économiques etc.)

En conséquence, un nouveau Code de la route est entré en vigueur à partir de 2005 en Algérie, dont les conditions d'obtention du permis de conduire, les contrôles techniques et les règles de circulation ont été durcies. Cependant, le facteur humain reste à 90% responsable des accidents survenus, sachant que la vitesse excessive est à l'origine de 76% de ces drames[13]. Cette situation alarmante oblige aujourd'hui les autorités publiques d'agir en urgence pour freiner l'hémorragie progressive de ce phénomène dans l'espace et dans le temps.

3.1. Évolution annuelle des accidents de la route et des victimes en Algérie

Les accidents de la circulation sont une conséquence directe de la motorisation et de la mobilité de la population. Ils sont très dépendants de l'importance du trafic, des caractéristiques du réseau routier de chaque wilaya (département) et aussi du comportement des conducteurs (CNPSR, 2013)[14]. Le nombre d'accidents de la route et de victimes ne cesse de croître depuis le début des années 1970 avec un taux de croissance dépassant parfois les 50%. Ce nombre est remarquablement important depuis l'année 2000, car 59 000 tués et près de 860 000 blessées sont enregistrés en 13 ans, soit une moyenne annuelle de 4 539 morts et 66 154 blessés sur le territoire national. (*cf.* Tableau 6).

---

[13] www.ministère-transports.gov.dz

[14] www.cnpsr.org.dz

Tableau n° 6 : Évolution annuelle des accidents et des victimes de la route de 1970 à 2013

Années	Nombre d'accidents	Nombre de tués	Nombre de blessées	Part de tués par accidents*	Part de blessés par accident*
1970	24 437	1 374	27 430	5,62	112,24
1975	29 484	2 579	27 954	8,74	94,81
1980	33 275	2 967	31 928	8,91	95,95
1985	38 164	4 134	37 936	10,83	99,4
1990	29 341	3 410	36 955	11,62	125,95
1992	26 523	3 654	35 726	13,77	134,69
1994	19 992	4 022	26 198	20,11	131,04
1996	24 080	3 381	31 952	14,04	132,69
1998	28 793	3 565	38 092	12,38	132,29
2000	35 771	4 025	51 506	11,25	143,98
2001	38 393	3 768	54 633	9,81	142,29
2002	41 754	4 314	57 013	10,33	136,54
2003	43 227	4 343	63 699	10,04	147,35
2004	43 777	4 356	64 714	9,95	147,82
2005	39 233	3 711	58 082	9,45	148,04
2006	40 885	4 120	60 120	10,07	147,04
2007	39 010	4 177	61 139	10,7	156,72
2008	40 481	4 422	64 708	10,92	159,84
2009	41 224	4 607	64 979	11,17	157,62
2010	32 873	3 660	52 435	11,13	159,5
2011	41 467	4 598	66 331	11,08	159,96
2012	42 477	4 447	69 141	10,46	162,77
2013	42 846	4 540	69 582	10,59	162,4

Source : Tableau réalisé par nos soins à partir des bilans statistiques du CNPSR, in www.cnpsr.org.dz
** ratios calculés par nos soins*

Dans la figure 1, nous remarquons deux points importants durant la période 1970 à 2000. Le pic de 1985 où le nombre d'accidents est le plus élevé soit 38 164 cas, avec un taux de croissance remarquable de 56,81%. Le creux de 1994 où une régression vertigineuse du nombre d'accidents de circulation est enregistrée, soit seulement 19 982 cas. L'année 1985 est marquée par une progression importante et simultanée du nombre de tués qui a quadruplé en 15 ans.

La raison de la baisse enregistrée au début des années 90, revient au transport de nuit qui a été réduit quasiment à zéro à cause des conditions sécuritaires qu'a connu le pays pendant cette période (Dermel, 2008). Il faut signaler que cette déclinaison a été suivie parallèlement d'une baisse considérable du nombre absolu de blessés de 1985 à 1994, passant ainsi de 36 955 à 26 198 cas. Contrairement au nombre de blessés, le nombre de victimes décédées a enregistré une hausse sensible de 1990 à 1994, passant ainsi de 3 410 à 4 022 tués, soit une augmentation de 18% (*cf.* Tableau 6). Ces résultats reflètent la gravité et la violence des accidents de circulation qui se sont produits au cours de cette période.

Durant la décennie 2000, le nombre d'accidents passe de nouveau à la hausse en atteignant son paroxysme en 2004, avec un taux de croissance important estimé à 22,36%. Cette hausse est la plus importante de toute la période étudiée et enregistre le plus grand nombre de sinistres matériels rapportés au nombre d'accidents.

Pour la période allant de 2005 à 2013, le nombre absolu d'accidents enregistrés varie d'une année à l'autre avec un creux remarquable en 2010. Cette baisse importante enregistrée dans le nombre d'accidents de circulation est suivie d'une baisse du nombre de tués et de blessées. La recrudescence du nombre d'accidents en 2013 est due, semble-t-il, d'une part, au non-respect de la loi 16/04 par les conducteurs, sachant que selon un sondage réalisé sur 214 conducteurs, seulement 45% des conducteurs appliquent le Code de la route avant l'apparition de la loi 16/04 et seulement 50,04% l'appliquent après son apparition (Boudrifa, 2007). D'autre part, l'absence quasi-totale de radars fixes sur l'ensemble du réseau routier algérien est l'une des causes du non-respect de la vitesse de circulation qui est la principale cause des accidents, selon le centre national de la prévention et de la sécurité routière (CNPSR).

Figure n° 1 : Évolution annuelle du nombre d'accidents, de tués et de blessés de 1970 à 2013.

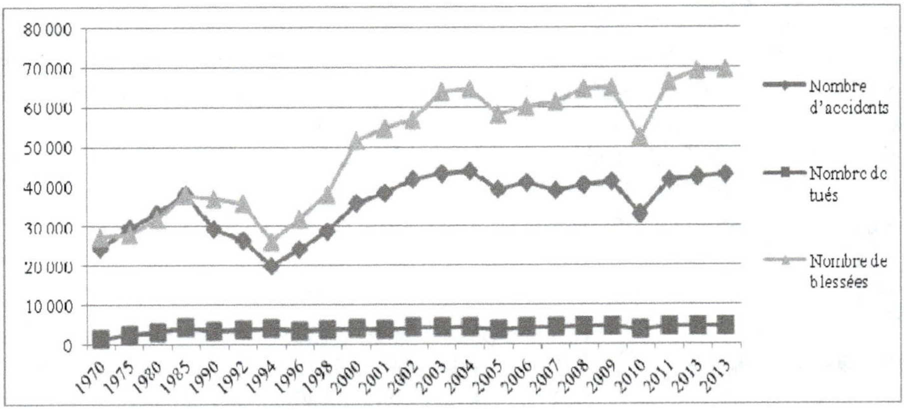

Graphique réalisé par nos soins à partir des données du tableau 6.

Pour ce qui est de la part des victimes rapportée au nombre annuel d'accidents survenus, la part des blessés varie de 94% à 162% et celle des décédés varie de 5% à 20%. Cela peut être expliqué par la gravité des collisions dans certains accidents et la présence d'un nombre important de personnes lors de la survenance des accidents, puisque aussi bien les véhicules de transport de voyageurs (taxis, bus) que les camions sont impliqués dans les collisions.

Cependant, si la part des blessées est proportionnelle au nombre d'accidents de circulation survenus de 1970 à 2013, la part des personnes décédées quant à elle est indépendante de cette variable. En effet, le nombre de morts était croissant durant toute la période allant de 1970 à 1994, atteignant ainsi 20,11% malgré la baisse importante du nombre d'accidents de circulation en 1994 (*cf.* Figure 2). À partir de 94, un recul de 50% dans la part de la mortalité routière est observé, soit une moyenne de 10 morts par 100 accidents, malgré la hausse importante du nombre d'accidents de circulation qui est passé de 19 992 à 43 777 de 1994 à 2004.

Pour ce qui est de la période allant de 2006 à 2013, la part des personnes tuées reste presque stable et la part des personnes blessées a connu une légère augmentation avec un pic en 2012 (*cf.* Figure 2), passant ainsi de 147 personnes blessées à 163 personnes blessées par 100 accidents en moyenne.

Figure n° 2 : Évolution annuelle de la part des tués et des blessés par rapport au nombre d'accidents

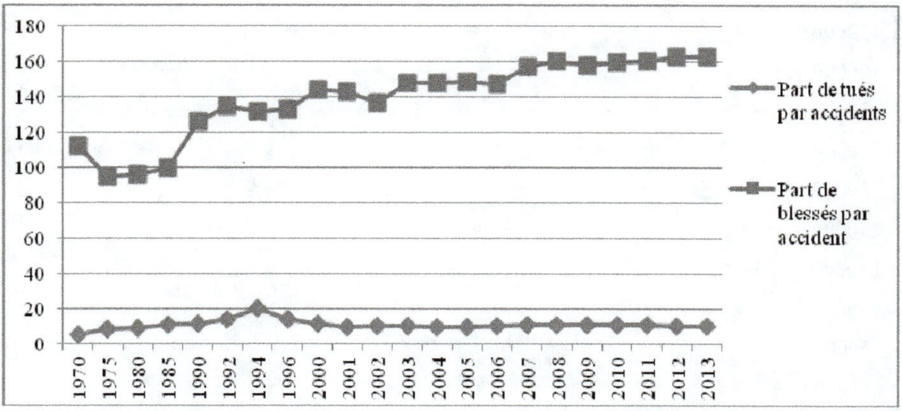

Graphe réalisé par nos soins à partir des données du tableau 6.

Si le facteur humain reste incontestablement le premier responsable dans la survenue de ces accidents de circulation (Kaïd Tlilane, 2011), il faut signaler que le manque de moyens affectés à la sécurité routière, la défaillance matérielle et technique (absence de radars fixes, insuffisance et mauvais entretien des infrastructures routières existantes, véhicules sans normes de protection) et l'absence de formation (éducation routière) ont aussi des conséquences incoercibles sur la survenance de ces accidents.

Afin de confirmer ces arguments, il est intéressant d'analyser le nombre d'accidents de circulation survenus depuis 2000 dans les sept pays de l'échantillon que nous avons choisis précédemment, mis à part l'Égypte, en raison de l'indisponibilité des données.

Comme nous pouvons le constater sur la figure 3, le nombre d'accidents de circulation est très élevé en Allemagne comparativement aux autres pays étudiés. L'Allemagne est un pays de référence en termes de quantité et de qualité de sa production automobile et beaucoup de conducteurs se plaisent à rêver de ses « Autobahn » où il n'y a pas de limitation de vitesse. Même si, dans les faits, les portions « illimitées » se font de plus en plus rares, il y a tout de même quelques règles qui entourent cette absence de limite, car 3% du réseau n'est pas limité (routes, autoroutes) ce qui provoque dans ce pays, en moyenne trois cent mille accidents par an (*cf.* Tableau 7).

Figure n° 3 : Évolution du nombre d'accidents de circulation dans un panel de pays (2000-2012)

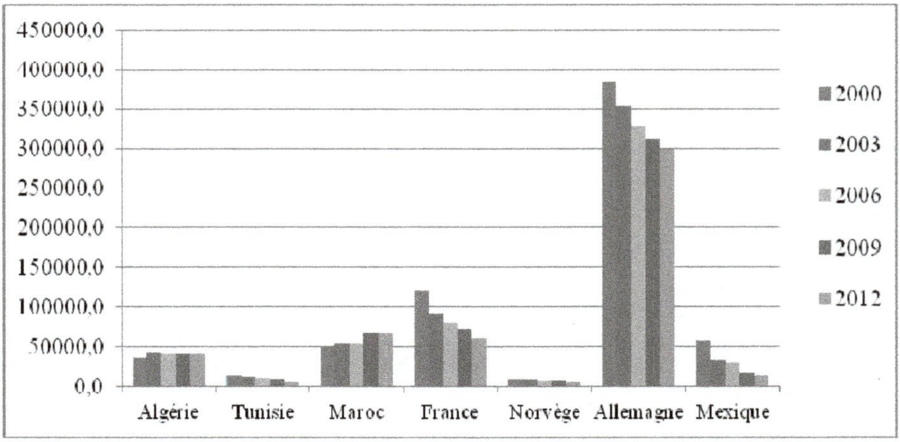

Graphe réalisé par nos soins à partir des données du tableau 7.

Le même scénario est constaté en France, sauf que ce pays a fait mieux en baissant le nombre d'accidents de moitié passant ainsi de 120 mille accidents à 60 mille accidents de 2000 à 2012. (*cf.* Tableau 7). Sachant que cette baisse a été suivie d'une régression importante du nombre de blessés et de morts. C'est aussi le cas de la Norvège, où le nombre d'accidents de la circulation est le plus faible comparativement aux autres pays. À l'instar de la France, la Norvège a réussi à réduire le nombre de victimes de la route, sachant que le nombre de tués ne dépasse pas 154 personnes/an, avoisinant une moyenne de 2 morts par 100 accidents. La baisse du nombre de tués s'est accélérée, en France du fait de la mise en place d'une réglementation complète portant sur les trois déterminants essentiels de la sécurité routière, la vitesse, le port de la ceinture et la lutte contre l'alcoolisme au volant et surtout la mise en œuvre du contrôle sanction automatisé et des systèmes de permis à points.

Il y a 20 ans, avant l'introduction de la politique européenne sur la sécurité routière dans le traité de Maastricht, l'UE comptait 160 tués sur les routes par million d'habitants. Aujourd'hui, ils sont à 70 tués par jour sur les routes, avec des statistiques extrêmement variables d'un pays à l'autre, oscillant autour d'une moyenne européenne de 51 décès par million d'habitants. La France, l'Allemagne et la Norvège ont appliqué en général des politiques proches, consistant, sous l'impulsion de l'Union européenne, à généraliser les bonnes pratiques et les mesures efficaces[15]. Toutefois, les modalités de contrôle et de sanction sont restées assez différentes. De nombreuses explications sont proposées pour éclairer les différences de résultats : les facteurs les plus couramment avancés ont trait à la démographie, au niveau de développement, à la densité de l'habitat, à l'exposition au risque dans une zone du fait des trajets domicile-travail, aux variations climatiques (différences entre pays du nord et pays méditerranéens) et enfin à la relation culturelle ou sociétale au véhicule.

La Tunisie et le Mexique semblent suivre le même exemple que la France et la Norvège en réduisant respectivement le nombre de leurs accidents de circulation de 50% et de 77%. Passant ainsi de 12 milles à 6 mille accidents/an dans le premier pays et de 57 mille à 12 mille accidents/an dans le second pays. Cependant, ramenés au nombre d'accidents, le Mexique et la Tunisie recensent les taux les plus élevés de tués (35,2%, 26,4%) comparativement au reste de l'échantillon.

À l'exception des autres pays, le nombre d'accidents de la circulation et de victimes est en croissance continue en Algérie et au Maroc. Si le nombre d'accidents de la circulation enregistré en Allemagne est 7 fois plus élevé que celui enregistré en Algérie (*cf.* Tableau 7), rapportée au nombre d'accidents de circulation survenus, la part des personnes décédées en Algérie est supérieure à celle enregistrée en Allemagne, en France, en Norvège et au Maroc. L'inefficacité des actions entreprises en 2010 fait qu'en 2015, l'Algérie occupe la première place au Maghreb et la troisième place au classement mondial en termes de personnes décédées dans les accidents de circulation.

---

[15] Ces mesures portent sur la mise en place d'une réglementation complète, bien que dans des conditions différentes suivant les pays, portant sur les trois déterminants essentiels de la sécurité routière, la vitesse, le port de la ceinture et la lutte contre l'alcoolisme au volant.

Tableau n° 7 : Évolution du nombre d'accident de circulation, de tués et de blessés

pays	2000			2003			2006			2009			2012		
	A	T	B	A	T	B	A	T	B	A	T	B	A	T	B
Algérie	35771	4 025	51506	43227	4343	63699	40885	4120	60120	41224	4607	64979	42477	4447	69141
Tunisie	12652	1499	17540	11544	1656	15698	10980	1516	15147	9281	1380	13050	6147	1623	9141
Maroc	48370	3627	13641	53814	3878	15061	54492	3754	12134	66958	4042	12479	67515	4055	11791
France	121223	8078	161664	90220	6057	121660	80309	4709	106834	72315	4273	95207	60437	3653	79504
Norvège	8440	275	11662	8266	280	12131	7925	242	11368	6922	212	10056	6154	154	8340
Allemagne	383949	7503	504055	354534	6613	468783	327984	5091	427428	310806	4152	401823	299637	3600	387978
Mexique	57 428	5147	43823	33 033	4650	36114	29 030	4908	38076	16 011	4869	36525	12 888	4539	29 275

Source : réalisé par nos soins à partir d'un recueil statistique des accidents corporels de la circulation routière de 2000 à 2012, in :
L'Observatoire National de la Sécurité Routière (ONSR) : www.onsr.tn
Direction des Routes, Ministère de l'Équipement et des Transports du Maroc : http://www.hcp.ma/downloads/Maroc-en-chiffres
http://ec.europa.eu/eurostat/web/transport/data/database.
http://knoema.fr/atlas_t13053.html
www.ons.dz
A : accidents T : tués B : blessés

Ainsi cette comparaison vient confirmer l'idée rétrospective relative au nombre élevé de victimes recensées dans les pays à revenu faible ou intermédiaire avec un taux dépassant largement la moyenne des pays de l'union européenne. Le constat est alarmant concernant le nombre d'accidents et de victimes déclarées dans ces pays. En Algérie, on enregistre en moyenne 12 décès et 190 blessés sur les routes par jour, soit 1 décès toutes les 2 heures et 8 blessés par heure, ce qui est répréhensible quand il s'agit de se comparer avec des pays dont le parc automobile et la densité du réseau routier sont deux fois au moins, plus élevés.

3.2. Répartition des accidents par rapport à la population et au parc automobile

Ramené au nombre de la population, le Tableau 8 montre que le taux d'accidents de circulation est de 1132/millions d'habitants, sachant qu'en 2010 ce taux a baissé à 913. Pour ce qui est du taux de tués, ce dernier est très significatif comparativement à celui de l'Allemagne qui est de 44,4/ millions d'habitants, à celui de la France qui est de 54,4/millions d'habitants et à celui du Mexique qui est de 37,9/ millions d'habitants[16]. Sachant que le nombre d'habitants dans ces trois pays est de loin supérieur à celui de l'Algérie ces chiffres sont encore plus impressionnants. Il faut noter que la part des tués est très élevée dans les trois pays du Maghreb et particulièrement en Tunisie avec 149/million d'habitants.

[16] Ratios calculés par nos soins à partir des données des tableaux 7 et 2.

Tableau n° 8 : Nombre d'accidents par rapport à la population en milliers.

Année	Population en millier	Nombre d'accidents pour 1 million d'habitants*	Nombre de tués pour 1 million d'habitants*
1998	29 507	975,8	120,8
2000	30 416	1176	132,3
2002	31 357	1331	123
2004	32 364	1352	134
2006	33 481	1221	123
2008	34 591	1170	122,9
2010	35 978	913,7	101,7
2012	37 495	1132	118,6

Source : Tableau réalisé par nos soins à partir des données du CNPSR et de l'ONS
http://www.cnpsr.org.dz/document_name/Statistiques
www.ons.dz
** ratios calculés par nos soins à partir des données du tableau 2 et 8*

En comparant les cartes 1, 2 et 3, nous constatons que la répartition et l'évolution du nombre d'accidents de circulation sont en corrélation avec l'évolution et la répartition de la population et du parc automobile. Le nombre d'accidents de circulation enregistré dans les wilayas (départements) du Nord et en particulier la wilaya d'Alger reste le plus élevé à l'échelle nationale (*cf.* Carte 3). Étant donné qu'Alger métropole est la capitale du pays, qu'elle dispose de plusieurs activités économiques et administratives, qu'elle recense le plus grand nombre d'habitants et de voitures au niveau national, cette ville attire aujourd'hui de nombreux voyageurs, ce qui engendre un trafic routier important et par conséquent plusieurs accidents de circulation.

Carte n° 3 : Évolution et répartition du nombre d'accident de circulation

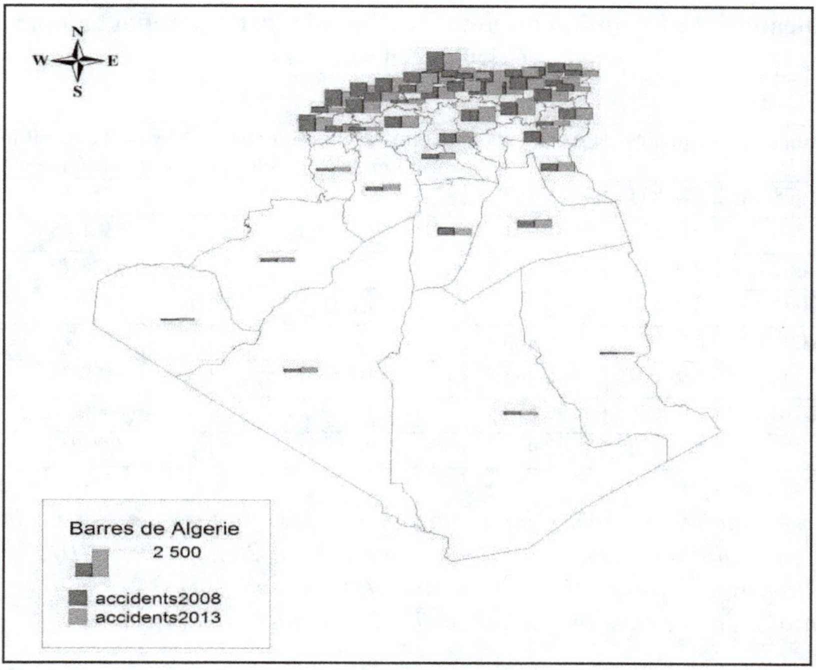

Source : carte réalisée par nos soins à partir des données de l'ONS. In.www.ons.dz

Un autre indicateur de calcul très utilisé, est le nombre de personnes tuées par millions de véhicules/km. Ce ratio tient compte des risques d'accidents, puisqu'il se rapporte au volume du trafic sur les routes. En Algérie, l'évolution du nombre d'accidents de circulation et de victimes n'est pas proportionnelle à l'évolution du parc automobile. Cela veut dire que la corrélation est négative entre ces deux variables.

Rapporté au parc automobile, le nombre d'accidents et de tués en Algérie est plus de 14 fois supérieur à celui de la France et de l'Allemagne qui disposent d'un parc automobile 10 fois plus élevé que celui de l'Algérie. Comparativement aux autres pays du Maghreb (Maroc et Tunisie) le nombre de tués rapporté au parc automobile dans ces deux pays est relativement supérieur à celui enregistré en Algérie en 2012[17]. Ces résultats attestent du

[17] Ratios calculés par nos soins à partir des données du tableau 7 et des données sur le parc automobile, in http://knoema.fr/atlas_t13053.html

niveau d'insécurité routière qui règne dans les pays du Maghreb et ils montrent que cette région a un volume élevé d'accidents mortels.

Tableau n° 9 : Évolution du nombre d'accidents par rapport au parc de véhicules (en milliers)

Années	Véhicules	Accidents	Nombre d'accidents/ million de Véhicule*	Nbr de Tués/million de véhicule*
1998	2 844 871	28 793	10124,12	1253,13
2000	2 913 594	35 771	12279,8	1381,45
2002	3 019 411	41 754	13828,5	1428,42
2004	3 238 819	43 777	13516,3	1344,93
2006	3 618 086	40 885	11300,2	1138,72
2008	3 986 004	40 481	10155,8	1109,38
2010	4 314 605	32 873	7619	848,28
2012	4 888 874	42 477	8688,5	909,16

Source : réalisé par nos soins à partir des études statistiques des accidents de circulation en Algérie, années 2000 à 2012. In http://www.cnpsr.org.dz/document_name/Statistiques
** ratios calculés par nos soins à partir des données du tableau 7 et 9*

Conclusion

Au terme de ce travail, nous pouvons conclure que la panoplie de mesures prises depuis 1987 en vue de lutter contre l'insécurité routière n'a pas eu l'effet escompté à l'instar des dernières lois qui ont été mises en application en mars 2005 pour améliorer la sécurité routière en Algérie. Ces dernières ont manqué d'efficacité en raison d'un ensemble de défaillances recensées dans les politiques de gestion de la sphère macrospatiale de l'usager des transports.

Même si les infrastructures de transport témoignent au plan quantitatif d'un petit effort en matière d'évolution, cependant, elles sont largement orientées au bénéfice de la route pour des raisons de choix initiaux des autorités concernées et restent concentrées dans la frange Nord du pays en raison de la forte densité urbaine. La forte concentration de la population et du parc automobile dans la frange côtière de l'Algérie et l'insuffisance de l'offre en infrastructures routières et ferroviaires a influencé négativement sur la sécurité des automobilistes.

Pour remédier et faire face à ce fléau, il est indispensable de s'inspirer des expériences menées dans les pays développés et d'agir sur les trois principales dimensions du macrospatial (culture, urbanisme, infrastructures) qui se résument dans la sensibilisation et l'éducation routière, la répartition spatiale de la population et des activités économiques et l'investissement dans les infrastructures de transport durable. Le conducteur est souvent le premier responsable des accidents de la route, mais les modes de transport utilisés et le manque d'infrastructures de transport sont également une cause. En conséquence, l'offre et l'équilibre spatial en infrastructures, leurs entretiens, l'investissement dans les transports collectifs (TGV, Train) seraient une priorité. En effet, ils permettront non seulement l'amélioration du rapport vitesse de circulation/temps ce qui encouragera davantage la mobilité et favorisera la délocalisation de la population vers le sud mais aussi, ils réduiront la pression spatiale et les accidents de la route surtout dans les grandes villes du Nord et des hauts plateaux.

Environnements et gestion durable

Participer à une gestion durable de la sécurité des déplacements nocturnes

Fabrice FOURNELA, Florian GREFFIER, Vincent BOUCHER, Jean-Noël GAUDIN et Romain DRONNEAU*

Résumé

Les éclairages publics contribuent à la sûreté des déplacements nocturnes des citoyens et participent à leur sentiment de sécurité. À l'heure des exigences écologiques, il existe pourtant un fossé important entre l'excellence des technologies disponibles et la réalité du terrain confrontée au vieillissement des parcs d'éclairage.

Dans les faits, les contraintes locales conduisent parfois à conserver des réseaux inadaptés associant surconsommations électriques et performances médiocres, menant à l'extinction pure et simple de certains secteurs. Pourtant, ces choix sont en contradiction avec les objectifs de développement durable visant à réaliser des économies d'énergie. C'est ici que la qualification des performances des éclairages publics prend tout son sens. En effet, elle permet notamment d'optimiser le couple sûreté/consommation à une échelle locale.

Pour répondre à ces enjeux environnementaux et sociétaux, la France adhère depuis 2003 à un référentiel normatif européen destiné à évaluer des performances des éclairages urbains, périurbains et des tunnels. Or, les techniques de mesure référencées sont chronophages et trop peu représentatives des sites audités. Pour répondre aux exigences légitimes des gestionnaires d'éclairage, le Cerema développe depuis plusieurs années une offre pertinente basée sur la mesure d'éclairements (en lux), de luminances (en cd/m²) et des propriétés des surfaces réfléchissantes (sol, chaussée, paroi, etc.). S'appuyant sur l'innovation, ces techniques permettent de mettre en œuvre des expertises sur des grandes distances, assistant ainsi les décideurs dans leur politique locale (schémas directeurs d'éclairage). Elles contribuent également à l'évolution des normes auxquelles elles se réfèrent.

Pour développer ces matériels, le Cerema s'appuie sur des démarches maîtrisées : qualifications, adaptations, ajustages et étalonnages. Leur

* CEREMA (Centre d'études et d'expertise sur les risques, l'environnement, la mobilité et l'aménagement), fabrice.fournela@cerema.fr

déploiement sur le territoire permet de mener des campagnes de mesure pour le compte de gestionnaires publics ou privés (collectivités territoriales, syndicats d'énergie, sociétés d'autoroute, etc.). L'expertise reconnue du Cerema dans ce domaine se positionne entre recherche, innovation et métrologie opérationnelle.

Introduction

Que ce soit à l'échelle de l'individu ou à celle de l'organisation sociale, l'obscurité a toujours exercé son effet sur l'imaginaire de l'homme en suscitant peurs, inquiétudes et fantasmes de toutes sortes. Physiologiquement, la prise d'information de l'individu passe notamment par le biais du système visuel humain (SVH) qui fournit au cerveau des données objectives (conscientes), sous la forme d'une représentation spatiale de son environnement, et inconscientes (subjectives) pour la régulation de différents rythmes biologiques du quotidien. Parallèlement, les diverses activités des sociétés s'appuient très majoritairement sur le traitement des informations issues de cet environnement visuel. C'est pourquoi, depuis toujours, l'homme a cherché à prolonger la période durant laquelle il pouvait mobiliser son sens de la vision aussi bien du point de vue temporel, par l'allongement de la période de luminosité, que spatial, par l'extension des zones visuellement accessibles.

Dans cet article, nous évoquerons d'abord le rapport ancestral entre la physiologie humaine et son environnement lumineux. Ensuite, nous listerons les nombreux enjeux associés à l'éclairage nocturne au cœur de notre société moderne. Puis, nous positionnerons la problématique actuelle en France en faisant un rapide état des lieux de l'éclairage public basé sur les connaissances et les analyses des acteurs de ce domaine. Nous définirons alors les cadres européens qui régissent la qualité de service et les différents modes de mise en œuvre et de gestion des parcs d'éclairage. Enfin, nous décrirons les vecteurs d'accompagnement proposés par le Cerema (centre d'études et d'expertise sur les risques, l'environnement, la mobilité et l'aménagement) pour répondre concrètement sur le terrain aux objectifs définis par ces référentiels qui font de plus en plus consensus.

La physiologie humaine et la lumière

Le fonctionnement physiologique de l'homme s'est construit au fil des millénaires en s'appuyant sur les rythmes de la nature (évolution du climat, succession des saisons et alternance des périodes du jour et de la nuit). Le corps humain s'est adapté aux conditions extérieures en instaurant différents rythmes biologiques souvent classés selon trois catégories. D'un côté, les cycles ultradiens se répètent plusieurs fois par jour. Ils concernent les battements cardiaques, la survenue d'appétit ou encore la sécrétion d'hormones. De l'autre, les cycles infradiens s'étendent sur plusieurs jours, semaines voire mois, comme le cycle menstruel, la mobilisation de certaines défenses immunitaires ou encore l'instinct de reproduction. Entre les deux, les cycles circadiens[18] ont une période qui avoisine celle de la journée. Ils régissent donc le fonctionnement quotidien des individus comme les phases de veille et de repos, les fluctuations de la température corporelle mais aussi certains comportements.

Les cycles circadiens varient d'un individu à l'autre (certaines études montrent notamment qu'ils diffèrent selon le sexe). Ils présentent une période qui s'étend de vingt à vingt-huit heures (Chiquet et al, 2001). Ils sont générés par l'horloge interne endogène localisée à la base de l'hypothalamus (noyau suprachiasmatique[19]) et sont principalement entraînés par l'alternance des périodes de luminosité et d'obscurité. Chez l'homme, cet entrainement est assuré par les cellules de la rétine de l'œil, elles-mêmes mobilisées selon deux voix distinctes : la perception visuelle d'une part, grâce aux photorécepteurs du visible (les cellules cônes et les cellules bâtonnets), et la synchronisation photopériodique d'autre part, par le biais d'une sous-population de cellules ganglionnaires dont certaines études (sujettes à controverse) suggèrent une sensibilité dans le spectre ultraviolet (à partir de 320 nm) (Jacobs et al, 1991). Or, depuis quelques siècles, l'émergence et la maîtrise (rapides au regard de l'évolution physiologique) de nouvelles technologies ont modifié le rapport naturel de l'homme avec certains rythmes quotidiens. En effet, depuis le XVIIIème siècle et l'apparition de l'éclairage public à gaz, l'obscurité a perdu du terrain sur la luminosité au point où, de nos jours, certaines zones ne connaissent plus la nuit, essentiellement en ville.

Les enjeux de l'éclairage public

Nous venons de l'évoquer, la disparition de la nuit au profit des zones ou périodes éclairées influe directement sur le fonctionnement physiologique de l'homme. Le premier enjeu est donc d'ordre sanitaire. Les luminosités parasites qui perturbent le rythme veille-repos se multiplient depuis peu avec la quantité d'afficheurs lumineux distribués au cœur même de nos lieux de vie privée (boutons de veille des appareils électriques, horloges digitales, écrans multiples, etc.). L'omniprésence de la lumière nous perturbe jusque dans nos chambres et même dans nos lits en raison de la mobilité des vecteurs de communication ludiques comme les tablettes ou les téléphones

---

[18] Du latin *circa* (presque) et *dies* (jour).

[19] Le noyau suprachiasmatique tire son nom de sa proximité du chiasma optique où se croisent les deux nerfs optiques.

portables. Les lumières parasites sont également présentes à l'extérieur par le biais des éclairages publics ou des enseignes lumineuses. Dès lors, elles génèrent des troubles du sommeil en retardant sa venue et/ou en provoquant des réveils précoces. À l'inverse, il existe aujourd'hui des traitements de type photothérapie où le rayonnement électromagnétique (proche du spectre solaire) contribue à la lutte contre les affections cutanées comme le psoriasis, l'eczéma ou encore, de manière très commune, l'ictère du nouveau-né, dû à l'excès de bilirubine dans le sang. Paradoxalement, alors qu'elle contribue largement au dérèglement de l'horloge interne, la lumière artificielle est également utilisée pour lutter contre les troubles du sommeil et les dépressions saisonnières.

Le second enjeu de la lumière est sociétal. En effet, elle contribue à maintenir la mobilité des personnes et des biens en période nocturne. Dans ce cadre, l'éclairage artificiel facilite grandement le cheminement de l'usager des voies publiques en lui permettant d'exploiter les informations issues de son environnement, quel que soit son mode de déplacement (pédestre, deux-roues motorisés ou pas, véhicules légers, etc.). L'installation d'éclairages dédiés aux déplacements nocturnes s'est largement démocratisée au cours du XXème siècle. Désormais, la quasi-totalité des villes françaises dispose d'un parc d'éclairage plus ou moins étendu et efficace. Au-delà de l'opportunité du cheminement, l'un des rôles majeurs de l'éclairage des voies publiques consiste à assurer la sûreté des déplacements en contribuant à la détection des obstacles physiques susceptibles de provoquer un accident de la circulation. Même avec l'assistance de l'éclairage, il faut rappeler que le risque encouru par un individu en transit augmente avec différents facteurs comme le flux de circulation, la vitesse pratiquée sur la zone, la modalité du déplacement et plusieurs autres paramètres.

Mais les enjeux sociétaux de l'éclairage des zones habitées dépassent la sûreté des déplacements et empiètent largement sur la sécurité des habitants et des biens. Cette affirmation est largement corroborée par la population française car, selon une enquête HEC Paris réalisée pour le compte du syndicat de l'éclairage[20] en janvier 2014, 90% des Français pensent que l'éclairage extérieur est un facteur de sécurité la nuit. En effet, une lecture rapide (et peut-être trompeuse) de certaines statistiques leur donne raison en constatant un pic de délits durant la nuit, plus précisément entre 22 h et 1h, mais l'analyse de ces données est complexe, d'abord parce qu'elles sont pauvres (en France) et d'autre part parce que les facteurs influents sont nombreux : saison, rythme professionnel, etc. Si la sécurité effective en lien avec l'éclairage nocturne reste un sujet à préciser, une chose est pourtant

[20] Dont le rôle est de défendre l'industrie de l'éclairage au sens large (http://www.syndicat-eclairage.com/).

sûre, le sentiment d'insécurité des populations augmente avec l'obscurité selon HEC Paris cité ci-avant.

Les objectifs du millénaire pour le développement (OMD), ratifiés par les pays signataires (dont la France), définissent comme objectif n°7[21] d'assurer un environnement durable. Or l'impact de l'éclairage extérieur sur l'environnement n'est plus contesté. Les enjeux environnementaux prennent notamment la forme d'une lutte contre les nuisances lumineuses, qui, outre leur impact sur la santé humaine, agissent également sur les rythmes de la faune et de la flore (reproduction, alimentation et comportements des animaux, cycles circannuels des végétaux). Ils jouent aussi sur la qualité perçue de notre environnement en dégradant, par exemple, la voûte céleste de sorte que plus aucune étoile n'est perceptible la nuit dans les grandes villes. Dans ce cadre d'ailleurs, l'association nationale pour la protection du ciel et de l'environnement nocturne (ANPCEN[22]) délivre des certificats aux villes et villages français qui s'engagent dans une démarche d'exemplarité et dont la lisibilité est assurée par des panneaux d'entrée d'agglomération 'ville étoilée' comparables à ceux des villes et villages fleuris.

L'éclairage nocturne a aussi un coût. La consommation électrique nous oriente naturellement vers les enjeux économiques pour le maître d'ouvrage. Selon l'agence de l'environnement et de la maîtrise de l'énergie (ADEME), l'éclairage public représente pour les collectivités territoriales 41% de la consommation électrique, c'est-à-dire 16% de consommation toutes énergies confondues. Ces chiffres intègrent certes l'éclairage extérieur mais aussi les éclairages intérieurs. Pourtant, tout distingue ces deux problématiques dont le traitement reste à dissocier. En effet, d'un côté l'extinction nocturne des locaux professionnels fait consensus et constituerait une source d'économie substantielle, justifiée par l'inoccupation des locaux durant 30% des temps d'éclairage. De l'autre, l'éclairage extérieur est parfaitement toléré, voire encouragé par 1 Français sur 5, qui considère que leur rue n'est pas assez éclairée. De plus, parallèlement aux coûts de fonctionnement, les communes qui investissent dans le renouvellement dépensent en moyenne 1 200 € par point lumineux. Dès lors, en fonction de la densité du parc, les budgets d'investissement sont importants, ce qui contribue au taux de renouvellement assez faible de 3% par an.

Les enjeux sont aussi juridiques car le maître d'ouvrage d'un parc d'éclairage engage sa responsabilité sur le niveau de service et de sécurité des espaces éclairés (Article L. 2212-2 du Code général des collectivités

---

[21] https://www.un.org/fr/millenniumgoals/pdf/mdg_report2013_goal7.pdf

[22] ANPCEN (http://www.anpcen.fr) a labélisé 202 communes en 2015 sur 61 départements (de 1 à 5 étoiles en fonction de critères qualitatifs et techniques qui participent à la préservation des conditions nocturnes).

territoriales). Enfin, ils sont évidemment politiques car la France doit respecter les engagements européens en termes d'efficacité énergétique qui vise une réduction de 20% de la consommation énergétique à l'horizon 2020. D'une manière plus globale, une optimisation des éclairages contribuera à atteindre le facteur 4 (-75%) d'ici 2050 pour l'émission de gaz à effet de serre (avec un objectif intermédiaire de -40% en 2030). De plus, la loi n°2015-992 du 17 août 2015 relative à la transition énergétique pour la croissance verte (art. 188 et 189) invite l'État et les collectivités territoriales à commencer des plans d'économie d'énergie et de réduction des nuisances lumineuses tout en faisant preuve d'exemplarité dans la mise en chantier de nouvelles installations d'éclairage.

Les chiffres de l'éclairage public

Comme nous l'avons déjà évoqué, la problématique des éclairages (privés ou publics) couvre à la fois les infrastructures de déplacement et les locaux dédiés aux activités professionnelles. De ce fait, les informations sont parcellaires et difficilement lisibles. Dans le reste de cet article, nous tentons néanmoins d'en réaliser une approche ciblée en focalisant au mieux sur l'éclairage extérieur et tout particulièrement sur l'éclairage public.

Ce dernier compte 9 millions de points lumineux répartis sur tout le territoire français. Ces dispositifs fonctionnent essentiellement en heures creuses (86% du temps) en consommant l'énergie générée par les centrales nucléaires. Mais, durant les pics de consommation, des centrales thermiques complètent l'appel en énergie à hauteur de 50% (et produisent du $CO2$). De fait, la consommation énergétique annuelle avoisine les 5,6 TWh, ce qui équivaut à la production d'un réacteur nucléaire de 900 MW sur douze mois. Rapportée au nombre de nos concitoyens, la consommation électrique française annuelle du secteur correspondrait au double de celle de l'Allemagne (information issue du magazine Actu-Environnement). Notons enfin que le besoin énergétique du secteur est sujet à de fortes variations liées à l'usage périodique et saisonnier qui en est fait.

Les images satellites montrent de manière flagrante que l'on trouve de l'éclairage partout en France. Elles sont également la démonstration indirecte des deux points faibles du secteur. Le premier concerne la géométrie des éclairages. En effet, un tiers des luminaires du parc (ADEME, 2012) est équipé de lampes à vapeur de mercure dont le rendement[23] est très faible (50 lumens[24] par watt). De plus, ces dispositifs sont essentiellement de type

[23] Rapport énergie électrique consommée sur énergie lumineuse produite.
[24] Le lumen est l'unité de mesure du flux lumineux qui génère une sensation visuelle chez l'humain.

"ballon"[25] qui éclaire aussi bien le ciel que les parties utiles aux déplacements des usagers. Le deuxième point faible du secteur découle de ce premier constat : plus de la moitié des installations souffre d'obsolescence liée à l'ancienneté des dispositifs. En effet, une grande partie (environ 40%) des luminaires distribués sur le territoire a plus de 25 ans. Ainsi, à l'heure des exigences écologiques, force est de constater le fossé conséquent entre l'offre technologique existante, qui propose des rendements (de 80 à 100 lumens par Watt), des géométries (ajustables) et des modes pilotages (ajustements temporaires des tensions) maîtrisés, et la réalité du terrain confrontée à un vieillissement des équipements. Les experts s'accordent ici sur un potentiel d'optimisation de consommation variant entre 50% et 75% (ce qui concorde d'ailleurs avec les enjeux politiques et les engagements nationaux associés).

Les quelques chiffres évoqués ci-dessus donnent une idée du gisement d'optimisation économique, énergétique et écologique associé à l'éclairage public. Mais qu'en est-il de la sécurité des déplacements ?

L'accidentalité routière évolue fortement depuis plusieurs années même si on observe une stabilisation des chiffres depuis peu. Les bilans annuels édités par l'observatoire national interministériel de la sécurité routière décortiquent les données accidentologiques et conduisent à des interprétations qui doivent être discutées. Ainsi, alors que la circulation nocturne représente 10% du trafic, elle engendre à elle seule plus de 40% de la mortalité. Les raisons de cette surmortalité nocturne sont multiples. Elles intègrent à la fois les effets de l'alcool et de la vitesse mais aussi le défaut d'informations disponibles. Il est par exemple souligné que le risque d'accident mortel pour les piétons est largement plus grand hors agglomération (sur route et autoroute) en raison du manque de visibilité et du fait que les conducteurs n'anticipent pas l'éventualité de la présence d'un usager vulnérable. C'est pourquoi, nous rappelons ici que, même pour les conducteurs dont le comportement *n'est pas inapproprié*, la nuit constitue à elle seule un facteur de risque important. Il se traduit par une baisse des facultés de perception visuelle liée à la diminution des contrastes, la limitation la portée du regard, les sollicitations de l'adaptation visuelle et la multiplication des sources d'éblouissement, le tout dans un contexte de fatigue physiologique et, par voie de conséquence, de potentielle somnolence. Depuis quelque temps, les périodes de changement d'heure sont aussi dans le collimateur. Elles sont identifiées comme des moments d'augmentation de la mortalité des usagers vulnérables (piétons et cyclistes). Ainsi, si l'heure d'hiver permet un gain énergétique (de plus en plus contesté), elle accroît la période d'obscurité aux heures de pointe, qui,

[25] Dont le Grenelle de l'environnement prévoyait l'abolition avant la fin de l'année 2015.

associée à une fatigue supplémentaire, contribue à l'augmentation du nombre de victimes en période hivernale. Pourtant, selon certaines études, les accidents nocturnes seraient globalement plus nombreux et plus graves dans les zones éclairées que dans les zones non éclairées. Pour l'heure, la contradiction dans ce domaine n'est pas tranchée, il est cavalier d'émettre un avis "éclairé". Mais, à défaut d'évoquer une diminution de l'insécurité routière, nous pouvons clairement statuer sur les économies (de fonctionnement et de maintenance) générées par l'éventuelle extinction.

Pourtant, cette extinction se justifie pleinement dans les zones résidentielles où elle est encouragée par l'État et les collectivités territoriales, dans le cadre d'une politique globale et raisonnée, de type schéma directeur éclairage. Les maîtres d'ouvrage concernés sont alors les établissements publics de coopération Intercommunale (EPCI[26]). Ces démarches peuvent être pilotées par les services techniques spécifiques ou sous-traitées à des organismes spécialisés (syndicats intercommunaux, établissements publics, etc.). Dès lors, les EPCI bénéficient d'un accompagnement efficace vers l'émergence d'une solution adaptée, allant du régime d'éclairage permanent si c'est nécessaire, de la mise en place d'un régime variable ou de l'extinction de durant la période la plus adaptée (souvent entre 23 h30 et 5 h30).

Ainsi, le dilemme nocturne de la sécurité routière s'exprime selon deux arguments incontestables. Éclairer permet d'augmenter le nombre d'informations (visuelles) parvenant à l'usager et participe, à ce titre, à une meilleure anticipation du danger. Mais l'éclairage génère un coût global (écologique et fonctionnel) qui est rédhibitoire en termes de transition énergétique et de durabilité environnementale. Il n'est donc, évidemment, pas question d'étendre l'éclairage au réseau routier ou autoroutier. L'alternative réside à coup sûr dans l'installation progressive de dispositifs d'éclairage intelligents, efficaces et adaptables répondant aux exigences définies par des référentiels communs.

Le cadre européen (acteurs, normes, recommandations ...)

Les acteurs de l'éclairage sont nombreux en France. L'une des instances majeures qui fédère à la fois industriels, laboratoires et les institutions étatiques est l'Association Française de l'Éclairage (AFE). L'AFE participe au développement d'un langage de l'éclairage commun, en accord avec des organisations à portée mondiale, telle que la commission internationale de l'éclairage (CIE). À l'instar de l'ADEME pour les questions énergétiques et environnementales, l'AFE se veut le relais des usagers en termes d'éclairage

[26] Syndicats de communes, communautés de communes, urbaines, d'agglomération et métropoles nouvelles.

et dispose pour cela d'antennes réparties dans toutes les régions françaises. Elle contribue à la diffusion des connaissances dans tous les domaines en lien avec l'éclairage (photométrie, lampes et luminaires, réseaux électriques et commandes, etc.) et participe au déploiement des technologies nouvelles de la lumière. Le leitmotiv de l'AFE résume bien ses valeurs, car en cherchant à "éclairer juste", elle vise la production de la juste quantité de lumière, à l'endroit où elle est nécessaire et pendant les périodes adéquates. D'autres instances relevant du droit privé agissent concrètement dans le sens de la maîtrise des éclairages extérieurs. Les syndicats intercommunaux proposent par exemple de prendre en charge la gestion des parcs et fédèrent la grande majorité des villes et villages français qui ne disposent pas de services techniques dédiés.

Le secteur de l'éclairage dispose d'un fort potentiel d'optimisation d'une part et d'innovation d'autre part pour allier sûreté des déplacements, confort des usagers et performances énergétiques et écologiques. Divers réseaux se développent pour apporter des réponses proportionnées à la problématique. Le syndicat de l'éclairage, par exemple, constitué d'entreprises du domaine au sens large, se donne pour missions essentielles de promouvoir l'éclairage et ses atouts économiques au cœur de la transition énergétique. Il est membre fondateur de l'association *Lighting Europe* regroupant tous les industriels européens de l'éclairage. Le cluster[27] Lumière pour sa part promeut les innovations dans un esprit collaboratif et partenarial entre privé et public.

L'État aussi est profondément moteur de la démarche. Même s'il n'existe pas d'établissement public dont la vocation est spécifiquement dédiée à l'éclairage public, le ministère de l'écologie, du développement durable et de l'énergie (MEDDE) entretient un réseau scientifique et technique (RST) qui élabore, diffuse et évalue les politiques publiques vers la transition énergétique. Pour l'éclairage, elle se traduit sous la forme d'une transition éclairagiste efficace, c'est-à-dire acceptée et tolérable. Parmi les établissements publics concernés, on distinguera l'institut français des sciences et technologies des transports, de l'aménagement et des réseaux (IFSTTAR) et aussi le centre d'études et d'expertise sur les risques, l'environnement, la mobilité et l'aménagement (Cerema). Ces deux établissements collaborent étroitement sur les sujets en lien avec la visibilité nocturne et l'efficacité, l'acceptabilité et la durabilité des éclairages publics.

---

[27] Un cluster définit une concentration d'entreprises liées par des relations clients-fournisseurs, des technologies, des clients ou des réseaux de distribution communs, ainsi que des centres de formation et de recherche dans un même secteur d'activité et sur un même territoire. L'objectif d'un cluster est de faire travailler en synergie ces acteurs afin de favoriser l'innovation et la compétitivité.

L'ensemble des organismes concernés s'ajuste et s'accorde sur un vocabulaire commun et des règles communes. Aussi, de nombreuses normes et recommandations en matière d'infrastructure routière sont établies sur des notions de visibilité, de contraste et, plus généralement, d'offre visuelle. C'est notamment le cas lorsque l'on intéresse au corpus réglementaire régissant l'éclairage ou la signalisation routière.

Pour l'éclairage public, deux documents dominent à l'échelle internationale. Ils portent sur les bonnes pratiques à mettre en œuvre, depuis l'opportunité d'installation et le dimensionnement initial jusqu'au recyclage des matériels, en passant par le suivi des performances dans le temps. À l'échelle mondiale, il s'agit de la publication 115 de la CIE. Celle-ci permet non seulement d'harmoniser les travaux dans les pays membres de la CIE mais aussi de mettre en cohérence les niveaux d'éclairage à maintenir sur les voies circulées avec les besoins visuels des usagers. La déclinaison européenne de cette publication-cadre est le corpus normatif 'EN 13201' (AFNOR, 2005), paru en 2003, actualisé entre 2011 et 2015 et publié dans sa version révisée en 2016. En complément, à l'échelle du territoire français, l'AFE publie régulièrement des documents à destination des professionnels de l'éclairage afin de les accompagner dans l'appropriation des documents normatifs. Le Cerema produit également sa littérature, essentiellement sous forme de guides méthodologiques, qui a vocation d'assistance technique sur les enjeux spécifiques du réseau routier national.

Au-delà des enjeux visuels et des performances photométriques des installations d'éclairage, les recommandations produites par la CIE, l'AFE, l'ADEME et le RST tendent à évoluer vers une meilleure prise en compte des enjeux écologiques, énergétiques et sociaux de l'éclairage. À titre d'exemple, nous noterons ici l'ajout dans sa version révisée d'une partie 5 au corpus normatif EN 13201. Ce nouveau volet traite explicitement des performances énergétiques de l'éclairage et propose une méthodologie pour les évaluer.

Les vecteurs d'accompagnement du secteur

Compte tenu du contexte évoqué précédemment, la présence d'une installation d'éclairage sur un territoire nécessite d'évaluer périodiquement son niveau de service afin d'examiner l'adéquation entre ce dernier et les enjeux qui ont motivé son implantation. Pour engager une démarche de gestion durable de son éclairage extérieur, le maître d'ouvrage peut s'appuyer sur deux guides édités par l'ADEME (2012) et le Cerema (CETE, 2011). L'inventaire initial du parc en permet alors une bonne connaissance et contribue largement à son évaluation et l'éventualité d'une remise à niveau. Elle répond également de cette manière au besoin très actuel d'optimisation des factures liées à la consommation énergétique dans un contexte budgétaire restreint.

Pour évaluer les performances d'un parc d'éclairage, il faut donc nécessairement connaître son patrimoine et inventorier les différents éléments qui le composent. Cette première étape conduit à examiner les performances réelles de l'installation, liées à sa vétusté par exemple, au regard du niveau de performances attendues en fonction de la réglementation. Ce travail est souvent complété d'une évaluation photométrique et énergétique qui va conduire à un schéma directeur d'éclairage (SDE). Son but sera de réduire la consommation électrique, de hiérarchiser les coûts d'investissement ou de rénovation et d'optimiser les opérations de maintenance.

Dans ce contexte d'évaluation globale, le diagnostic photométrique est un point clé puisqu'il permet de "mesurer" la sensation lumineuse que produit l'installation d'éclairage. Cette sensation est traduite de façon objective par deux grandeurs mesurables expérimentalement : l'éclairement horizontal (quantité de lumière produite par l'installation et reçue sur le revêtement de la chaussée) et la luminance (quantité de lumière réfléchie par le revêtement de chaussée vers l'œil de l'usager-observateur). Ainsi, selon les contraintes locales (type de voies, type d'usagers, vitesse réglementaire, etc.), la réglementation spécifie des niveaux d'éclairement et/ou de luminance à maintenir sur les voies circulées afin de garantir la sécurité des usagers. Le diagnostic photométrique consiste à mesurer ces niveaux et s'appuie sur des instruments et des protocoles expérimentaux de haute technicité. Selon les objectifs attendus du diagnostic, une évaluation des propriétés de réflexion des revêtements peut également être menée. Elle permet alors de manipuler toutes les variables physiques qui régissent le fonctionnement de l'installation d'éclairage et le ressenti des usagers au travers de leur perception visuelle.

Aujourd'hui, les progrès technologiques dans le domaine des capteurs numériques permettent de mener les diagnostics photométriques à partir de données produites par des véhicules instrumentés. Le Cerema est clairement positionné sur ce domaine de compétences et reconnu pour son excellence métrologique par le biais de deux véhicules instrumentés (Veclap pour l'éclairement et Cyclope pour la luminance). Cette offre est complétée par l'outil Coluroute qui évalue in situ, et de manière non destructive, les propriétés de réflexion des revêtements.

Comme nous l'avons explicité à de nombreuses reprises dans cet article, l'usager perçoit l'environnement nocturne, bien éclairé ou pas, par la voix de son système visuel. Il nous paraît donc fondamental de bien connaître la réalité des conditions d'observations disponibles. Les normes et les recommandations permettent de définir un socle commun de dimensionnement et de maintenance. Mais dans la pratique, les diagnostics excluent, par pragmatisme, les aléas auxquels les usagers sont très fréquemment confrontés. Ces aléas sont d'ordre naturel et souvent liés à la météorologie locale, quand la pluie, le gel ou encore le brouillard viennent perturber l'image de notre environnement. Ils sont également d'ordres structurels et conjoncturels quand les dispositifs d'éclairage (distributions spatiales des luminaires, phares des autres véhicules ou éclairages privés) viennent diminuer les performances du système visuel en provoquant des éblouissements. Pour répondre à cette problématique, le Cerema s'investit dans la recherche pour reconstituer les principales caractéristiques du SVH au travers de variantes du dispositif de mesure Cyclope. L'outil innovant en cours de développement cherche à intégrer les divers (et extraordinaires) performances du SVH (Gregory, 2015) en visant la maîtrise des processus de mesures photométriques et colorimétriques d'un côté, tout en les affectant une sensibilité dynamique (à la large gamme de luminosité perceptible par un œil) et temporelle (liée à l'adaptation visuelle), sur un champ de vision représentatif en termes d'acuité visuelle, de sensibilité aux contrastes et de distribution angulaire (Boucher et al, 2015). À l'opposé de l'aide à la conduite, cette démarche peut sembler à contre-courant de l'évolution technologique. Pourtant, elle mobilise des techniques d'imagerie dynamique à la pointe de l'instrumentation et génère de la connaissance scientifique et de l'innovation. Elle anticipe et complète par ailleurs le besoin d'expertise des performances concrètes d'un contexte d'éclairage nocturne vieillissant.

Conclusion

Dans un contexte social aux contraintes de plus en plus rigoureuses et face aux ambitions internationales légitimes de durabilité, l'éclairage public trouve difficilement sa place au cœur du débat politique. Pourtant, il régit une bonne partie du fonctionnement économique de la société et dispose d'un impact environnemental et sanitaire non négligeable. Au regard des enjeux multiples qui lui sont associés, beaucoup d'organismes publics et privés travaillent de concert à la définition des bonnes pratiques du domaine, notamment par l'établissement des diagnostics efficaces et représentatifs du niveau de performance des parcs en place visant l'optimisation du renouvellement. Parallèlement, la recherche poursuit son effort d'approfondissement des connaissances des conditions d'observation. Elle contribue alors à l'évolution des normes et recommandations du domaine et assiste les maîtres d'ouvrage dans la gestion durable des déplacements nocturnes des usagers aussi bien en termes de sûreté, de sécurité mais également en termes d'environnement et d'économie d'énergie.

L'acceptabilité sociale de l'hydrogène et son processus de co-construction : quels enjeux pour la transition énergétique dans les mobilités territoriales ?

Nicolas DUPUIS et Hervé FLANQUART*

Introduction

Suite aux nombreuses résistances rencontrées par les projets de production d'énergies renouvelables (éolien, hydrolien, méthanisation…), les collectivités territoriales développant des projets autour de technologies liées au dihydrogène, plus communément nommé hydrogène, se posent la question de la perception habitante, notamment en matière de risques. Les populations pourraient ainsi, par peur du risque, avoir des réticences à utiliser un véhicule à hydrogène ou à résider près d'une installation de production ou de stockage de ce vecteur d'énergie. D'autant plus que, comme le montrent bon nombre d'études réalisées en Europe et dans le monde, la population est généralement peu informée sur ce gaz et les normes de sécurité afférente, car majoritairement utilisés dans l'industrie. Il est donc indispensable de mieux comprendre la perception des personnes et des groupes concernés par l'arrivée de la technologie hydrogène dans leur quotidien, et d'identifier les représentations associées. Le projet GRHYD, dans l'agglomération dunkerquoise, présente parfaitement les enjeux liés à l'acceptabilité sociale de cette énergie. En particulier pour son usage dans les réseaux de transport en commun, en l'occurrence les autobus urbains. Le projet de thèse associé à cette recherche traite de l'acceptabilité sociale de l'énergie hydrogène et s'occupe de comprendre les facteurs sociologiques, géographiques, culturels et psychologiques qui l'influencent. Il s'agit de mieux comprendre les phénomènes de réticences et de rejet et, *in* fine, de fournir aux acteurs concernés des outils d'aide à la décision et à l'action publique.

1. Aspects théoriques.

Les impératifs de la transition énergétique et de la lutte contre le changement climatique conduisent à expérimenter de nouvelles techniques de production, de stockage et d'utilisation de l'énergie. Néanmoins, les résistances qui, dans un passé récent et de manière récurrente, ont émergé

* Laboratoire Territoires, Villes, Environnement et Société (TVES, EA 4477), Université du Littoral Côte d'Opale.

face au déploiement de certaines technologies jugées dangereuses et/ou porteuses de nuisances (éolien, gazéification de la houille, méthanisation des déchets, etc.) montrent qu'il est nécessaire de se préoccuper de l'acceptabilité sociale des innovations. Une solution qui serait techniquement au point et économiquement viable, mais mal reçue par la population connaîtrait un déploiement difficile.

La production de dihydrogène par électrolyse, en utilisant les surcapacités des éoliennes, hydroliennes et autres systèmes de production d'énergie renouvelable au moment où la consommation est la plus faible, peut constituer une façon de stocker de l'énergie électrique sur une période plus ou moins longue. In fine, cette technologie peut contribuer à décarboner l'économie et lutter contre le changement climatique.

Mais on ne sait que peu de chose sur l'acceptabilité sociale des utilisations de l'hydrogène dans la vie quotidienne et des risques qui lui sont associés dans l'esprit du public. Aussi, la démonstration programmée dans l'agglomération de Dunkerque, pour l'utilisation d'un mélange de gaz naturel et de dihydrogène dans la propulsion des autobus urbains, était une occasion intéressante pour comprendre cette réception des technologies de l'hydrogène par le public, afin de mettre en évidence les éventuelles résistances face à leur déploiement.

Même si on observe un consentement plutôt général des populations pour l'utilisation de l'hydrogène, des doutes et craintes subsistent selon la disposition géographique, le niveau d'information et de connaissance, les expériences et les intérêts de chacun. On ne peut donc se contenter d'une réponse globale, car tous ces éléments sont évolutifs et dépendent du contexte. Il est donc nécessaire d'analyser le niveau d'acceptabilité et la nature des réticences en fonction des facteurs sociodémographiques que sont le sexe, le statut social, le niveau et le type d'études suivies, la situation matrimoniale ou encore les affinités culturelles (Douglas et Wildavski, 1982).

Les facteurs psychologiques ont quant à eux fait l'objet d'études qui montrent que l'acceptabilité sociale de projets liés à l'énergie est influencée par l'attitude, le contrôle du comportement et les valeurs personnelles ; ces composantes étant elles-mêmes influencées par les coûts perçus de l'innovation, les risques, les bénéfices, efficacité et l'information sur les conséquences du projet (Huijts, 2012). Néanmoins, il est important de voir si, dans le domaine des facteurs psychologiques (Chauvin et Hermand, 2008), l'acceptabilité des technologies de l'hydrogène comporte ou non des variantes par rapport aux autres énergies nouvelles.

Un concept, celui des représentations sociales (Durkheim, 1898, Moscovici, 1989) permet de mieux comprendre les individus et les groupes en analysant la façon dont ils se représentent eux-mêmes, les autres et le monde. Le lien entre les éléments psychologiques, sociaux et contextuels permet de comprendre les origines des perceptions, des attitudes et des comportements. Les représentations sociales comportent quatre fonctions principales, qui sont de savoir, identitaire, d'orientation et justificatrice (Abric, 1994). Elles vont ainsi permettre de comprendre et d'expliquer les contextes de communication et d'échanges sociaux entre les individus, ainsi que les processus d'identification sociale, de socialisation et de comparaison sociale. Elles peuvent aussi servir à justifier des choix et des attitudes, un rôle essentiel dans le maintien ou le renforcement des positions sociales.

Cette théorie des représentations sociales pourrait être appliquée au cas du Dunkerquois, où l'accumulation de technologies à risques est favorisée par une concentration de sites SEVESO. L'erreur de perception humaine peut ainsi avoir des conséquences, d'où des enjeux importants d'information et de co-construction avec les acteurs et la population. En effet, il a été observé que le contexte dans lequel est déployé un projet de démonstration, par exemple un projet concernant l'hydrogène, peut influencer la perception qu'en a la population et créer des attitudes ambivalentes avec la proximité d'industries lourdes, provoquant à la fois opportunités et peurs (Ricci, Bellaby et Flynn, 2008).

La perception du risque qui en découle est le produit de savoirs et d'un accord social minimum sur ce qui constitue des enjeux (Flanquart, 2012 ; Hellequin et al, 2013). La connaissance des dommages potentiels physiques, psychologiques ou aux biens diffère d'un groupe social à l'autre, voire d'un individu à l'autre. Cette différence de perception du risque dépend à la fois du savoir, des intérêts économiques et sociaux, des valeurs morales ou encore politiques, ce qui s'observe autant chez le grand public que chez les scientifiques et les experts. Il n'y a pas de perception exacte et neutre. Les expertises sont réalisées à partir de connaissances scientifiques variant avec le temps et les techniques disponibles au moment de leur réalisation. Elles sont donc souvent, au moins partiellement, divergentes. Et l'habitant du territoire à risque, qui possède un savoir essentiellement local et qui est souvent vu comme un « naïf » peut, parfois, apprécier mieux que l'expert certains aspects particuliers du risque (Joly, 2003 ; Wynne, 1996). Le public n'est donc pas à considérer comme une barrière à franchir, plaçant les personnes dans une position de rejet ou dans une position d'acceptation passive et silencieuse (Di Ruggiero, 2014). C'est dans cette démarche de compréhension des représentations des populations et des différents acteurs autour d'une même technologie que nous avons bâti notre méthodologie.

2. Terrain et méthodologie

2.1 Une agglomération innovante en matière d'énergie

La communauté urbaine de Dunkerque réunit 200 000 habitants sur 19 communes de la côte d'Opale situées entre l'embouchure de l'Aa et la frontière belge. Le territoire, qui se veut innovant en matière de production et de stockage d'énergies diverses, possède déjà de nombreux sites productifs et infrastructures de transports en la matière ; avec notamment la présence de la plus grande centrale nucléaire de l'Europe de l'Ouest (Gravelines), un port méthanier en construction, et des installations de stockage d'hydrocarbures (Total, SRD...).

Son réseau d'autobus urbains, exploité sous le nom commercial de DK'Bus, a transporté en 2013 près de 15 500 000 passagers, soit environ 50 000 par jour. La flotte de véhicules comprend des autobus au gaz (GLV) et diesel. Après une expérimentation réalisée dans le cadre du projet Althytude entre 2009 et 2010, avec deux autobus fonctionnant à l'Hythane® (80% de gaz naturel, 20% de dihydrogène), la communauté urbaine a décidé, avec l'aide d'un consortium constitué autour de l'ADEME, de Gdf-Suez, de McPhy et de quelques autres entreprises, de passer au stade de la démonstration avec ce même type de carburant (programme GRHYD : Gestion des Réseaux par injection d'HYdrogène pour Décarboner les énergies). Le projet est de faire rouler une partie de la flotte d'autobus (une cinquantaine de véhicules) avec un mélange à 6% de dihydrogène pour les véhicules au gaz les plus anciens, et 20% pour les plus récents. Si cette technologie, qui utilise des moteurs thermiques, peut être considérée comme moins innovante et moins réductrice d'émission de gaz polluants et à effet de serre que celle de la pile à combustible[28], elle a néanmoins l'avantage de ne pas nécessiter le remplacement de la flotte d'autobus, et donc d'être moins coûteuse en investissement. Plus facilement généralisable, elle peut alors avoir un impact environnemental plus important que la technologie concurrente.

2.2. Une enquête par questionnaire auprès des usagers des autobus.

Pour pouvoir comprendre et agir sur d'éventuelles résistances des usagers à l'utilisation de ce mélange, une enquête d'acceptabilité *a priori* (avant le début de la démonstration) a été réalisée à l'automne 2014. Celle-ci s'est faite par questionnaire, en novembre, auprès de plus de 700 passagers âgés de 16 ans et plus du réseau de transport urbain de Dunkerque (684

---

[28] Pour un exposé des différentes technologies de l'hydrogène voir Freund et Lucchese (2012), *L'hydrogène, carburant de l'après-pétrole ?*, Paris, Technip.

questionnaires exploitables). La passation, d'une durée de huit à dix minutes, était réalisée en face à face et en contexte, c'est-à-dire dans les autobus ou aux arrêts.

Le questionnaire était structuré de manière à enregistrer l'image que le public a de l'utilisation, du gaz naturel seul et d'un mélange de ce dernier avec du dihydrogène comme carburant dans les autobus urbains. Son objectif était de repérer les éventuelles craintes et résistances, pour ensuite les décrypter et en comprendre l'origine. Il s'agissait aussi de voir si certaines catégories sociodémographiques étaient plus réticentes face à cette innovation technologique.

Toutes les lignes du réseau ont été enquêtées, et ce tous les jours de la semaine et à tous les horaires ; aussi peut-on considérer que nous avons constitué un échantillon présentant une bonne représentativité de la population des usagers des transports urbains de l'agglomération. Parmi les usagers, les femmes y sont légèrement plus présentes (53% contre 47% d'hommes), ainsi que les 16-25 ans (30%) et 26-35 ans (18%). Côté catégories socioprofessionnelles, ce sont surtout les employés (30%), les ouvriers (23%) et les personnes sans activités professionnelles (29%) qui utilisent le réseau de DK'Bus. Les cadres et professions intellectuelles supérieures ne représentent que 4% des passagers.

3. La perception du mélange de gaz naturel et d'hydrogène dans les usages quotidiens.

3.1. Rouler dans un bus fonctionnant à l'Hythane®.

Commençons par noter que les usagers des autobus ont une assez mauvaise connaissance des carburants actuellement utilisés par la flotte de DK'Bus : si 50% citent le gaz et 25% le gazole, effectivement employés, ils sont respectivement 13% et 4% à citer l'essence et l'électricité, qui ne le sont pas. Quand on leur demande s'il y a des avantages à rouler au gaz naturel, ils sont 80% à répondre que oui, et dans ce cas pointent surtout la moindre pollution et les avantages écologiques (54% et 28%). Pour ce qui est des inconvénients, la moitié des personnes interrogées n'en voient pas, 23% disent ne pas savoir et 28% estiment qu'il y en a. Pour ces derniers, ce sont à la fois les risques (d'explosion...) et les inconvénients économiques et techniques (prix et difficultés d'approvisionnement) qui sont cités.

Lorsque l'on abandonne le domaine du gaz naturel pour aborder la question de l'hydrogène, on constate que les connaissances des usagers sont encore plus floues. Sollicités pour donner les mots qui leur viennent spontanément à l'esprit quand on leur parle d'hydrogène, la plupart des usagers sont un peu déconcertés et ne savent que dire (89%). La minorité qui répond donne des termes ou expressions assez génériques comme gaz (18%), eau (18%), élément chimique (8%), air (7%) ou sciences physique chimie (6%). Ils ne sont que quelques-uns à citer spontanément des termes en rapport avec un danger comme « inflammable » ou « bombe ». Très logiquement, quand on demande aux usagers s'ils ont le souvenir d'un accident lié à l'utilisation de l'hydrogène, seules 8% des personnes sont capables de donner une réponse, dont la moitié qui cite la catastrophe du zeppelin Hindenburg[29].

Quand on aborde ensuite la question de la dangerosité comparée du gaz naturel et du mélange gaz naturel/dihydrogène, 20% des personnes interrogées sont sans opinion, 33% pensent qu'il n'y a pas de différence et le reste se partage entre celles qui pensent que c'est plus sûr (27%) – on les trouve plutôt chez les 16-25 ans, les femmes et les étudiants – et celles qui y voient un danger plus grand (19%) – proportionnellement plus nombreux chez les 36-45 ans et les retraités. Cette faible perception de la dangerosité du mélange se retrouve dans les réponses à la question scénario demandant ce que les répondants feraient si, attendant le bus à un arrêt, ils voyaient arriver un bus fonctionnant à l'Hythane® : seuls 9% d'entre eux disent qu'ils ne monteraient pas. Ceux-ci justifient ce refus par le manque d'information et de recul sur cette technologie, et estiment que leurs réticences pourraient être levées par des explications scientifiques et des démonstrations publiques.

3.2. Laisser entrer une nouvelle énergie chez soi.

À côté de la démonstration des autobus urbains roulant à l'Hythane®, le programme GRHYD a aussi pour ambition de faire une démonstration pour l'approvisionnement en mélange de gaz naturel et d'hydrogène de logements neufs (collectifs et individuels) en accession à la propriété dans une commune de l'agglomération dunkerquoise.

Néanmoins, même s'ils risquent de ne pas y être personnellement confrontés, il nous a paru intéressant de poser aux usagers du réseau DK'Bus la question de leur adhésion à un éventuel usage du mélange gazeux chez eux. Les réponses ont été assez différentes de celles données pour l'utilisation du même mélange dans le bus : alors qu'ils n'étaient, comme nous l'avons vu, que moins de 10% à être suffisamment inquiets pour refuser de monter dans le véhicule, ils ont été un bon tiers à se dire peu enclins à utiliser cette énergie dans leur logement. Etre le passager d'un bus est un

[29] Les usagers interrogés se contentent généralement de parler du zeppelin, sans donner ni le nom (Hindenburg) ni la date et le lieu de l'accident (le 6 mai 1937 au New Jersey).

statut qui dure généralement peu de temps, être chez soi est un état plus stable et qui, de ce fait, engendre plus d'exigences en matière de sécurité. Si l'on accepte généralement de courir un risque faible lorsque l'on se déplace, il n'est pas de même quand on est dans ce que l'on considère généralement comme un sanctuaire, un refuge contre les principaux dangers du quotidien.

Cette explication est confortée par le fait que les usagers des autobus enquêtés qui se montrent les moins hostiles à l'entrée du mélange gazeux chez eux sont ceux qui, généralement, sont les plus ouverts vers l'extérieur et le changement : les jeunes de 16 à 25 ans et ceux qui possèdent au moins le baccalauréat. À l'inverse, les plus de 56 ans et les sans diplômes sont un peu plus réticents que la moyenne à accepter l'éventuelle intrusion d'une technologie nouvelle chez eux.

Conclusion

L'enquête auprès des usagers du réseau d'autobus urbains de Dunkerque montre de faibles réticences face à l'innovation que constitue l'utilisation du mélange gaz naturel/dihydrogène comme carburant. L'élément chimique hydrogène est peu connu et peu associé à des accidents ou catastrophes. Les réticences pourraient certainement être en partie levées par une communication qui s'appuierait sur un langage scientifique simple et mettrait en avant la faible dangerosité de ce type de carburant. Les gains environnementaux que son utilisation engendre pourraient être également mis en avant, puisque si les usagers ont été 59% à se décrire comme « exigeant sur la sécurité », ils ont été 53% à se décrire comme « respectueux de l'environnement » et 34% comme « sensible à l'économie d'énergie »[30]. De manière plus fine, on peut estimer que la diffusion des informations délivrées pour rassurer sur la dangerosité serait plus efficace si elle était faite à destination prioritaire des plus âgés et des moins diplômés, et celles mettant en avant les gains environnementaux à destination de l'ensemble de la population.

Pour finir, rappelons que les réticences semblent être plus fortes quand il s'agit de laisser pénétrer chez soi une technologie inconnue, que de prendre un autobus urbain l'utilisant. En conséquence, concertation et diffusion des informations doivent être entamées bien en amont de la livraison des logements. Pour ce travail de diffusion des connaissances et d'organisation du débat, sont requises à la fois des compétences scientifiques et techniques sur les technologies « hydrogène » et des capacités à comprendre les raisons qui peuvent freiner l'acceptabilité sociale des innovations liées aux énergies.

---

[30] Les 3 autres modalités étaient « exigeant sur le confort » (30%), « confiant envers les nouvelles technologies » (21%) et « sensible à l'innovation » (20%).

L'effet de la sonification d'un véhicule électrique sur sa détection par des piétons : une approche écologique

Sylvain FLEURY*, Éric JAMET*, Laure BOSC**, Vincent ROUSSARIE** & Jean-Christophe CHAMARD**

Résumé

Le risque pour les piétons lié au caractère silencieux des véhicules électriques a donné lieu au règlement n°540/2014 du Parlement européen concernant l'obligation pour les constructeurs d'intégrer un niveau sonore minimum à leurs véhicules. Les expériences visant à étudier les effets de cette sonification des véhicules électriques sur leur détection sont habituellement menées, soit en condition totalement artificielle (études en laboratoire avec participants qui écoutent dans un casque audio le bruit d'un véhicule approchant), soit en condition semi naturelle (études sur piste avec participants qui ont pour consigne de détecter, au son, le véhicule approchant). L'étude présentée ici consiste à répliquer les résultats d'une étude précédente en situation semi naturelle (Fleury, Desbois & Jamet, 2015) afin de vérifier leur impact dans un contexte totalement naturel. Dans cette nouvelle étude, une voiture électrique (Czéro) a été utilisée dans une zone à forte densité de piétons, soit sans sonification, soit avec un des trois types de sons évalués. Des caméras embarquées enregistraient les comportements des piétons afin de permettre aux expérimentateurs d'identifier les détections du véhicule (lorsque le piéton tourne la tête vers la voiture arrivant dans son dos). Les participants de l'étude avaient donc la particularité de ne pas être conscients de participer, et surtout de ne pas focaliser leurs ressources attentionnelles sur la détection d'un véhicule. Les résultats de cette recherche ont permis de confirmer l'amélioration de la détectabilité du véhicule grâce à la sonification (61,8% de détection sans sonification contre 100% pour le plus efficace des trois sons testés). L'étude a par ailleurs permis de démontrer des différences d'efficacité entre les trois sons, explicables par les critères acoustiques employés pour les concevoir. Ainsi, par rapport au contrôle dynamique du son, il est apparu qu'une plus grande variation de hauteur du son améliore de manière significative la détection du véhicule en environnement urbain (passant de 79,5% de détection à 100%). En revanche, l'ajout d'une composante sonore modulée n'améliore pas significativement

* CRPCC, Université Rennes 2.
** PSA Peugeot-Citroën, Route de Gisy, 78943 Vélizy-Villacoublay Cedex.

la détection, conformément aux résultats de la recherche précédente en condition semi-naturelle.

1. INTRODUCTION

D'une manière générale, les véhicules ont tendance à devenir de plus en plus silencieux. Cette problématique est largement accentuée par le développement des véhicules électriques et hybrides, plus silencieux que les voitures thermiques (Kim, Emerson, Naghshineh, Pliskow & Myers, 2012). Le caractère silencieux des véhicules récents constitue un avantage en termes de confort pour le conducteur (Cocron, Bühler, Franke, Neumann & Krems, 2011). Pourtant, l'absence de retour sonore peut également avoir des conséquences négatives sur la conduite. Tout d'abord, le bruit du moteur constitue, pour le conducteur, une source d'information concernant sa vitesse. Deux études sur simulateur de conduite ont montré que la suppression du bruit du moteur conduit à une augmentation de la vitesse moyenne (Merat & Jamson, 2011 ; Hellier, Naweed, Walker, Husband & Edworthy, 2011).

Le second problème lié aux véhicules silencieux est le danger qu'ils constituent pour les piétons. Le bruit du moteur d'un véhicule serait un indicateur clé, pour les piétons, de la localisation et de la direction d'un véhicule (Wogalter, Ornan, Lim & Chipley, 2001 ; Wogalter, Lim & Nyeste, 2013). Les plus jeunes piétons sont particulièrement vulnérables du fait de leur difficulté à utiliser efficacement les informations sonores pour estimer la localisation de véhicules (Pfeffer & Barnecutt, 1996), de leur faible connaissance du code de la route et de leur jeune expérience de piétons qui réduit la qualité de leur interprétation des éléments visuels (Granié & Espiau, 2010). La diminution de l'acuité auditive liée à l'avancée en âge tend aussi à rendre les personnes âgées moins efficaces pour l'usage d'indices sonores (Mendonça, Freitas, Ferreira, Raimundo, & Santos, 2013). Enfin, les personnes déficientes visuelles sont également très exposées à ce danger puisqu'elles n'ont accès qu'aux indices sonores pour détecter un véhicule en approche et détectent plus tardivement un véhicule électrique qu'un véhicule thermique (Garay-Vega, Hastings, Pollard, Zuschlag, & Stearns, 2010).

Pour traiter ce risque accru lié aux véhicules silencieux, un certain nombre d'études a été conduit pour évaluer l'efficacité de systèmes de sonification, c'est-à-dire l'ajout d'un bruit de moteur artificiel au véhicule. Ainsi, Kim *et al.* (2012) ont montré, avec des participants déficients visuels, qu'un véhicule électrique sonorisé peut être autant, voire plus détectable qu'un véhicule thermique. Évidemment, il est possible d'améliorer la détectabilité de bien des manières si l'on s'éloigne d'un bruit de moteur classique. À titre d'exemple, un bruit artificiel de moteur auquel est ajouté un son de cloche toutes les 2 secondes est encore plus efficace que le bruit de moteur seul (Goodes, Bai et Meyer, 2009). Cependant, il convient de prendre en compte le fait que le son ajouté doit évoquer un bruit de moteur, sans quoi il risquerait de ne pas être identifié comme tel et donc de ne pas déclencher de comportement adéquat.

Par ailleurs, plusieurs études ont montré que plus l'ambiance sonore est forte, moins le véhicule est détectable (*e.g.* Emerson, Baghshineh, Hapeman & Wiener, 2011 ; Altinsoy & Landgraf, 2014). D'autres études ont démontré que plus le son de la voiture est différent, en termes de fréquence, du bruit ambiant et plus il est détectable (Emerson *et al.,* 2011). Ainsi, il est préférable d'éviter les sons à basse fréquence (20-100 Hz) étant donné que ces fréquences sont les plus présentes dans l'environnement urbain. Les véhicules thermiques émettent un son environnant les 100 Hz. Dans l'étude d'Emerson *et al.* (2011), les participants détectaient plus facilement un véhicule émettant à 1000 Hz qu'un véhicule produisant des sons à des fréquences plus basses. L'utilisation de gammes de hautes fréquences, de plus de 1000 Hz, pourrait constituer des sons particulièrement détectables en milieu urbain (Misadariis, Cera, Levallois & Locqueteau, 2012). Enfin, au-delà du volume et des gammes de fréquence, la détectabilité dépend du caractère progressif ou soudain du son. Par exemple, un démarrage est mieux détecté qu'un véhicule roulant. Elle dépend aussi des fluctuations liées aux changements de vitesse (Emerson *et al.,* 2011).

Ainsi, ces différentes études indiquent que l'ajout de sonification améliore la détectabilité, et que la modification de certains paramètres du son serait susceptible d'impacter cette détectabilité. Dans une étude récente, Fleury et al. (2015) ont évalué l'effet de la variation de différents paramètres du son sur sa détectabilité. Puisque les fréquences élevées sont supposées être mieux détectées en environnement urbain, ils ont testé un son qui monte plus rapidement dans les aigus par rapport à un son de référence (contrôle). Par ailleurs, puisque les variations sonores améliorent aussi la détection, ils ont évalué un son avec l'ajout d'une modulation de certaines fréquences. Dans cette expérience, les 93 participants se tenaient sur un parking avec les yeux bandés. Un véhicule électrique s'approchait d'eux à 10 km/h et ils avaient pour consigne de lever la main lorsqu'ils l'entendaient approcher. Selon les participants, le véhicule roulait sans sonification, avec un son contrôle, avec un son plus aigu ou avec un son avec modulation. Cette étude a permis de montrer que les trois types de sonifications amélioraient significativement la détection du véhicule, mais sans se différencier clairement entre eux. Une limite de cette étude est son caractère peu écologique. En effet, bien qu'elle ait lieu en extérieur avec un véritable véhicule, les participants étaient informés que leur objectif était de détecter une voiture approchant derrière eux, ce qui ne correspond pas à une situation naturelle. En termes de d'attention, les participants de cette étude étaient en situation plus favorable que des piétons en situation réelle. Pour traiter ce problème présent dans la majorité des études sur la sonification des véhicules silencieux, nous avons reproduit l'expérience de Fleury et al. (2015) en situation écologique avec le même véhicule et en utilisant les mêmes conditions de sonification. Il s'agissait ainsi de vérifier si des résultats analogues étaient obtenus avec des participants dont les ressources attentionnelles n'étaient pas spécifiquement allouées à la tâche de détection.

2. MÉTHODE

2.1. Caractéristiques des sons

Les véhicules et les sons utilisés sont les mêmes que ceux utilisés par Fleury *et al.* (2015). Les quatre conditions expérimentales étaient aussi identiques : trois sons différents et une condition sans son. Les trois sons utilisés sont décrits dans la figure 1 à travers une séquence de roulage consistant en une accélération suivie d'une décélération, puis d'une nouvelle accélération. Le son se coupait automatiquement lorsque le véhicule dépassait les 30 km/h et se réactivait lorsqu'il repassait en dessous. On constate sur cette figure que la différence entre le son 1 (« min pitch ») et le son 2 (« max pitch ») est que le second monte plus rapidement dans les aigus lors de l'accélération (35% d'augmentation du pitch par tranche de 10km/h contre 12% pour « min pitch »). Le son 3 (« min pitch modulé »), quant à lui, ne se distingue du son « min pitch » que par l'ajout d'une modulation du son entre 500 et 1000 Hz.

Figure 1 **- Carte de couleur des trois sons utilisés décrits à travers un scénario de roulage (de gauche à droite apparaissent dans l'ordre les sons « min pitch », « max pitch » et « min pitch modulé »)**

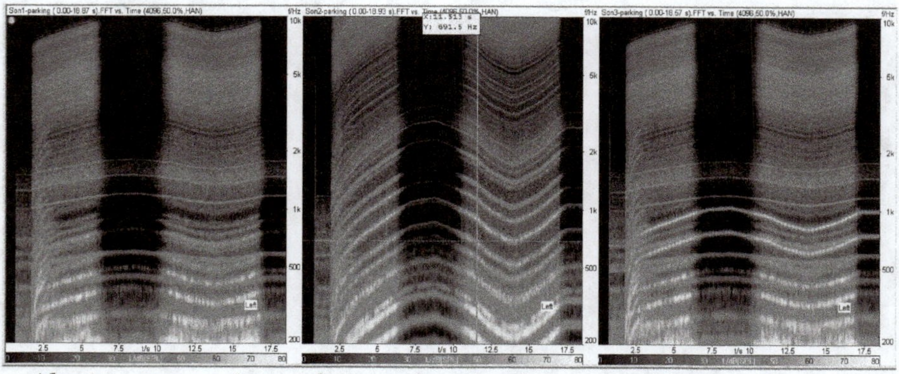

Abscisse : temps (secondes) ; ordonnée : fréquences (Hertz) ; Couleur : volume sonore (dB)

2.2. Procédure

L'expérience consistait à circuler à basse vitesse (environ 10 km/h) avec le véhicule dans les quatre conditions de sonification dans des environnements non contrôlés. Deux itinéraires ont été choisis : le premier consistait à traverser un parking sur 96 mètres alors que le second était une petite rue de 130 mètres de long (voir Figure 2).

Figure 2 - Les deux chemins parcourus durant l'expérimentation[31]

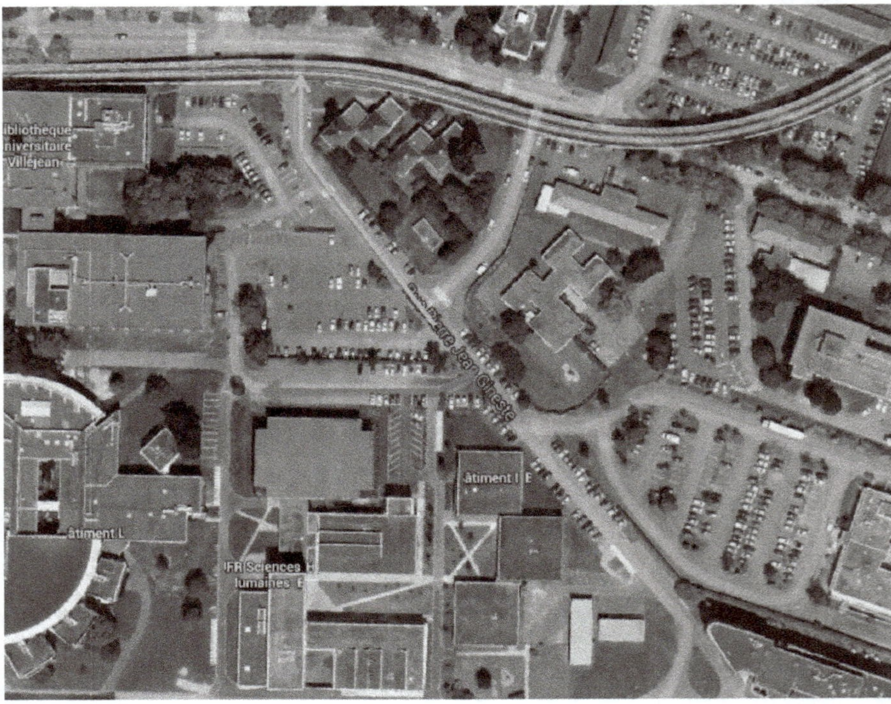

Ces deux parcours se caractérisaient par la présence de nombreux piétons, souvent des étudiants, contraints de marcher sur la route à cause de l'encombrement des bords (voir Figure 2). Les participants étaient des passants, non conscients de l'expérience à laquelle ils prenaient part. La principale mesure effectuée était la détection du véhicule, caractérisée par les participants qui tournent la tête vers le véhicule avant de s'écarter. Ces comportements ont été enregistrés à l'aide d'une caméra embarquée dans le véhicule. Ces vidéos ont aussi rendu possible la prise en compte de comportements spécifiques comme l'usage d'un téléphone ou le fait de discuter avec d'autres personnes par exemple. Les participants étaient suivis par le véhicule électrique aussi longtemps que possible. Le véhicule diminuait alors sa vitesse afin de maintenir une distance de sécurité de quelques mètres. Dès que les participants détectaient le véhicule ou quittaient le chemin, la voiture les doublait.

[31] Ce plan a été construit à partir d'une image extraite de *https://maps.google.com/*

Figure 2 - Image extraite des vidéos prises par la caméra embarquée pendant l'expérience.

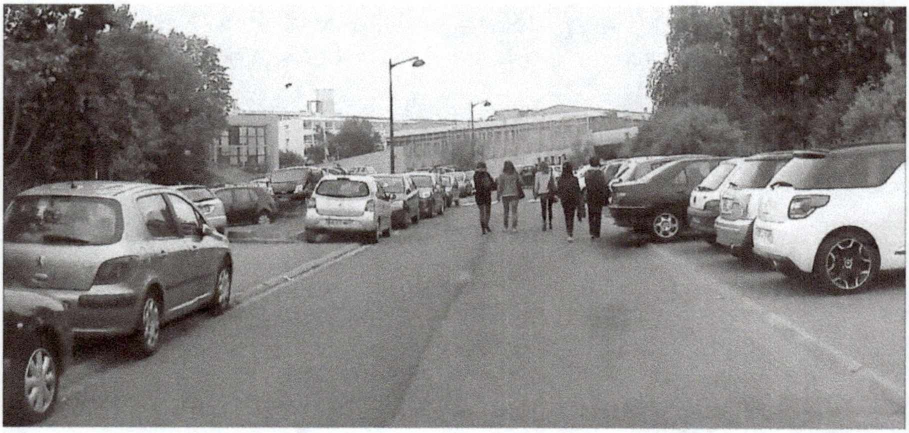

3. RÉSULTATS

3.1. Description de l'échantillon

Au total, 148 observations ont été réalisées dans le cadre de l'étude : 89 dans la rue et 59 sur le parking. Pour déterminer les taux de détection, les vidéos enregistrées ont fait l'objet d'un double codage. Le taux d'accord inter-juges était très élevé (98.65%).

Chaque trajet était réalisé dans une des quatre conditions sonores : 34 sans son, 44 avec le son « min pitch », 39 avec le son « max pitch » et 31 avec le son « min pitch modulé ». Une analyse par Chi2 de Pearson révèle que la répartition des observations parking et route est équivalente dans les quatre conditions expérimentales, $\chi^2(3, N = 148) = 1.20, p = .752$. L'équivalence des conditions expérimentales a aussi été vérifiée pour ce qui concerne l'activité des piétons (discussion, téléphone, MP3 ou aucune activité ; $\chi^2(12, N = 148) = 12.18, p = .431$) et le nombre de personnes (personne seule ou en groupe ; $\chi^2(6, N = 148) = 3.07, p = .800$).

3.2. Analyse des effets des variables contextuelles

Les fréquences de détection pour chaque modalité de chacune des variables contrôles ont été regroupées dans un tableau de contingence (voir tableau 1). Quatre variables ont ainsi été testées : le nombre de personnes (une personne, deux personnes et plus de deux personnes), le moment de la journée (le midi ou le soir), le chemin (la rue ou le parking) et l'activité des piétons (pas d'activité, discussion, téléphone, écoute de musique, autre). Un test de Chi2 de Pearson a été conduit sur ces variables. Il révèle que ni le nombre de participants ($\chi^2(2, N = 148) = 3.769, p = .152$), ni le moment de la journée ($\chi^2(1, N = 148) = 0.0023, p = .961$), ni le chemin ($\chi^2(1, N = 148) = 0.432, p = .511$) ni l'activité ($\chi^2(4, N = 148) = 4.663, p = .324$) n'impacte la détection.

Table 1 - Table de contingence montrant la fréquence de détection pour chaque modalité de chaque variable contrôle.

		Détection	Pas de détection	Pourcentage de détection
Nombre de personnes	Une	38	8	82.6
	Deux	38	12	76
	Plus de deux	47	5	90.4
Moment de la journée	Midi	85	18	82.5
	Soir	38	7	84.4
Chemin	Rue	72	17	80.9
	Parking	51	8	86.4
Activité	Aucune	35	5	87.5
	Discussion	82	17	82.8
	Téléphone	2	1	66.7
	Musique	2	0	100
	Autre	2	2	50

3.3. Effet de la condition sonore et du nombre de piétons sur la détection

Une régression logistique a été conduite afin de tester l'effet de la condition sonore et du nombre de piétons (seul, deux, groupe) sur la détection. Ce test révèle uniquement un impact significatif de la condition sonore ($\chi^2(3, N = 148) = 22.753, p < .001$). En revanche, le nombre de personne n'a pas d'effet significatif sur la détection ($\chi^2(2, N = 148) = 3.371, p = .185$), et l'interaction entre les deux variables n'est pas significative ($\chi^2(6, N = 148) = 11.882, p = .065$). L'ensemble des fréquences de détection pour chaque condition sonore a donc été regroupé dans un tableau de contingence (voir tableau 2). Le tableau 3 contient les valeurs p ajustées pour les comparaisons deux à deux. Ces dernières révèlent que les conditions expérimentales peuvent être hiérarchisées en termes d'amélioration de la détection du véhicule dans l'ordre suivant : sans son, « min pitch », « min pitch modulé » et « max pitch ».

Table 2 - Table de contingence des fréquences de détection en fonction de la condition sonore.

	Condition expérimentale			
	Sans son	min pitch	max pitch	min pitch modulé
Détection	21	35	39	28
Pas de détection	13	9	0	3

Table 3 - Valeurs P ajustées pour les comparaisons deux à deux

	Valeurs P ajustées
Sans son vs min pitch	.153
Sans son vs max pitch	<.001
Sans son vs min pitch modulé	.019
min pitch vs max pitch	.008
min pitch vs min pitch mod	.338
max pitch vs min pitch modulé	.123

3.4. Effet de la condition sonore et du nombre de personnes sur la durée de la poursuite

La durée de la poursuite sans être détecté a été enregistrée pour chaque participant ou groupes de participants. En effet, la variable binaire « détection » traitée ci-dessus présentait l'inconvénient de ne pas différencier des participants qui détectaient le véhicule directement lors de son approche de ceux qui finissaient par le détecter après plusieurs secondes. La durée de la poursuite constitue donc un indicateur complémentaire de détectabilité. Un test de Levene conduit sur la durée de la poursuite révèle une homoscedasticité acceptable pour les variables « condition sonore » ($F(3, 143) = .26$, $p = .854$) et nombre de « participants » ($F(2, 144) = 1.839$, $p = .163$). L'ANOVA réalisée sur ces données révèle que l'effet simple de la condition sonore n'est pas significatif ($F(3, 143) = 2.291$, $p = .081$), contrairement à l'effet du nombre de participants ($F(2, 144) = 4.788$, $p = .010$) et à l'interaction entre les deux variables ($F(6, 140) = 2.395$, $p = .031$). Les moyennes et écarts-types pour la durée de la poursuite sont présentés dans la figure 3. Ces derniers montrent que l'effet de la condition sonore sur la durée de la poursuite est présent lorsque les participants sont seuls ou à deux. En revanche, cet effet disparaît lorsque les participants sont en groupe. Une explication possible de ce résultat est que ces participants ne pouvaient que plus difficilement s'écarter de la route à cause de leur nombre, y compris lorsqu'ils avaient détecté le véhicule.

Figure 3 - Moyennes et écarts-types de la durée de la poursuite pour chaque condition sonore et pour chaque nombre de participants.

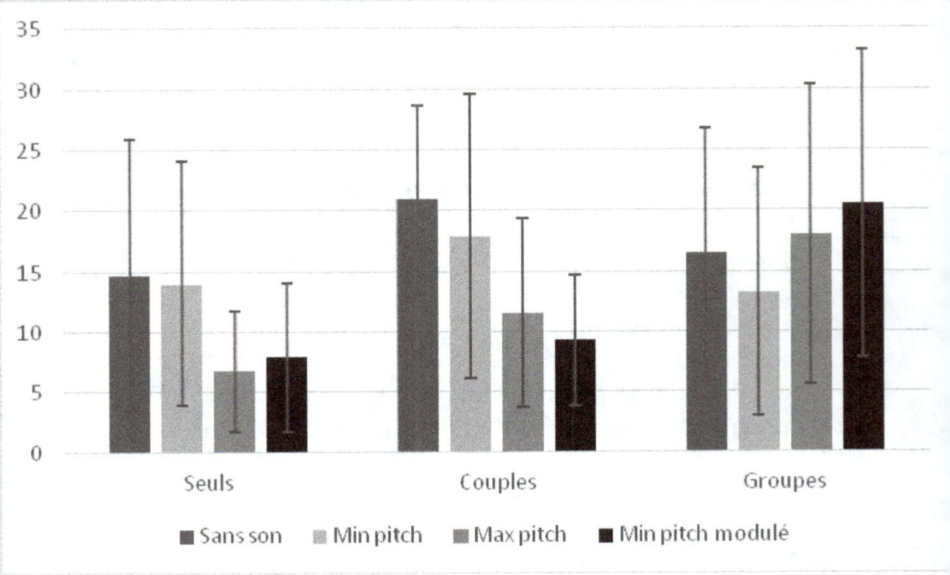

4. DISCUSSION

L'objectif de cette expérience était d'évaluer les effets de trois conditions de sonifications sur la détection du véhicule en environnement naturel avec des participants dont l'attention n'était pas focalisée sur la détection du véhicule. Aucune des quatre variables contextuelles évaluées (nombre de personnes, moment de la journée, chemin et activité) n'impacte significativement la détection. La seule variable ayant un effet sur la détection (codée de manière binomiale) est la condition sonore. Ce résultat suggère que les caractéristiques de la sonification constituent une variable clé, en situation naturelle, qui détermine la détection d'un véhicule par les piétons. Toutefois, on constate que si l'on prend en compte la durée de la poursuite comme indicateur de la qualité de la détection, alors il apparait que la sonification n'a d'impact que lorsque les participants sont seuls ou par deux, mais pas lorsqu'ils sont plus nombreux. Une hypothèse explicative pourrait être que lorsqu'ils sont en groupe, les participants disposent de moins de place pour s'écarter de la route, ce qui rend leur comportement plus dépendant des caractéristiques du bord de route (plus ou moins de voitures garées, par exemple) que des caractéristiques sonores du véhicule.

D'une manière générale, les résultats confirment ceux de Fleury *et al.* (2015). La voiture électrique avec sonification tend à être mieux détectée que le même véhicule sans sonification. Néanmoins, la présente étude apporte un certain nombre de résultats supplémentaires. En effet, l'étude de Fleury *et al.* (2015) a mis en évidence un impact significatif de la sonification sur la détection du véhicule, sans pour autant faire apparaitre de différence entre les 3 sons testés. Ici, le son « max pitch » est le mieux détecté, suivi par le son « min pitch modulé », puis le son « min pitch » (son contrôle, faible augmentation du pitch et pas de modulation). Cette différenciation est confirmée par les résultats concernant la durée de poursuite. Pour cette variable, les son « max pitch » et « min pitch modulé » sont significativement meilleurs que le son « min pitch ». Ces résultats accréditent les deux hypothèses de la présente étude : 1) l'augmentation des fréquences sonores permet une différenciation plus importante du bruit ambiant et le rend donc plus détectable, et 2) l'ajout d'une modulation rendant le son fluctuant améliore également sa détectabilité. Il peut sembler surprenant que la différence de détectabilité entre les sons apparaisse de manière plus nette en situation naturelle qu'en situation plus contrôlée. Une hypothèse est que la raison de cette différence provient du plus grand nombre d'observations effectuées dans la présente étude par rapport à celle de Fleury *et al.* (2015).

Du fait du caractère naturel de la situation expérimentale, ces résultats peuvent être considérés comme conformes à ce que les sons évalués génèreraient en situation réelle s'ils étaient implémentés. De plus, les principales variables qui pourraient fausser ces résultats ont été contrôlées. Cependant, en dépit de ces précautions, le contrôle expérimental était inférieur à celui exercé par Fleury *et al.* (2015). En effet, les détections ont été identifiées à chaque fois que les piétons tournaient la tête en direction de la voiture alors que certains pouvaient l'entendre sans tourner la tête. D'autres pouvaient tourner la tête vers la voiture sans l'avoir pour autant entendu. Il y a donc une certaine imprécision, difficile à quantifier, dans la méthode de mesure de la détection. Toutefois, ces résultats gagnent en robustesse du fait de leur mise en parallèle avec ceux de l'étude plus contrôlée de Fleury *et al.* (2015) et de la cohérence constatée des résultats de ces deux expériences.

5. CONCLUSION

Pour conclure, les résultats de la présente expérience ont permis d'identifier deux paramètres sonores impactant la détectabilité du son en environnement urbain. Le premier paramètre est la hauteur des sons. En conduisant le son à monter dans des plus hautes fréquences lors de l'accélération, le son est plus détectable qu'un son contrôle plus grave. Ce résultat confirme la préconisation d'Emerson *et al.* (2011) et de Misadariis *et al.* (2012) d'utiliser des fréquences aiguës pour une meilleure différenciation avec le bruit ambiant urbain. Le second paramètre impactant la détectabilité est l'ajout d'une modulation du son. L'hypothèse selon laquelle la modulation allait améliorer la détectabilité était basée sur les résultats de différentes études ayant montré que les sons fluctuants de son (par exemple un démarrage) étaient mieux détectés que des sons constants (*e.g.* Emerson *et al.,* 2011). Ainsi, la présente étude confirme qu'il est possible d'utiliser cette propriété générale pour améliorer la détection de la sonification, par l'ajout de modulation constituant une variation sonore.

Cette recherche vient compléter celle de Fleury *et al.* (2015). Dans cette dernière, le fait que les participants soient informés de leur objectif de détection d'une voiture en approche ne correspond pas à une situation naturelle. Or, lorsque les participants peuvent anticiper une tâche attentionnelle, ils sont en mesure de focaliser leurs ressources sur la modalité sensorielle pertinente, ce qui les place dans une situation artificiellement favorable. L'étude décrite dans le présent chapitre a permis de compléter ce travail en analysant les effets des mêmes matériels en condition réelle. Ces deux études démontrent plus globalement la complémentarité des approches visant à maximiser le contrôle des variables, et donc de la validité interne, et de celles pour lesquelles la validité écologique (validité externe) est l'objectif principal.

Remerciements

Nous remercions le Laboratoire d'Observation des Usages des Technologies de l'Information et de la Communication (LOUSTIC) pour sa contribution essentielle à ce travail. En particulier, ce travail n'aurait pas été possible sans Elsa Colas-Maheux et Christèle Desbois.
Cette recherche a été financée par la région Bretagne à travers le projet SoniV.

La route : quel(s) espace(s) à partager par les usagers ?

Mohamed El-Hadi RAHAL-GHARBI*, Hanifa SALHI**
& Sara Achouak BAHLOUL*

Résumé

La sécurité routière en milieu urbain repose sur le principe que la ville est un espace de circulation et de vie que les usagers partagent en respectant les règles de circulation.

En dehors de ce partage intelligent de l'espace public et d'un *modus vivendi*, le danger sera permanent.

L'organisation sociale de l'environnement ordonne le comportement des citoyens pour le « vivre ensemble » et pour rendre sans objet la violence, l'agression et autres comportements de domination.

Seulement lorsque les usagers estiment que le rendement de leur investissement environnemental n'est pas gratifiant, leurs comportements peuvent devenir imprévisibles, discourtois, agressifs et donc accidentogènes.

Ce sentiment de frustration du citoyen/usager de la route devant la non-réalisation de ses attentes et besoins (sentiment réel ou supposé mais vécu comme tel) va être revalorisé par une indue occupation de l'espace public comme l'énonce Fischer (1997) : « *En somme, l'individu compense par certaines formes d'appropriation l'exclusion dont il est l'objet au niveau de l'espace dans lequel il vit* ».

Nous visons à travers cette étude à sonder l'effet de l'environnement sur le comportement de l'usager de la route en milieu urbain et la façon dont il vit cet espace, se l'approprie « de droit » et le façonne pour l'assortir à ses besoins par une appropriation transgressive.

Cette « appropriation est une manière de matérialiser son univers mental dans l'espace physique environnant pour le faire sien (Fischer), une spatialisation de l'identité (Lugassy) et une façon de communiquer avec les autres. »

À travers un questionnaire, nous essayerons de décrypter l'espace vécu de l'usager, ses motivations d'appropriation sauvage de l'espace public et

* Laboratoire de Psychologie de l'Usager de la Route (LPUR), Université de Batna 1, Algérie.

** Unité Territoires Emergents et Société (TES), Centre d'Anthropologie Sociale et Culturelle (CRASC), Université de Batna 1, Algérie.

son refus de partager la rue avec les autres usagers ainsi que les comportements accidentogènes qui en découlent.

« Un mort c'est une tragédie.
Un million de morts c'est une statistique. »
Staline durant le siège de Moscou.

1- Environnement et comportement de l'usager de la route en milieu urbain

L'observation fortuite en milieu urbain en Algérie permet de relever une appropriation transgressive de l'espace public par le citoyen et une réticence à partager la rue avec les autres usagers ; d'où des comportements susceptibles de générer des accidents. Dès lors, il nous semble intéressant de sonder l'effet de l'environnement sur le comportement de l'usager de la route en milieu urbain et la façon dont il vit cet espace, se l'approprie « de droit » et le façonne pour l'assortir à ses besoins par une appropriation non respectueuse des règles.

Au commencement, le Code de la route avait pour objectif de réglementer la circulation motorisée. De ce fait, le piéton n'apparaît (avec le cycliste), qu'incidemment dans le schéma de la gestion de la circulation routière. L'espace routier urbain était destiné aux véhicules et les piétons se devaient de ne pas gêner le flux et de ne pas encombrer la circulation. Graduellement, l'esprit « sécurité routière » fit son apparition lorsque TOUS les usagers de la route se virent soumis à un partage de l'espace public dans leurs déplacements pour une meilleure administration des conflits de cette cohabitation inévitable.

En Algérie, l'Ordonnance N° 09-03 du 22 juillet 2009 prévoit dans sa section 2, article 5 que : *« La circulation piétonne, les cycles et motocycles, les moyens de transports collectifs, sont privilégiés dans les zones urbaines. Ces modes de déplacement bénéficient de la priorité; ils sont encouragés par l'affectation de voies, couloirs ou aménagements adéquats, rendant leur circulation aisée »*. Seulement dans la réalité, peu d'agglomérations algériennes disposent de tels aménagements, et devant ce déficit une forme d'anomie selon la typologie de Merton[32] prend place et instaure un climat conflictuel dans le partage de l'espace public.

---

[32] Dans sa typologie « Eléments de théorie et de méthode sociologique », Plon éd. (1957), 1965.), R. Merton différencie les moyens légitimes et illégitimes d'arriver à ses buts et objectifs. Il propose cinq modes d'adaptation individuelle: le conformisme, le ritualisme, l'innovation, L'évasion et la rébellion.

L'évidence du dysfonctionnement du « vivre ensemble » mentionné dans les textes et totalement absent dans le quotidien des citoyens/usagers de la route , découle à notre sens, d'une gestion qui ne prend pas en charge la simultanéité des fonctions que doit remplir l'espace public urbain : la circulation des véhicules motorisés et en même temps, la vie locale dans sa diversité. L'absence d'équilibre et de concomitance entre ces deux fonctions débouche sur des conflits entre les usagers de l'espace public :

- Quel(s) espace(s), pour quel usager ?
- Quand et comment partager ces espaces ?

Dans ces conditions, comment assurer une meilleure sécurité des usagers vulnérables que sont les piétons dans la circulation urbaine ? Comment éviter l'appropriation inconsidérée de l'espace public par les uns et les autres, afin d'arriver à faire accepter ce principe de base de la sécurité routière qu'est le partage de l'espace routier ? Les données sont biaisées dès le départ même dans la mesure où l'espace censé être partagé ne prend en considération que les véhicules motorisés.

Les usagers vulnérables ne sont qu'accessoirement pris en compte puisqu'on relève l'absence des aires piétonnes, de « zone de rencontre », de « zone 30 », de voies cyclables… Mieux encore, même les espaces destinés aux piétons sont 'squattés' par :

- Les automobilistes,
- Les commerçants,
- Les travaux sans aménagements adaptés,
- Les artisans qui exercent leur métier à même les trottoirs et la chaussée, reproduisant ainsi la culture de vie communautaire (le souk, la « *Rahba* » [aire commerçante] d'antan). Ce comportement renvoie plus à une inadaptation entre les caractéristiques culturelles d'une personnalité de base et un mode de vie citadin importé.

Le manque de limites définies, surtout par les convenances et les habitudes, entraîne les deux parties (piéton et conducteur) à franchir des frontières interdites et à s'entremêler dans des rapports anarchiques et des pratiques inappropriées. Pratiquement, un manque de territorialisation, pour l'un et l'autre, engendre une conception floue et même erronée du territoire, de ses occupants et de l'espace de liberté accordé (par les lois et les convenances) à en faire usage de droit !

<u>2 Comportements à risque du piéton et du conducteur en milieu urbain</u>

2-1 – Comportements fautifs des piétons : Exclu de son espace réservé à cause de son occupation par des tiers (stationnement de véhicules, travaux, commerces…), le piéton se voit contraint à l'imprudence et va commettre des infractions accidentogènes :

- Traverser d'une façon non réglementaire (absence de passage piéton, visibilité bouchée par un véhicule mal stationné, refus de l'automobiliste de céder le passage…)
- Marcher sur la chaussée ou sur l'accotement de façon incorrecte.

D'un autre côté, par bravade (indue occupation de l'espace et déni de la règle) le piéton va développer des comportements à risque :

- Sur les passages pour piétons réglés par des feux de circulation, lorsque les piétons n'observent pas les feux de circulation au rouge avec danger.
- Lorsque, en présence d'un passage pour piétons, ceux-ci traversent en dehors du passage.
- En l'absence d'un passage pour piétons lorsque celui-ci traverse alors que les véhicules n'ont pas leurs feux allumés, lorsque les conditions l'exigent.
- Dans ce cas de figure, lorsque le piéton traverse en retrait par rapport à l'intersection.
- En attendant de traverser sur la chaussée lorsqu'il y a un trottoir ou un accotement.
- En marchant sur la chaussée…

De même certains lieux à concentration piétonne importante de manière ponctuelle (ex : sortie de stade, sortie d'établissements scolaires, etc.) sont accidentogènes pour diverses raisons :

- Sorties non régulées et non sécurisées,
- Mouvements concomitants de véhicules (parents accompagnants leurs enfants et oisifs en drague)…

Il faut relever aussi un phénomène qui s'institutionnalise désormais : celui des cortèges (mariages, évènement sportif ou politique…) où l'on relève une occupation anarchique des espaces par les conducteurs et les piétons, en sus de comportements inconscients et suicidaires.

2-2 – Comportements fautifs du conducteur : tout manquement aux règles du Code de la route par le conducteur entraîne immanquablement une conséquence nocive pour les piétons dans la mesure où ces deux usagers sont censés partager le même espace.

Les violations des règles de cohabitation dont les conducteurs sont à l'origine sont :

- L'inattention (usage du téléphone au volant, drague [exhibitionnisme par manque de reconnaissance sociale !!!?], fatigue, stress…)

- Conduite distraite,
- Non-respect des passages piétons,
- Non-respect des feux tricolores,
- Non-respect de la limitation de vitesse,
- Alcool et drogues au volant,
- Stationnement sur les passages piétons ou aux angles des rues (bouche la visibilité)
- Stationnement sur les trottoirs (conditionne le piéton qui va emprunter la chaussée)
- etc…

<u>3- Piéton ou piétons ?</u>

Nous soulignerons, sans pour autant le prendre en compte dans le présent travail, que les textes réglementaires et surtout les campagnes de sensibilisation ne tiennent pas compte de la diversité des piétons et forcément de comportements distincts des uns et des autres en fonction de leurs statuts. Le discours à tenir à chaque catégorie et les conclusions à tirer des comportements de chacun sont à interpréter différemment.

En effet, peut-on éviter de signaler que :

- Tout conducteur est un piéton et est théoriquement mieux armé pour gérer ses déplacements urbains,
- Les enfants (en fonction de leur âge) et les personnes âgées ont des réactions inadaptées dans la circulation,
- Les personnes handicapées (mobilité réduite, aveugles, sourds-muets…) sont totalement ignorées dans l'aménagement urbain.

L'objectif premier de l'aménagement urbain devrait viser à créer un espace public qui soit un lieu d'échange entre les citadins et renforcer les liens entre l'ensemble des utilisateurs de cet espace afin d'assurer une socialisation par l'usage de la route. Malheureusement, cet espace est vécu comme une arène gérée par les rapports de force où c'est au plus fort d'occuper le terrain et de marquer son territoire.

Le piéton est en effet un usager de la route à part entière et la stratégie à développer ne doit pas seulement viser le piéton mais également et peut-être avant tout le conducteur. Cette approche s'impose d'autant plus que tout usager de la route est, à un moment ou un autre, un piéton.

<u>4 – Contraintes environnementales et adaptation des usagers</u>

En sus des processus psychologiques mis en œuvre et des compétences « *classiques* » nécessaires à l'activité de conduite automobile, de traversée de rue et de circulation piétonne en milieu urbain ; les usagers algériens en milieu urbain se doivent de gérer au mieux les conflits les opposant (conflit piéton/conducteur – piéton/piéton – conducteur/conducteur) et avec les autres indus occupants de leurs espaces de circulation (commerçants, propriétaires…).

La tâche de circuler en toute sécurité, devient synonyme de non-respect du Code de la route et de prise de risques.

À la suite de Jacques Bergeron (2008), nous reprenons le modèle des contraintes (Richard, Poitrenaud & Tijus, 1993) qui « *…a été développé pour les problèmes qui consistent à modifier l'état de la situation jusqu'à l'obtention de l'état final désiré…le modèle formalise l'idée que la résolution de problème est un compromis entre des contraintes qui peuvent se révéler contradictoires...* »

Ce modèle, nous permet aussi :

- D'observer le comportement opérationnel de l'usager de la route,
- D'analyser ce comportement au regard des variables qui peuvent jouer comme contraintes,
- Et de mieux comprendre ses décisions …

L'environnement local n'est adapté, ni aux besoins des piétons ni à celui des conducteurs. Ces usagers se retrouvent alors dans l'obligation de s'adapter à cet espace imprévisible et surtout à gérer le danger qu'il représente pour leur sécurité physique. Dans la majorité des cas les déplacements piétons ou motorisés ne relèvent pas d'un choix mais plutôt d'une contrainte. En effet, les transports en communs manquent d'efficacité dans leurs plans de circulation, leur ponctualité et la qualité de service. Selon ses moyens, on est alors, ou piéton ou conducteur pour aller travailler, déposer/accompagner ses enfants à l'école, faire ses commissions…

L'espace public devient saturé et objet d'altercations entre conducteurs et piétons et chacun va développer des stratégies pour se mouvoir :

- Le piéton, pour se déplacer et surtout pour traverser la rue,
- Et le conducteur pour se déplacer et éviter tout accrochage avec d'autres véhicules ou avec les piétons.[33]

Ces stratégies d'adaptation, non exhaustives, sont des éléments qui se réfèrent aux conduites mises en place par les piétons et les conducteurs grâce aux compétences qu'ils ont acquises à travers leur expérience de circuler dans un milieu hostile et difficilement partageable.

[33] Un arrangement tacite est mis en place par les conducteurs : une fois le permis en poche, il faut oublier le code de la route et s'adapter à l'environnement avec comme règle « ne pas être embouti, et n'emboutir personne ». L'essentiel étant de sortir « indemne » du déplacement.

Tableau 01 - Stratégies d'adaptation des usagers de la route.

PIÉTON			CONDUCTEUR		
Tâches	Obstacles	Stratégies d'adaptation	Stratégies d'adaptation	Obstacles	Tâches
Lors de la circulation sur le trottoir.	-Trottoirs inexistants, étroits, mal entretenus	Circulation sur la chaussée	-Si la circulation avance, prendre son mal en patience, -Si la circulation est bloquée, changer d'itinéraire, traverser l'obstacle en changeant de voie, en doublant à droite ou en passant carrément par le trottoir.	-Chaussée obstruée par les piétons, les commerces informels, sorties de manifestations sportives, cortèges de mariage…	Déplacement d'un point A à un point B.
	-Indue occupation du trottoir par les commerçants, les commerces informels, le stationnement des véhicules, les regroupements et flux des piétons…	Circulation sur la chaussée	-Selon un *modus vivendi*, et en fonction de son véhicule, « céder » sa priorité aux camions, aux vieux tacots, aux jeunes…L'objectif étant d'arriver à avancer sans être embouti.	-Refus de priorité par d'autres automobilistes aux croisements et aux ronds-points	
	-Absence de passages piétons, absences de feux de signalisations, absence totale de signalisation	**Saisir l'opportunité pour traverser* : -Slalomer entre les voitures, -Longer le trottoir en attendant que le flux de voitures diminue ou ralentisse pour traverser,	-Etre tout le temps en alerte et ralentir pour laisser passer, éviter l'importun, ou carrément « négocier » avec tact son avancée lorsque les piétons sont en nombre (sorties	-Traversées intempestives de piétons	

Lors de la traversée		-Traverser en groupe, -Solliciter (négocier ?) d'un geste la compréhension des conducteurs pour les laisser traverser, -Esquisser le geste de traversée et en fonction de la réaction des conducteurs s'engager ou rebrousser chemin, -S'engager avec fermeté en obligeant les conducteurs à freiner, -Mettre en évidence un landau, ou un enfant pour jouer sur les sentiments du conducteur, -Pour les plus prudents, chercher l'un des innombrables dos d'âne (ralentisseur) pour traverser, -Courir au moment d'un ralentissement de la circulation, -…	d'établissements scolaires, de manifestations sportives…)		
	Refus des conducteurs de céder la priorité aux piétons (passages piétons, feux tricolores…)	Trois cas de figure : -L'audacieux qui force les conducteurs à s'arrêter en s'engageant sur la chaussée,	- Signaler la manœuvre désirée par la main en faisant sortir son bras par la vitre et utiliser les feux de détresse pour	-Les autres véhicules ne respectent pas les distances de sécurité collent au véhicule l'empêchant de	Manœuvres signalées de Stationnement, de changement de voie, de freinage d'urgence…

		-L'hésitant qui avance et recule en calculant ses chances de passer, -Le craintif qui ne traverse que s'il est « autorisé » par le conducteur ou s'il est accompagné (personnes âgées, enfants).	solliciter la « compréhension » des autres.	manœuvrer	

Pour revenir à l'idée énoncée précédemment, la tâche de circuler en toute sécurité, devient synonyme de non-respect du code et de prise de risques, l'objectivité nous astreint à nous attarder un peu sur ce point. En effet, les piétons et les conducteurs sont tout le temps mis à l'index et accusés de la quasi-totalité des accidents de la route. Ils sont taxés d'irresponsables et même de « terroristes de la route ». Ces jugements nous semblent biaisés, dans la mesure où l'on omet de mettre dans l'équation les conditions dans lesquelles se déplacent ces usagers en milieu urbain. L'espace routier urbain est peu favorable au partage et au « vivre ensemble » et devient même dans certains cas lui-même accidentogène.

Dans ces conditions, les comportements à risque des usagers de la route, sous le prisme de la réglementation sont évidemment transgressifs condamnables mais analysés dans le contexte global du déplacement urbain, ils deviennent des comportements de « survie » devant la situation de vulnérabilité où les place un environnement désordonné, voire parfois chaotique.

Que ce soit pour le piéton ou pour le conducteur, le respect *stricto sensu* des normes sera indéniablement synonyme de danger : faire confiance à un passage piéton pour traverser, faire confiance à un stop et même à un feu vert pour franchir un croisement, est parfois plus dangereux que le recours aux stratégies d'adaptation répertoriées ci-dessus. En face d'un environnement hostile, et conformément au modèle des contraintes, la résolution des problèmes de sécurité pour les usagers urbains algériens les oblige à « sacrifier » les contraintes de normes.

Ces usagers connaissent les règles du Code de la route, essayent parfois de les faire valoir mais dans un souci de protection, ils apprennent qu'il vaut mieux recourir à « un risque calculé » plutôt qu'avoir recours à un comportement normalisé mais aux conséquences imprévisibles. Plus sommairement, à l'image de M. Jourdain qui faisait de la prose sans le savoir, l'*espèce* « usagers de la route » fait du Darwinisme sans le savoir : soit elle s'adapte à son environnement, soit elle 'disparaît'

En d'autres termes le respect du Code de la route ne peut avoir de signification que si certaines conditions des espaces à partager sont réellement existantes et opérationnelles, faute de quoi on continuera à culpabiliser le facteur humain sans mesurer son angoisse chaque fois qu'il est contraint de « s'aventurer » dans un espace routier inamical.

5 – Partie pratique

En complément de l'observation fortuite, nous avons réalisé deux questionnaires pour mieux comprendre les raisons et significations des comportements à risque des usagers de la route en milieu urbain.

Cette enquête s'est déroulée dans la ville de Batna (5ème ville d'Algérie avec une population de 35 000 habitants, un exode rural important et un poids certain des données socioculturelles).

Les questionnaires ont été distribués durant le mois de janvier 2016 (piétons : 2010 distribués, 203 récupérés / conducteurs : 200 distribués et 177 récupérés.)

5-1. Questionnaire conducteur

Pour les conducteurs, nous avons élaboré un questionnaire comportant 20 items abordant un ensemble de manifestations comportementales à risque en milieu urbain.

Ces items abordent deux axes :

- L'indue occupation de la route par les conducteurs,
- La transgression du Code de la route.

Après mesure des propriétés psychométriques de validité et de fidélité du questionnaire, les items finalement retenus étaient au nombre de 16.

Les réponses se répartissent entre : jamais / rarement / fréquemment / toujours

5-1.1. Variables descriptives de l'échantillon

*Taille de L'échantillon : il se compose de 177 conducteurs comme détaillé dans le tableau suivant :

Tableau 02 – Échantillon

		Age	Genre	Niveau scolaire	Expérience de la conduite
N	Valide	167	174	175	154
	Manquante	10	3	2	23

* Age

Tableau 03 - Age

		Effectifs	%	Pourcentage valide	Pourcentage cumulé
Valide	18-25 ans	41	23,2	24,6	24,6
	26-41	99	55,9	59,3	83,8
	42-65	27	15,3	16,2	100,0
	Total	167	94,4	100,0	
Manquante	Système manquant	10	5,6		
Total		177	100,0		

La majorité des sujets de l'échantillon se situe dans la tranche d'âge 26-41 ans avec une fréquence de 99 sujets et un pourcentage de 55.9%. Ils sont suivis par les conducteurs dont l'âge se situe entre 18 et 25 ans avec une fréquence de 41 sujets et un pourcentage de 23.2%. Les jeunes adultes représentent donc la plupart des sujets de l'échantillon et semblent représentatifs du groupe d'âge de la population qui conduit.

*Genre

Tableau 04 - Genre

		Effectifs	%	Pourcentage valide	Pourcentage cumulé
Valide	Hommes	122	68,9	70,1	70,1
	Femmes	52	29,4	29,9	100,0
	Total	174	98,3	100,0	
Manquante	Système manquant	3	1,7		
Total		177	100,0		

Ce tableau fait ressortir une fréquence de conducteurs de sexe masculin de 122 (68.9%) et 52 sujets de sexe féminin (29.4%). Cette répartition est logique dans la mesure où la gent féminine n'a investi la conduite que depuis les années 80 seulement et essentiellement en milieu urbain.

*Niveau scolaire

Tableau 05 - Niveau scolaire

		Effectifs %		Pourcentage valide	Pourcentage cumulé
Valide	Illettré	3	1,7	1,7	1,7
	Primaire	11	6,2	6,3	8,0
	Moyen	30	16,9	17,1	25,1
	Secondaire	53	29,9	30,3	55,4
	Universitaire	78	44,1	44,6	100,0
	Total	175	98,9	100,0	
Manquante	Système manquant	2	1,1		
Total		177	100,0		

Notre échantillon se recrute, pour sa majorité, dans la catégorie universitaire (78 sujets/44.1%), suivi par le niveau lycée (53 sujets/29.9%). Ce niveau scolaire appréciable de l'échantillon, pourrait s'expliquer par le fait que ces sujets sont les plus disposés à répondre à des questionnaires dans la rue et surtout sont censés être mieux armés pour appréhender la réglementation et l'évitement des comportements à risque.

*Expérience de conduite

Tableau 06 - Expérience de conduite

		Effectifs	%	Pourcentage valide	Pourcentage cumulé
Valide	1-9 ans	106	59,9	68,8	68,8
	10-18	27	15,3	17,5	86,4
	19-27	12	6,8	7,8	94,2
	28-36	9	5,1	5,8	100,0
	Total	154	87,0	100,0	
Manquante	Système manquant	23	13,0		
Total		177	100,0		

Les conducteurs totalisant une expérience entre 1 et 9 ans sont les plus représentés (106 sujets/59.9%), suivis des sujets à l'expérience de conduite variant entre 10 et 18 ans (27 sujets/15.3%). A priori, l'expérience de l'échantillon est faible, mais cette catégorie de conducteurs est censée être encore imprégnée des règles du Code de la route et théoriquement plus encline à prendre en considération la sécurité routière dans ses comportements.

5.2. Analyse du questionnaire conducteur

H01 : nous supposons que le comportement le plus fréquent est l'occupation indue de la route.

Tableau 07 - Manifestations comportementales des conducteurs

		Transgression du Code de la route	Occupation indue de la route
N	Valide	161	161
	Manquante	16	16
Moyenne		21,6708	22,2484
Ecart-type		4,34422	4,85545
Minimum		8,00	8,00
Maximum		32,00	32,00

Nous relevons que la moyenne de la transgression du Code de la route est de 21.67 avec un écart-type de 4.34, de même la moyenne de l'occupation indue de la route est de 22.24 avec un écart-type de 4.85.

Cette correspondance signifierait que les comportements les plus fréquents sont ceux du non-respect du Code de la route et de l'indue appropriation de la route. Deux comportements complémentaires, dans la mesure où la transgression de la règle se matérialise par l'indue occupation de l'espace routier et dès lors l'apparition de la conduite à risque.

H02 : nous supposons des différences statistiquement significatives au niveau des axes « transgression du Code de la route » et « occupation indue de la route », en fonction de l'âge.

Tableau 08 - Différences statistiques au niveau des deux axes en fonction de l'âge

	Indue occupation de la route	Transgression du Code de la route
Khi-deux	1,351	1,720
Ddl	2	2
Signification asymptotique	,509	,423

La valeur de khi-deux = 1.35 sur l'axe « indue occupation de la route » et donc peu significative, il n'existe donc pas de différences statistiquement significatives entre les sujets de l'échantillon, en fonction de l'âge.

De même, la valeur de khi-deux = 1.72 sur l'axe « non-respect de la loi » et donc peu significative, il n'existe donc pas de différences statistiquement significatives entre les sujets de l'échantillon, en fonction de l'âge.

H03 : nous supposons des différences statistiquement significatives au niveau des axes « transgression du Code de la route » et « occupation indue de la route », en fonction du niveau scolaire.

Tableau 09 - Différences statistiques au niveau des deux axes en fonction du niveau scolaire

	Indue occupation de la route	Transgression du Code de la route
Khi-deux	2,627	2,406
ddl	4	4
Signification asymptotique	,622	,662

La valeur de khi-deux = 2.62 sur l'axe « occupation indue de la route » est donc peu significative, il n'existe donc pas de différences statistiquement significatives entre les sujets de l'échantillon, en fonction du niveau scolaire.

De même, la valeur de khi-deux = 2.40 sur l'axe « non-respect de la loi » est donc peu significative, il n'existe donc pas de différences statistiquement significatives entre les sujets de l'échantillon, en fonction du niveau scolaire.

H04 : nous supposons des différences statistiquement significatives au niveau des axes « transgression du Code de la route » et « occupation indue de la route », en fonction de l'expérience dans la conduite

Tableau 10 - Différences statistiques au niveau des deux axes en fonction de l'expérience de conduite

	Expérience de conduite	N	Rang moyen
Occupation indue de la route	1-9 ans	94	65,86
	10-18	26	93,29
	19-27	12	81,58
	28-36	9	46,17
	Total	141	
Transgression du Code de la route	1-9 ans	96	69,74
	10-18	26	88,96
	19-27	12	70,63
	28-36	8	37,19
	Total	142	

	Occupation indue de la route	Transgression du Code de la route
Khi-deux	13,424	10,490
ddl	3	3
Signification asymptotique	,004	,015

La valeur de khi-deux = 13.42 sur l'axe « occupation indue de la route » est donc significative au niveau asymptotique 0.004. Il existe donc des différences statistiquement significatives entre les sujets de l'échantillon, en fonction de l'expérience de conduite au profit de la catégorie 10-18 ans d'expérience. L'expérience joue un rôle dans l'apparition de certaines conduites au détriment d'autres.

La valeur de khi-deux = 10.49 sur l'axe « non-respect de la loi » est donc peu significative, il n'existe donc pas de différences statistiquement significatives entre les sujets de l'échantillon, en fonction de l'expérience de conduite.

H05 : nous supposons des différences statistiquement significatives au niveau des axes « respect de la loi » et « occupation indue de la route », en fonction du genre.

Tableau 11 - Différences statistiques au niveau des deux axes en fonction du genre

	genre	N	Rang moyen	Somme des rangs
Occupation indue de la route	Hommes	112	72,03	8067,00
	Femmes	46	97,70	4494,00
	Total	158		
Transgression du code de la route	Hommes	109	73,29	7988,50
	Femmes	49	93,32	4572,50
	Total	158		

	Occupation indue de la route	Transgression du code de la route
U de Mann-Whitney	1739,000	1993,500
W de Wilcoxon	8067,000	7988,500
Z	-3,211	-2,552
Signification asymptotique (bilatérale)	,001	,011

La valeur Z calculée selon l'équation de Mann-Whitney = -03.21 sur l'axe « occupation indue de la route » représente une valeur significative au niveau asymptotique 0.001. Il existe donc des différences statistiquement significatives entre les sujets de l'échantillon, en fonction du genre au profit de genre féminin, qui appréhende mieux les comportements à risque.
La valeur Z calculée selon l'équation de Mann-Whitney = -03.21 sur l'axe « non-respect de la loi » est donc peu significative, il n'existe donc pas de différences statistiquement significatives entre les sujets de l'échantillon, en fonction du genre.

5-3. Questionnaire piéton

Nous avons élaboré un questionnaire comportant 19 items abordant un ensemble de manifestations comportementales à risque des piétons en milieu urbain. Ces items abordent trois axes :

- Occupation de la route
- Occupation indue du trottoir
- Connaissance du code du piéton

Après mesure des propriétés psychométriques de validité et fidélité du questionnaire, les items finalement retenus sont au nombre de 15.

Les réponses se répartissent entre : jamais / rarement / fréquemment / toujours.

5-3.1. Variables descriptives de l'échantillon

*Taille de L'échantillon : il se compose de 203 piétons, comme détaillé dans le tableau suivant :

Tableau 12 - Échantillon

		Age	Genre	Niveau scolaire	État civil	Conduite
N	Valide	193	200	201	198	199
	Manquante	10	3	2	5	4

*Age

Tableau 13 - Age

		Effectifs	%	Pourcentage valide	Pourcentage cumulé
Valide	15-26	118	58,1	61,1	61,1
	27-37	46	22,7	23,8	85,0
	38-48	20	9,9	10,4	95,3
	49-59	7	3,4	3,6	99,0
	60-70	2	1,0	1,0	100,0
	Total	193	95,1	100,0	
Manquante	Système manquant	10	4,9		
Total		203	100,0		

La majorité des sujets de l'échantillon appartient à la tranche d'âge des 15-26 ans (118 sujets/58.1%). Cette catégorie de jeunes est connue pour ses comportements impulsifs.

*Genre

Tableau 14 - Genre

		Effectifs	%	Pourcentage valide	Pourcentage cumulé
Valide	Hommes	87	42,9	43,5	43,5
	Femmes	113	55,7	56,5	100,0
	Total	200	98,5	100,0	
Manquante	Système manquant	3	1,5		
Total		203	100,0		

113 sujets de l'échantillon sont des femmes (55.7%). Répartition logique

dans la mesure où les déplacements urbains de shopping, d'accompagnement des enfants à l'école etc. sont généralement effectués par ce genre. De plus, Batna étant une ville universitaire comptant 65% d'étudiantes, la population piétonne est majoritairement féminine.

*Niveau scolaire

Tableau 15 - Niveau scolaire

		Effectifs	%	Pourcentage valide	Pourcentage cumulé
Valide	Illettré	2	1,0	1,0	1,0
	Primaire	7	3,4	3,5	4,5
	Moyen	33	16,3	16,4	20,9
	Secondaire	57	28,1	28,4	49,3
	Universitaire	102	50,2	50,7	100,0
	Total	201	99,0	100,0	
Manquante	Système manquant	2	1,0		
Total		203	100,0		

Notre échantillon piéton est majoritairement un public de niveau universitaire (102 sujets/50.2%), suivi par le niveau lycéen (57 sujets/28.1%).

* État civil

Tableau 16 - État civil

		Effectifs	%	Pourcentage valide	Pourcentage cumulé
Valide	Marié	63	31,0	31,8	31,8
	Célibataire	135	66,5	68,2	100,0
	Total	198	97,5	100,0	
Manquante	Système manquant	5	2,5		
Total		203	100,0		

La majorité des sujets qui ont répondu à notre questionnaire sont des célibataires avec une fréquence de 135 sujets et 65.5%. Les déplacements urbains sont plus souples sur le plan socioculturel pour un célibataire que pour un marié (le genre masculin est au travail et le genre féminin se doit d'être accompagné et justifier du motif de la sortie).

Mis en rapport avec les données du genre et de l'âge, notre échantillon est plus enclin à des manifestations comportementales à risque de par son déplacement en groupe et son impulsivité : regroupement sur le trottoir, déplacement sur la chaussée ; et ce comparativement aux déplacements des mariés (en famille généralement et accompagnés d'enfants) qui veillent mieux aux données de la sécurité routière.

*Conduite

Tableau 17 - Conduite

		Effectifs	%	Pourcentage valide	Pourcentage cumulé
Valide	Jamais	119	58,6	59,8	59,8
	De temps en temps	61	30,0	30,7	90,5
	Souvent	19	9,4	9,5	100,0
	Total	199	98,0	100,0	
Manquante	Système manquant	4	2,0		
Total		203	100,0		

Notre échantillon est majoritairement piéton « à temps plein » et n'a jamais conduit (119 sujets/58.6%). Ce qui sous-entend une connaissance superficielle des règles du Code de la route, sans pour autant les ignorer totalement.

Seuls 19 sujets (9.4%) ont le double statut permanent de piéton/conducteur, et 61 sujets (30%), jouissent de ce double statut de temps en temps.

Ces données, pourraient peser sur les réponses des questionnés dans le sens où ils ne peuvent pas se mettre à la place du conducteur et où ils privilégieront le point de vue piéton.

5-3.2.Analyse du questionnaire piétons

H01 : nous supposons, que les manifestations comportementales les plus fréquentes chez le piéton en milieu urbain sont l'indue occupation du trottoir.

Tableau 18 - Manifestations comportementales du piéton

	N	Minimum	Maximum	Moyenne	Écart type
Connaissance du code du piéton	179	7,00	32,00	14,5363	2,72989
Occupation indue du trottoir	198	8,00	20,00	15,9343	2,66596
Occupation de la route	200	7,00	20,00	14,6750	2,94324
N valide	173				

Nous relevons que la moyenne de l'axe « occupation indue du trottoir » est de 15.93 avec un écart-type de 2.66 et est la plus élevée. Ce qui vérifie notre hypothèse et souligne en même temps le non-respect du code piéton.

H02 : nous supposons des différences statistiquement significatives au niveau des axes « occupation de la route », « occupation indue du trottoir » et « connaissance du Code de la route », en fonction de l'âge.

Tableau 19 - différences statistiques au niveau des trois axes en fonction de l'âge

	Connaissance du Code de la route	Occupation indue du trottoir	Occupation de la route
Khi-deux	,813	1,837	2,441
ddl	4	4	4
Signification asymptotique	,937	,766	,655

La valeur de khi-deux = 0.81 sur l'axe « connaissance du Code de la route » est donc peu significative, il n'existe donc pas de différences statistiquement significatives entre les sujets de l'échantillon, en fonction de l'âge.

La valeur de khi-deux = 1.83 sur l'axe « occupation indue du trottoir » est donc peu significative, il n'existe donc pas de différences statistiquement significatives entre les sujets de l'échantillon, en fonction de l'âge.

De même, la valeur de khi-deux = 2.41 sur l'axe « occupation de la route » est donc peu significative, il n'existe pas donc de différences statistiquement significatives entre les sujets de l'échantillon, en fonction de l'âge.

H03 : nous supposons des différences statistiquement significatives au niveau des axes « occupation de la route », « occupation indue du trottoir » et « connaissance du Code de la route », en fonction du niveau scolaire.

Tableau 20 - Différences statistiques au niveau des trois axes en fonction du niveau scolaire

	Connaissance du Code de la route	Occupation indue du trottoir	Occupation de la route
Khi-deux	1,908	4,492	10,503
ddl	4	4	4
Signification asymptotique	,753	,344	,033

La valeur de khi-deux = 1.98 sur l'axe « connaissance du Code de la route » est donc peu significative, il n'existe donc pas de différences statistiquement significatives entre les sujets de l'échantillon, en fonction du niveau scolaire.

La valeur de khi-deux = 4.49 sur l'axe « occupation indue du trottoir » est donc peu significative, il n'existe donc pas de différences statistiquement significatives entre les sujets de l'échantillon, en fonction du niveau scolaire.

De même, la valeur de khi-deux = 10.50 sur l'axe « occupation de la route » est donc peu significative, il n'existe pas donc de différences statistiquement significatives entre les sujets de l'échantillon, en fonction du niveau scolaire.

H04 : nous supposons des différences statistiquement significatives au niveau des axes « occupation de la route », « occupation indue du trottoir » et « connaissance du Code de la route » en fonction du fait que le piéton conduit ou non.

Tableau 21 - Différences statistiques au niveau des trois axes en fonction de la conduite

	Connaissance du Code de la route	Occupation indue du trottoir	Occupation de la route
Khi-deux	,771	2,615	,902
ddl	2	2	2
Signification asymptotique	,680	,270	,637

La valeur de khi-deux = 0.0771 sur l'axe « connaissance du Code de la route » est donc peu significative, il n'existe donc pas de différences statistiquement significatives entre les sujets de l'échantillon, en fonction de la conduite.

La valeur de khi-deux = 2.61 sur l'axe « occupation indue du trottoir » est donc peu significative, il n'existe donc pas de différences statistiquement significatives entre les sujets de l'échantillon, en fonction de la conduite.

De même, la valeur de khi-deux = 0.90 sur l'axe « occupation de la route » est donc peu significative, il n'existe donc pas de différences statistiquement significatives entre les sujets de l'échantillon, en fonction de la conduite.

<u>H05 :</u> nous supposons des différences statistiquement significatives au niveau des axes « occupation de la route », « occupation indue du trottoir » et « connaissance du Code de la route », en fonction du genre.

Tableau 22 - Différences statistiques au niveau des trois axes en fonction du genre

	Connaissance du Code de la route	Occupation indue du trottoir	Occupation de la route
U de Mann-Whitney	3517,000	4481,000	4476,000
W de Wilcoxon	6443,000	7967,000	10692,000
Z	-,960	-,431	-,754
Signification asymptotique (bilatérale)	,337	,666	,451

La valeur Z calculée selon l'équation de Mann-Whitney = -0.96 sur l'axe « connaissance du Code de la route » est donc peu significative, il n'existe donc pas de différences statistiquement significatives entre les sujets de l'échantillon, en fonction du genre.

La valeur Z calculée selon l'équation de Mann-Whitney = -0.43 sur l'axe « occupation indue du trottoir » est donc peu significative, il n'existe donc pas de différences statistiquement significatives entre les sujets de l'échantillon, en fonction du genre.

La valeur Z calculée selon l'équation de Mann-Whitney = -0.75 sur l'axe « occupation de la route » est donc peu significative, il n'existe donc pas de différences statistiquement significatives entre les sujets de l'échantillon, en fonction du genre.

5-4. Synthèse des résultats de l'enquête sur terrain

Les différents résultats obtenus aux questionnaires destinés aux piétons et aux conducteurs de la ville de Batna, font ressortir les éléments suivants, qui rejoignent et confirment nos observations fortuites et notre exposé théorique :

Les piétons et conducteurs sont conscients que leurs comportements sont accidentogènes du fait qu'ils sont assez imprégnés des règles régissant la sécurité routière, mais vu les contraintes environnementales hostiles, la ruralité des comportements, la lecture erronée de l'environnement urbain, l'inadaptation de l'aménagement urbain aux besoins des usagers de la route… L'usager/citoyen est contraint de « valider et d'adopter » un comportement de survie à même de lui assurer « ***SA*** » sécurité au détriment du partage de l'espace routier.

Cette adaptation à l'anarchie et au chaos prévalant en matière de sécurité routière urbaine (réalité présente au quotidien) est renforcée et ritualisée par l'absence d'autorité, le manque de conscience routière, les données socioculturelles locales très vivaces qui parasitent le comportement citadin adapté.

Le conducteur est dérangé par l'obstacle en mouvement qu'est le piéton, et ce dernier n'est pas reconnu par le conducteur comme un partenaire social ; d'où l'indistinction et l'imprécision entre les espaces réservés à l'un et/ou à l'autre et par voie de conséquence une rivalité dans l'utilisation des espaces routiers urbains.

La mésentente dans le partage de l'espace est aggravée par l'intrusion de véhicules interdits ou à circulation réglementée en ville (engins de travaux publics, poids lourds de gros tonnage, motoculteurs sans équipement de signalisation utilisés pour le transport de marchandise en ville…)

En l'absence d'un modèle comportemental fiable et « légaliste » à reproduire par la jeune génération, la seule solution viable, opérationnelle et à long terme réside dans un projet d'éducation routière qui s'impose de lui-même.

6. Conclusion

En milieu urbain algérien, on impute aux usagers de la route (piétons et conducteurs) tous les maux de l'insécurité routière ambiante[34]. Seulement l'observation et l'analyse des comportements « indisciplinés », « transgressifs », voire « agressifs » relevés et qui, effectivement, sont loin de respecter le Code de la route, appellent à une interprétation plus mesurée.

---

[34] 36 606 accidents, 4 610 morts et 55 994 blessés, dont 16.247 accidents, 809 morts et 19.337 blessés en milieu urbain pour l'année 2015 et pour un parc automobile de 5 millions de véhicules.

Il nous semble que si le piéton et le conducteur algériens recourent à ces comportements « *à risque* », c'est qu'ils les jugent moins dangereux pour leur intégrité physique que le respect « bête et discipliné » du Code de la route.

En effet, lorsqu'on n'arrive pas à jouir de « SON » espace de circulation, lorsqu'on ne peut faire prévaloir sa priorité en toute sécurité, on recherche une solution à son problème et l'adéquation la plus « performante » qui semble faire l'unanimité est celle consistant à s'inventer un rituel qui fasse implicitement consensus entre tous les usagers pour prendre en charge, peu ou prou, sa vulnérabilité.

Tout en soulignant les limites de cette étude à caractère prospectif, notre but est de « secouer » les analyses minoratives qui diligentent la sécurité routière en Algérie et qui se satisfont d'approches et de conclusions biaisées qui débouchent invariablement sur le durcissement de la politique répressive avec les résultats qu'on connaît sur le terrain.

Notre modeste contribution, pourrait faire l'objet d'études plus larges sur la réalité quotidienne du déplacement en milieu urbain algérien, de ces contraintes pour les usagers de la route et sur une clarification réelle des espaces réservés à chacun et sur les espaces de convivialité à partager pour espérer arriver à un « vivre ensemble » sécurisé, convivial et coopératif.

I - QUESTIONNAIRE PIÉTONS

Dans le cadre d'un travail universitaire sur la « sécurité routière en ville », nous réalisons ce travail à travers un questionnaire auquel nous vous demandons de bien vouloir répondre.
Vos réponses ne seront utilisées que dans le cadre de la recherche universitaire et bénéficieront de la confidentialité et de l'anonymat.
Si vous acceptez de répondre :

- Age :…………………………………………………………………..
- Sexe : homme ▫ femme ▫
- Catégorie Socio-Professionnelle : ……………………………………
- Statut familial : célibataire ▫ marié(e) ▫
- Est-ce qu'il vous arrive de conduire ?
  - **Jamais** ▫
  - **Parfois** ▫
  - **Toujours** ▫

N°	COMPORTEMENT	Très souvent	Souvent	Rarement	Jamais
01	**Dans leurs déplacements, les piétons veillent à respecter le Code de la route.**				
02	**Les piétons connaissent à quoi servent : la chaussée, le trottoir, le parking et l'aire de jeux.**				
03	**Les piétons circulent en dehors des trottoirs.**				
04	**Les piétons s'assoient en groupe sur le bord du trottoir pour discuter.**				
05	**Les piétons discutent avec leurs conducteurs arrêtés au milieu de la chaussée et bloquant la circulation.**				
06	**Les jeunes jouent au ballon ou au vélo ou autre dans la voie de circulation.**				
07	**Les piétons poussent le landau ou le fauteuil roulant sur la chaussée.**				

08	**Des habitants ferment la voie publique lors des fêtes, décès ou autres évènements familiaux.**				
09	**Les piétons traversent alors que le feu est pour les voitures**				
10	**Les piétons traversent longitudinalement aux ronds-points au milieu des véhicules.**				
11	**Les piétons traversent longitudinalement aux ronds-points au milieu des véhicules**				
12	**En attendant de traverser, les piétons patientent sur la chaussée alors qu'il y a un trottoir ou un accotement.**				
13	**Les vieux et les jeunes s'attroupent pour jouer aux jeux de société (dominos, dames…) sur le trottoir, obligeant les passants à emprunter la chaussée.**				
14	**Les habitants entravent le stationnement devant leurs domiciles par objets hétéroclites.**				
15	**Les piétons marchent en groupe et côte à côte sur le trottoir gênant les autres usagers.**				

II - QUESTIONNAIRE CONDUCTEURS

Dans le cadre d'un travail universitaire sur la « sécurité routière en ville », nous réalisons ce travail à travers un questionnaire auquel nous vous demandons de bien vouloir répondre.
Vos réponses ne seront utilisées que dans le cadre de la recherche universitaire et bénéficieront de la confidentialité et de l'anonymat.
Si vous acceptez de répondre :

- Age :……………………………………………………………………..
- Sexe : homme ▫ femme ▫
- Catégorie Socio-Professionnelle : ………………………………………

- Statut familial : célibataire marié(e)
- Type de véhicule :...
- Age du véhicule :...
- Expérience de conduite :..............................

N°	COMPORTEMENT	Très souvent	Souvent	Rarement	Jamais
01	**Les conducteurs talonnent (coller aux pare-chocs) les autres véhicules.**				
02	**Les conducteurs klaxonnent partout.**				
03	**Les conducteurs ne cèdent pas la priorité aux ronds-points**				
04	**Les conducteurs bloquent la voie de circulation**				
05	**Les conducteurs dépassent par la droite (accotement, voie réservée etc.)**				
06	**Les conducteurs font un demi-tour**				
07	**Les conducteurs manquent de courtoisie envers les piétons**				
08	**Les conducteurs zigzaguent dans la circulation**				
09	**Les conducteurs changent de voie dans la circulation sans utiliser le clignotant**				
10	**Les conducteurs circulent en sens interdit**				
11	**Les conducteurs stationnent en double ou triple file**				
12	**Les conducteurs s'arrêtent en pleine chaussée pour discuter avec un autre automobiliste, ou un ami piéton.**				
13	**Les conducteurs s'arrêtent en pleine**				

	chaussée ou circulent au pas pour draguer				
14	**Les conducteurs de bus déposent ou font monter des passagers en plein milieu de la chaussée (hors arrêt).**				
15	**Les engins de travaux publics, les engins agricoles et les poids lourds circulent en milieu urbain.**				
16	**Les conducteurs circulent au pas (se promènent) alors que la circulation est importante.**				

Réalité virtuelle pour la simulation de conduite de véhicules

Paul RICHARD, Eulalie VERHULST et Emmanuelle RICHARD*

Résumé

Cette communication traite de l'utilisation des techniques de réalité virtuelle dans le domaine automobile et plus particulièrement pour la simulation de conduite de véhicules terrestres. Après un rappel des approches théoriques et des caractéristiques fondamentales des systèmes de réalité virtuelle, nous présentons et discutons les différentes problématiques liées à la perception visuelle et du mouvement, et aux conflits sensori-moteurs. Puis, nous présentons les différentes configurations matérielles utilisées dans les simulateurs de conduite, en distinguant les configurations statiques des configurations dynamiques. Enfin, nous concluons sur l'utilisation de la réalité virtuelle dans le contexte de la simulation de conduite.

1. Introduction

L'oxymore réalité virtuelle (RV) est introduit par Jaron Lanier en 1987, avec le développement d'interfaces telles que le DataGlove™ et l'EyePhone™ (Figure 1 (a)). Quelques années plus tard apparaissent les premières salles immersives (Reality Center™, Silicon Graphics Inc.) et visiocubes (Cruz, 1992 et 1993) (Figure 1(b)).

---

* Laboratoire Angevin de Recherche en Ingénierie de Systèmes (LARIS), Université d'Angers.

Figure 1 – Gant de donnée (DataGlove™) et visiocasque (EyePhone™) commercialisé par VPL Inc. (a), exemple de visiocube (b)

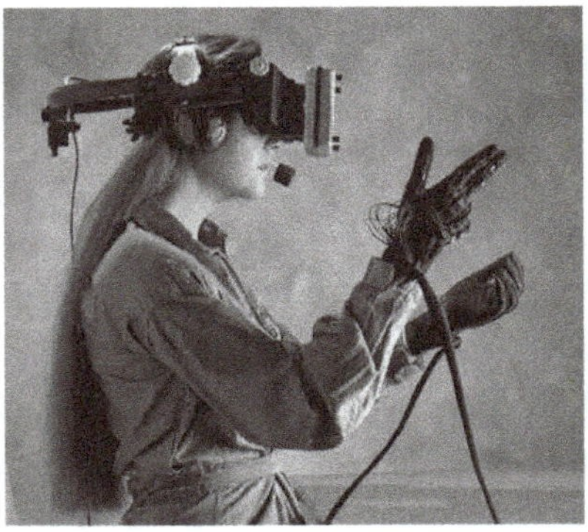

(a)

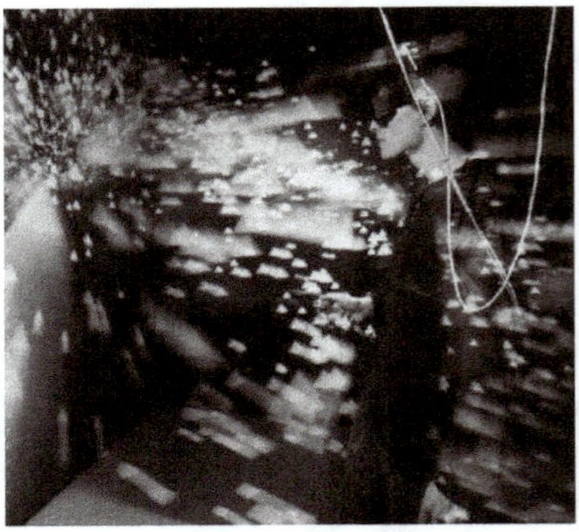

(b)

La convergence entre la simulation de conduite et la RV commence dès la fin des années 1960, avec l'apparition des visiocasques (Sutherland, 1968). Les cartes graphiques n'existaient pas et des vidéos étaient donc utilisées pour les simulations, ce qui limitait fortement les interactions avec l'utilisateur. Assez rapidement, les simulateurs ont utilisé les technologies de la RV : images 3D, interaction temps-réel, retour d'effort, ambiance sonore, conduisant à une immersion physique et mentale des utilisateurs (Shermann W. R. and Craig, 2003). Pour éviter les problèmes engendrés par l'utilisation des visiocasques (Burns and Saluäär, 1999 ; Coates et al. 2002), les premiers visiocubes sont installés en France à partir des années 2000, à l'Institut Image de Chalon sur Saône (Arts et Métiers), ainsi que chez PSA Peugeot Citroën (Voillequin, 2006). Simultanément, les premiers simulateurs de conduites voient le jour chez BMW, Renault et Volvo (Kemeny, 2000 et 2001). Notons que les premiers simulateurs ont été utilisés dans le cadre d'études sur la sécurité automobile (Allen, 2011; Drosdol and Panik, 1985; Nordmark, 1994).

2. Techniques de réalité virtuelle

2.1 Concepts et définition

La RV regroupe un ensemble de techniques et de technologies dont l'objectif est d'immerger un humain dans un monde multi-sensoriel avec lequel il pourra interagir en temps réel via des métaphores et techniques d'interaction hautement expressives (Burdea et al., 1996). Cette interaction est basée sur nos capacités naturelles d'action, de perception et de communication. L'immersion de l'utilisateur dans le monde virtuel implique l'usage (1) de périphériques d'interaction lui permettant de se déplacer, de sélectionner et de manipuler des objets virtuels (immersion spatiale), et (2) d'interfaces permettant de stimuler, de manière cohérente, ses organes sensoriels à travers la vision, l'audition, le toucher, et l'olfaction (immersion sensorielle).

Figure 2 – Le cube AIP (Zeltzer, 1992)

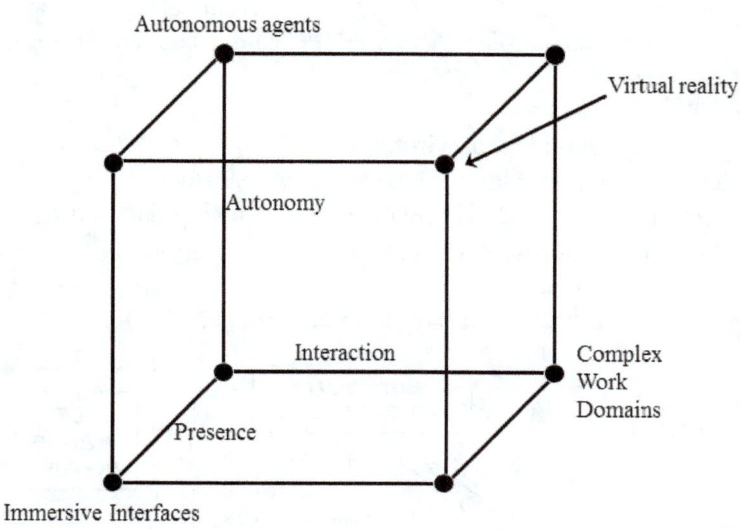

La RV repose sur le concept des 3 « I » (immersion interaction, imagination) proposé par Burdea et Coiffet (1993). Un second concept fondamental a été proposé par Zeltzer (Figure 2) : le cube AIP (autonomie, interaction, présence) cube (Zeltzer, 1992).

2.2 Interfaçage comportemental

L'interfaçage comportemental repose sur l'utilisation d'interfaces et techniques d'interaction permettent à l'utilisateur d'interagir avec le monde virtuel de manière intuitive ; l'objectif étant de réduire les processus cognitifs liés à l'interfaçage lui-même pour lui permettre de se concentrer sur les tâches. Dans un contexte de conception et d'analyse de l'interaction en environnement virtuel, nous nous basons sur le modèle ($3I^2$) proposé par Fuchs et al. (2006). Ce modèle, illustré à la Figure 3 repose sur trois niveaux. Le premier concerne l'immersion et l'interaction *sensorimotrices* et schématise l'interfaçage physique ou sensorimoteur entre l'homme et l'environnement virtuel (EV). Celui-ci doit être le plus transparent possible afin que l'utilisateur ne soit pas gêné par la technologie, se sente immergé et accomplisse les tâches dans de bonnes conditions. Le deuxième niveau concerne, l'immersion et l'interaction *cognitives*. Il intègre les processus cognitifs, schèmes comportementaux importés ou métaphores d'interaction que l'utilisateur devra mettre en œuvre pour effectuer les tâches. Dans ce contexte, celui-ci pourra être assisté par des aides logicielles comportementales (ALC). Le troisième niveau concerne, l'immersion et l'interaction *fonctionnelles*, qui regroupe l'ensemble des activités de l'utilisateur au sein de l'EV. Celles-ci peuvent être décomposées en *Primitives Comportementales Virtuelles* (PCV) qui peuvent être regroupées en quatre catégories :

- Observation du monde virtuel,
- Déplacement (navigation) dans le monde virtuel,
- Action sur le monde virtuel (sélection et manipulation d'objets),
- Communication avec autrui ou avec l'application.

Figure 3 – Le modèle 3I² (Fuchs, 2006)

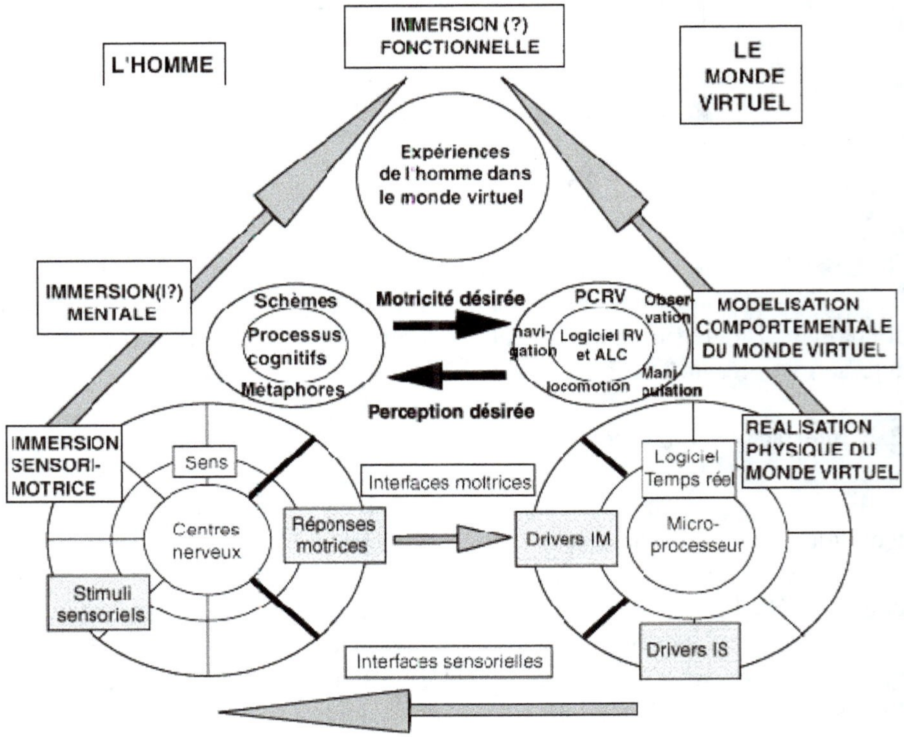

2.3 Immersion sensorielle et sentiment de présence

L'immersion ou le sentiment de présence au sein du monde virtuel est une caractéristique fondamentale qui repose en grande partie sur l'interface de visualisation utilisée. Deux types de technologies sont alors envisageables : (1) les visiocasques et les systèmes à base de projection sur grands écrans tels que des visiocubes par exemple (Figure 4). Dans le premier cas, l'utilisateur est représenté par son avatar (mains uniquement ou ensemble du corps) et se voit immergé dans le monde virtuel.

Figure 4 – Visiocube installé chez PSA Peugeot Citroën en 2015

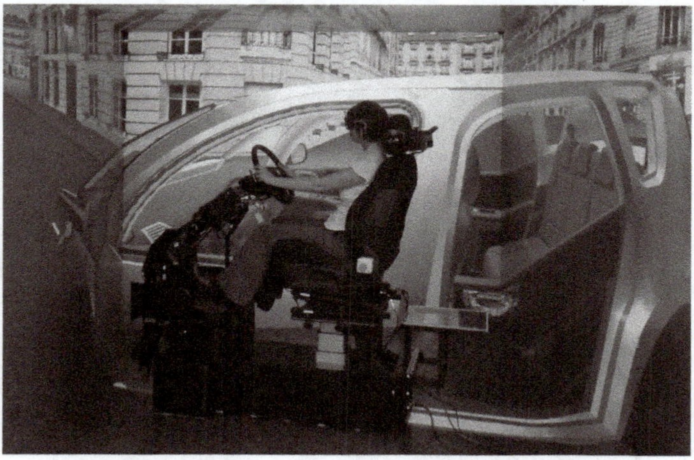

Dans ce contexte, le retour d'informations haptiques (contacts physiques, sensations tactiles, forces, etc.) peut être retranscrit via une interface à retour d'effort (Figure 5), via des interfaces physiques (volant, poste) ou même l'habitacle d'un véhicule réel (Figure 6). Dans le deuxième cas, l'utilisateur voit son corps ainsi que les interfaces dont il dispose. Il faut alors faire face à la problématique de l'intégration et de la coexistence du réel et du virtuel. Il faut en particulier déterminer ce qui doit être immergé dans le monde virtuel : le conducteur et (1) les interfaces de pilotage (volant, pédales), (2) les interfaces et le poste de pilotage, et (3) l'ensemble du véhicule. Bien que cette dernière approche soit la plus utilisée dans le contexte industriel, c'est la plus coûteuse car elle est généralement basée sur une plateforme de mouvement sur laquelle est placé le véhicule. Notons également, que la virtualisation du poste de conduite permet une plus grande diversité de configurations, tout dépend de l'objectif de la simulation et de l'importance du poste de conduite dans l'étude.

3. Les problèmes perceptuels

L'utilisation de visiocasques ou de systèmes de visualisation 3D à base de projection sur grands écrans pose différents problèmes perceptuels. Ces problèmes sont liés aux conditions physiologiques (résolution des images, amplitude du champ de vision, etc.), psychologiques (cohérences spatiales, spatio-temporelles, perception des échelles) et ergonomiques (adaptation, confort, etc.). En outre, des effets secondaires peuvent apparaître, avec des différences selon l'âge, le sexe, ou les habitudes des sujets concernant les jeux vidéo.

Figure 5 – Illustration de l'utilisation du CyberForce™ dans un contexte de simulation de conduite automobile (Immersion Corps, 2001)

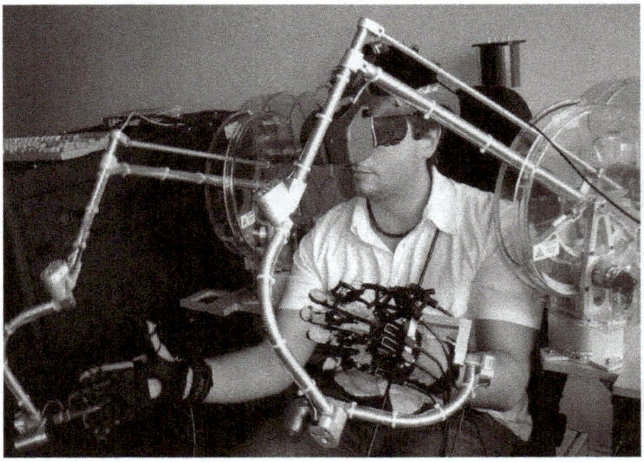

Figure 6 – Utilisation d'un habitacle de véhicule lors d'une simulation en configuration immersive basée sur un visiocasque, développée par Renault en 2016

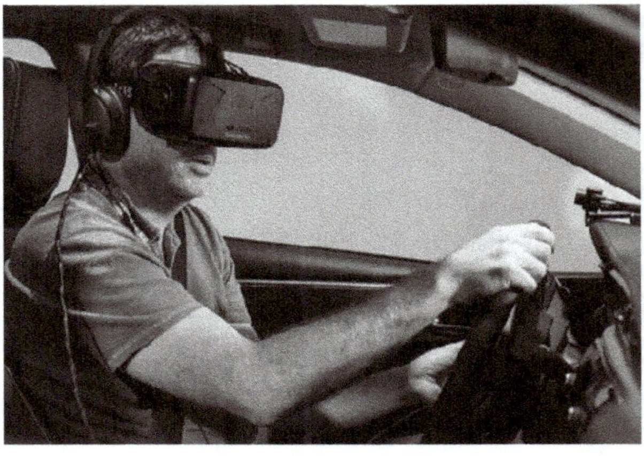

Les problèmes de perception visuelle engendrés par les interfaces visuelles, et principalement les visiocasques, sont :

- La résolution des images (nombre de pixels qui compose l'image)
- L'amplitude du champ de vision (degré de recouvrement du champ visuel)
- La vision stéréoscopique (présentation d'une image différente sur chaque œil)
- L'immersion du regard (prise en compte des mouvements de tête).

3.1 Perception de l'échelle

Dans l'activité de conduite automobile, la vision est considérée comme source principale d'informations (Summala et al., 1996). L'un des problèmes principaux liés à la perception visuelle en environnement virtuel concerne la perception des échelles (Paille et al., 2005; Kemeny and Panerai, 2003). Loomis et Knapp (2003) ont étudié cette question et reportent des écarts de perception importants. Il ressort de ces travaux que (1) la perception des distances est généralement sous-évaluée, et (2) que cette sous-évaluation est inversement proportionnelle à l'amplitude du champ de vision. Bien que le débat reste ouvert pour les environnements virtuels (Knapp and Loomis, 2004 ; Kemeny et al., 2008 ; Glennerster et al., 2006), ces résultats sont cohérents avec ceux observés précédemment en environnement réel (Hagen et al., 1978 ; Alfano and Michel, 1990; Watt et al., 2000).

Dans ce contexte, il faut également prendre en compte les aspects dynamiques de l'observation (l'observateur se déplace dans l'environnement) et en particulier l'indice visuel prépondérant : la parallaxe de mouvement (Richard, 1996). Cet indice, essentiel à la perception de la profondeur, a été intégré aux simulations au fur et à mesure de l'évolution des technologies pour la capture des mouvements (Gogel and Tietz, 1973 ; Howard and Rogers, 1995; Kemeny and Panerai, 2003; Panerai et al., 2002). Plusieurs études ont permis de comparer la perception d'échelle dans trois configurations différentes. L'observateur devait comparer la taille perçue d'un poste de conduite réel avec son modèle virtuel. Les résultats ont montré un effet significatif de la configuration utilisée et ainsi de la parallaxe de mouvement, les mauvaises estimations peuvent être expliquées par l'absence des mouvements de tête (Rogers and Graham, 1975), ou à l'absence de correction de distorsion en temps réel (Szymanski, 2002).

3.2 Perception de la distance, de la vitesse et de l'accélération

Si une validité absolue des systèmes de simulation n'est pas toujours requise (Kemeny, 2009), la perception des distances et de la vitesse et des accélérations est fondamentales. En ce qui concerne la perception des distances, la vision stéréoscopique a une place importante. En effet, même si cet indice visuel (disparité binoculaire) n'est plus efficace à une distance supérieure à 200 mètres, il reste indispensable à la perception des distances dans le champ proche. Dans le contexte de la simulation de conduite, son apport peut sembler toutefois négligeable dans la mesure où la vection occupe une place prépondérante dès qu'il y a mouvement (Berthoz, 2000). Notons, que la vision stéréoscopique induit un conflit entre la convergence et l'accommodation, dû à la différence entre les distances binoculaires et d'accommodation. Ce conflit engendre à moyen terme une fatigue visuelle ainsi que des effets secondaires non-négligeables (Hoffman et al., 2008).

Dans le contexte de la simulation de conduite, il a été observé que la perception de la vitesse dépendait de l'amplitude du champ visuel ; le champ périphérique jouant un rôle crucial (Jamson, 2000). En effet, la vision périphérique joue un rôle essentiel, notamment pour la perception de la vitesse de déplacement (Berthoz et al., 1975). Le champ de vision est donc un paramètre majeur à prendre en compte dans la construction d'un simulateur de conduite. Kemeny et Panerai (2003) suggèrent ainsi qu'un minimum de 120° de champ de vision horizontal est nécessaire. Concernant la perception de l'accélération, il a été observé qu'à partir d'un certain niveau, l'utilisation de plateformes de mouvement était indispensable (Siegler et al., 2001). Notons, que les systèmes de réalité virtuelle à base de projection sur grand écran sont alors moins adéquats que les visio-casques.

4. Conflits sensori-moteurs

Les conflits sensori-moteurs sont induits par des incohérences spatiales, temporelles ou spatio-temporelles entre les mouvements de l'utilisateur et leur restitution virtuelle. Il existe un grand nombre d'incohérences sensorimotrices qu'il faut essayer d'enrayer ou de minimiser au niveau système, quand cela est possible. Il est également judicieux de préconiser un comportement de l'utilisateur tendant à les rendre moins perturbantes, comme par exemple ne pas faire de mouvements de tête trop rapides afin de limiter les effets de retard d'affichage.

Parmi les incohérences sensori-motrices inter-sensorielles plus importantes, il y a (1) les incohérences visuo-vestibulaires, (2) les incohérences dues au temps de latence et (3) les incohérences visuo-haptiques. Il y a également des incohérences intra-sensorielles comme par exemple l'incohérence entre accommodation et convergence des yeux dans le contexte de la vision stéréoscopique (Fuchs et al., 2006).

4.1 Conflit visuo-vestibulaire

En conduite automobile, le système vestibulaire permet aux conducteurs de percevoir les accélérations de leur véhicule (Clarke et al., 1996). Le conflit visuo-vestibulaire, dû aux incohérences entre les informations visuelles et les informations vestibulaires (Kennedy et al., 2001) provoque de l'inconfort, pouvant aller jusqu'à des nausées ainsi que des effets secondaires (*cybersickness*). Bien que la vection (perception visuelle du mouvement) impose une sensation de mouvement par le biais de la dominance visuelle, le sujet reste immobile dans le monde réel et ne détecte aucun mouvement via son système vestibulaire. Notons que le *cybersickness* croît également avec l'amplitude du champ visuel et ainsi avec la stimulation du champ visuel périphérique.

4.2 Incohérences dues au temps de latence

Une autre cause de conflits sensori-moteurs est due aux délais de réponse ou temps de latence entre les actions du conducteur et le rendu virtuel correspondant. Ce délai dépend (1) du temps d'acquisition des mouvements de l'observateur (principalement les mouvements de tête), (2) de la fréquence d'actualisation des images et (3) du temps de réponse de la plateforme de mouvements (Berthoz, 2002). Ainsi, lorsqu'on observe une scène en situation immersive (avec une prise en compte des mouvements), les délais de restitution peuvent induire des malaises liés au réflexe vestibulo-oculaire, qui est très rapide (environ 20 ms). Il a été observé, dans le contexte de la simulation de conduite, que l'effet du conflit sensori-moteur dû aux temps de latence était renforcé par l'utilisation d'une plateforme de mouvement et en particulier (Dagdelen et al., 2005). Pour éviter ces effets, il est généralement admis que la latence doit être inférieure à 20 ms lors de l'utilisation de visio-casques ou de salles immersives.

4.3 Incohérences visuo-haptiques

Dans le contexte de la conduite automobile, le sens haptique est très sollicité, en particulier lors des interactions avec les commandes du véhicule (volant, pédales, etc.). En effet, le conducteur reçoit des informations tactiles sur le contact avec la pédale, ainsi que des informations kinesthésiques sur le déplacement de sa jambe. Il perçoit également un retour d'effort résultant de la force de contact entre la route et les pneus, ainsi que de la cinématique du système de direction (Mohellebi et al., 2009). Le retour d'effort donne au conducteur des informations cruciales sur la dynamique du véhicule, comme par exemple l'accélération latérale (Essma, 2000).

Dans le contexte général de la simulation en réalité virtuelle, des incohérences visuo-haptiques peuvent apparaître dans plusieurs circonstances et à plusieurs niveaux. Le cas le plus fréquent est celui où l'utilisateur touche, saisit, manipule un objet virtuel. Les incohérences peuvent provenir (1) de l'absence de retour d'informations haptiques (pas d'interface haptique présente dans le système), ou (2) un retour haptique est présent mais il existe un décalage spatial et/ou temporel avec le retour visuel. Dans ce cas, la substitution sensorielle (retour d'effort transmis via les canaux visuels ou auditifs) pouvait être utilisée efficacement pour remplacer ou suppléer le retour haptique (Richard, 1996 ; Massimino et Sheridan, 1993).

Une autre incohérence visuo-haptique, plus fréquente dans le contexte de la simulation de conduite, survient lorsque le véhicule percute un obstacle. En effet, celui-ci s'arrête très brusquement (retour visuel) mais la collision (retour haptique) n'est pas restituée physiquement par le système alors qu'elle est attendue et même anticipée par le cerveau. Selon Lee (1976), lorsqu'il approche d'un obstacle, le conducteur perçoit, grâce au flux optique, le délai avant l'impact, ou *time-to-collision* (Hayward, 1972) et se sert de cette information pour éviter l'obstacle.

5. Les simulateurs de conduite

Le développement des simulateurs de conduite a commencé dans les années 1960, avec le Sensorama (Heilig, 1962), illustrée à la Figure 7. Ce simulateur, considéré comme précurseur aux systèmes de RV, permettait de se déplacer, de manière passive, à motocyclette dans les rues de Brooklyn. Une immersion multi-sensorielle était proposée : son stéréophonique, image couleur, stéréoscopie, odeurs, vent et vibrations.

Figure 7 – Le simulateur Sensorama (Heilig, 1962)

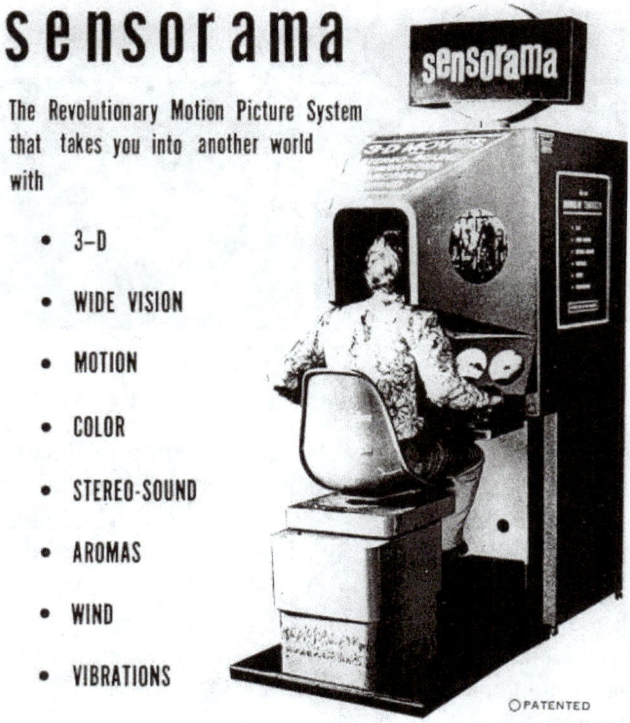

Il existe deux types de simulateurs de conduite : (1) les simulateurs statiques, avec lesquels l'utilisateur ressent aucune accélération (forces, inclinaison du véhicule, etc.), et (2) les simulateurs dynamiques, qui sont basés sur l'utilisation d'une plateforme de mouvements.

5.1 Les simulateurs statiques

Parmi les simulateurs les plus simples (configuration minimaliste), nous pouvons citer l'Eco 2, développé par l'entreprise Oktal en collaboration avec Renault (Figure 8(a)). Ce simulateur est destiné à la formation des conducteurs à l'écoconduite. Dans cette catégorie on trouve également, le simulateur développé à l'Institut de Recherche en Communications et Cybernétique de Nantes (IRCCyN) (Figure 8(b)).

Figure 8 – Simulateurs bas-coûts : (a) simulateur Eco 2 Oktal-Renault (Oktal), (b) simulateur de l'IRCCyN (Denoual et al., 2011)

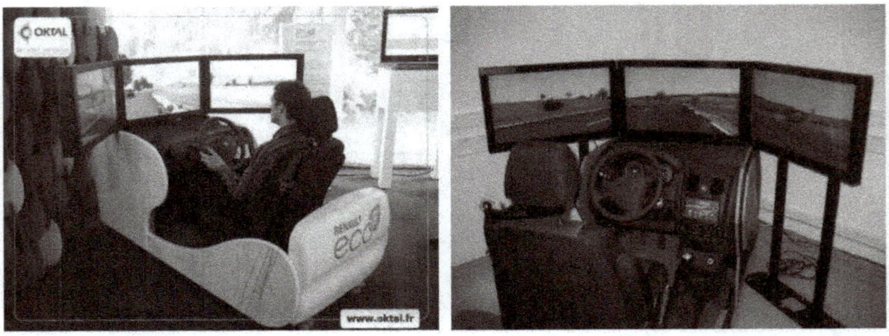

(a) (b)

Les simulateurs statiques les plus avancés intègrent un véhicule entièrement instrumenté placé devant un écran hémicylindrique ou de système multi-écrans. Parmi ces systèmes, nous pouvons citer le simulateur SIM 2 de l'IFSTTAR (Institut Français des Sciences et Technologies des Transports, de l'Aménagement et des Réseaux). Ce simulateur intègre une Xantia (Citroën) placée devant un écran à trois faces. Il offre un angle de vision de 150° (Auberlet et al., 2010; Espié et al., 2005) (Figure 9(a)). On trouve également le simulateur du Fraunhofer LAO (Allemagne), constitué d'un véhicule (Renault Scenic) placé devant un écran à trois faces, offrant un champ de vision de 180°.

Notons que ce simulateur offre deux écrans situés derrière le véhicule (Marberger, 2008) (Figure 9(b)). Le simulateur de l'université de Leeds (Angleterre) est constitué d'un véhicule (Rover 216) et d'un écran courbe offrant un champ de vision de 120° (Blana et Golias, 2002) (Figure 9(c)).

Figure 9 – Exemple de simulateurs statiques : (a) simulateur SIM 2 de l'IFSTTAR (Auberlet et al., 2010), (b) simulateur du Fraunhofer IAO (ve.iao.fraunhofer.de), (c) simulateur de l'université de Leeds (Jamson et Smith, 2003)

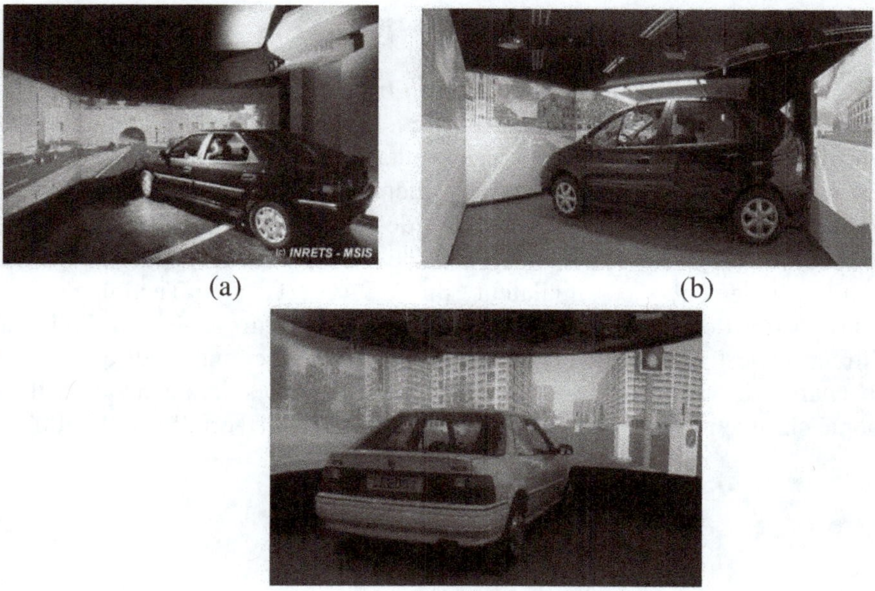

(a) (b)

(c)

5.2 Les simulateurs dynamiques

La plupart des simulateurs dynamiques intègrent une restitution des accélérations via l'utilisation d'une plateforme de mouvements. Nous pouvons citer par exemple le simulateur SHERPA (PSA Peugeot-Citroën) qui a été dupliqué au LAMIH de l'université de Valenciennes (Figure 10(a)). Ce simulateur, constitué d'une Peugeot 206 monté sur une plateforme Rexroth Hydraudyne, utilise un écran à trois faces offrant un champ de vision de 180° (Younsi et al., 2009). Dans la même catégorie, on trouve le simulateur VERA du laboratoire TEST (Technology Environment Safety Transport) de l'université de Naples (Figure 10(b)) qui est constitué d'une moitié de Citroën C2, montée sur une plateforme à six degrés de liberté. Ce véhicule est placé face à un écran constitué de trois faces et offre un champ de vision de 180°.

Des écrans LCD placés dans le rétroviseur central et les rétroviseurs extérieurs permettent une vision vers l'arrière (Torrieri et al., 2008). Le simulateur avancé du CARRS-Q (Centre for Accident Research and Road

Safety) de l'université du Queensland (Australie) est également un simulateur dynamique, constitué d'un véhicule placé sur une plateforme Rexroth (Figure 10 (c)). Le simulateur est doté d'un écran à trois faces offrant un champ de vision de 180°. (Figure 10(c)). Des écrans LCD sont placés dans le rétroviseur central et les rétroviseurs extérieurs, permettent également une vision vers l'arrière (Haines, 2011).

Parmi les simulateurs dynamiques, on trouve également le KMUDS-4 de l'université de Kookmin (Corée), illustré à la Figure 10(d). Ce simulateur est constitué d'un véhicule, d'un écran frontal à trois faces qui un champ de vision de 140°. Le système dispose également d'un écran arrière offrant un champ de vision de 50°. La restitution de mouvements est réalisée grâce à quatre moteurs électriques situés sous le véhicule (Lee et al., 2007). On trouve également, le simulateur du CTAG (Centro Tecnológico de Automoción de Galicia, Espagne), illustré à la Figure 10(e). Un véhicule Citroën C5 est placé dans une cabine contenant un écran cylindrique offrant un champ de vision de 180°. Le système utilise trois écrans arrière ; il est monté sur une plateforme à six degrés de liberté (Paul Tomillo et al., 2009).

Figure 10 – Simulateurs dynamiques : (a) simulateur SHERPA du LAMIH (Auberlet et al., 2010), (b) simulateur VERA du TEST (Galante et al., 2010), (c) le simulateur du CARRS-Q (carrsq.qut.edu.au), (d) simulateur KMUDS-4 de l'université de Kookmin (Lee et al., 2007), (e) simulateur du CTAG (ctag.com), (f) simulateur VIRTTEX de Ford (fordauthority.com)

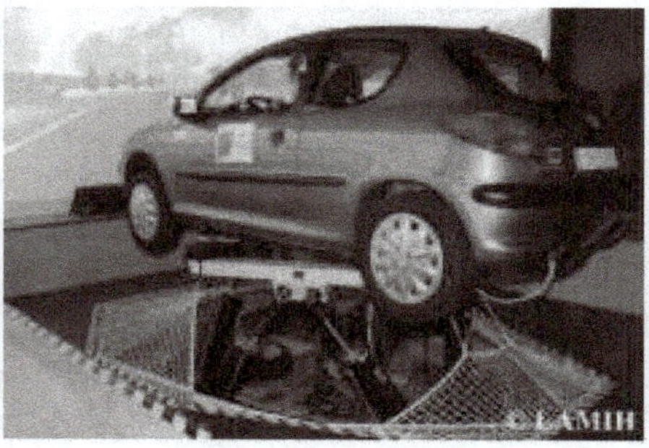

(a)

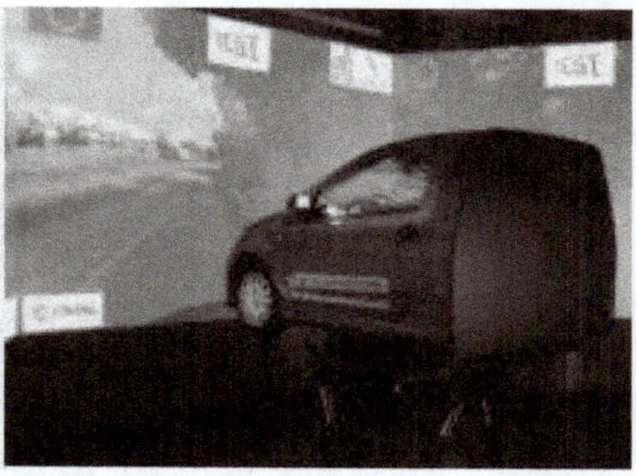

(b)

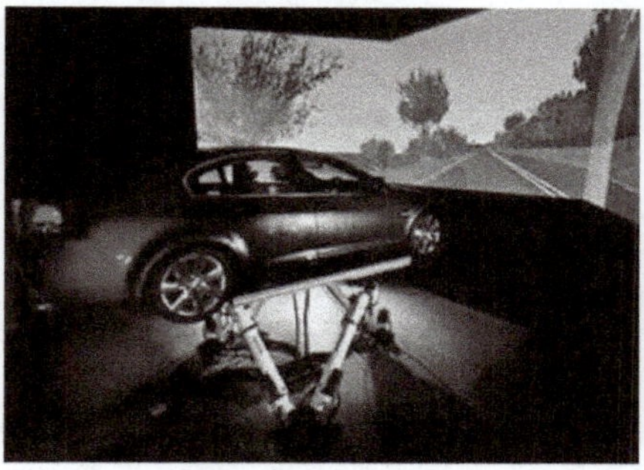

(c)

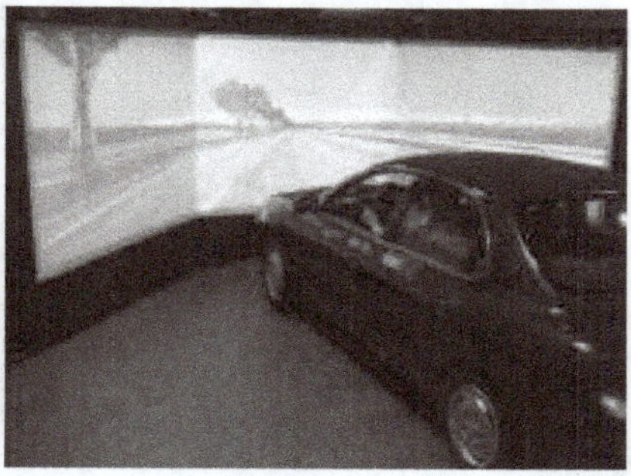

(d)

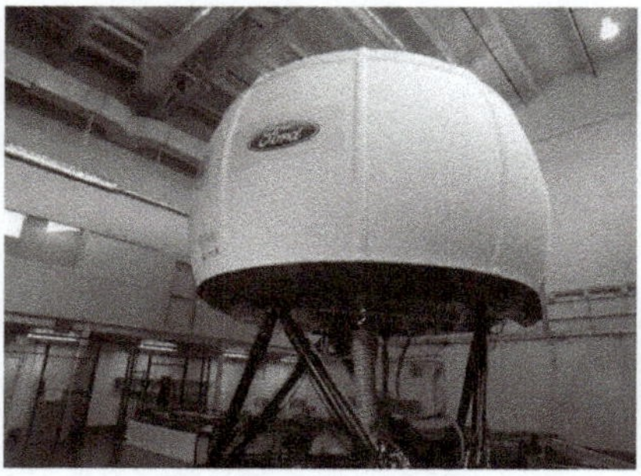

(e)

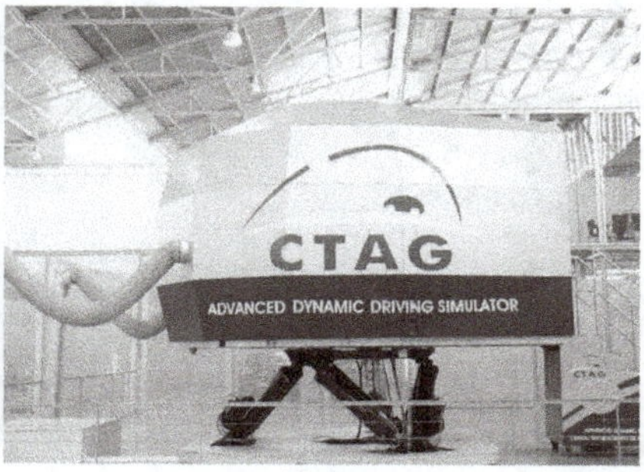

(f)

Le simulateur VIRTTEX de Ford (Figure 10(f)), utilise un véhicule placé dans un dôme contenant un écran cylindrique offrant un champ de vision de 180° et un écran cylindrique arrière offrant un champ de 120° (Artz et al., 2001). Le système est monté sur une plateforme à six degrés de liberté.

Afin de reproduire des déplacements de grande amplitude selon une ou deux dimensions, les simulateurs dynamiques peuvent être placés sur des rails. Parmi les systèmes à une dimension, on trouve le simulateur MARS (Figure 11(a)) de l'IFAS (Institut für Fahrzeugtechnik und Antriebssystemtechnik, Allemagne). Le rail utilisé permet un déplacement latéral de 1.5 m (Breidenbach et Tomaske, 2004). On trouve également le simulateur III (Figure 11(b)) du VTI (Institut national de recherche sur la route et les transports, Suède). Le rail utilisé permet un déplacement de 7.5 m. En outre, la cabine peut s'orienter de 90°, permettant de reproduire des mouvements longitudinaux et latéraux (Nordmark et al., 2004). Le simulateur de Daimler (Allemagne) (Figure 11(c)) est quant à lui constitué d'un dôme contenant un véhicule et un écran cylindrique de 360°, montés sur une plateforme à six degrés de liberté. Le système utilise un rail offrant une amplitude de mouvement de 12 m (Zeeb, 2010). La cabine s'oriente également de 90°.

Figure 11 – Simulateurs dynamiques avec rail à une dimension : (a) le simulateur MARS de l'IFAS (hsu-hh.de), (b) le simulateur III du VTI (vti.se), (c) le simulateur dynamique de Daimler (daimler.com)

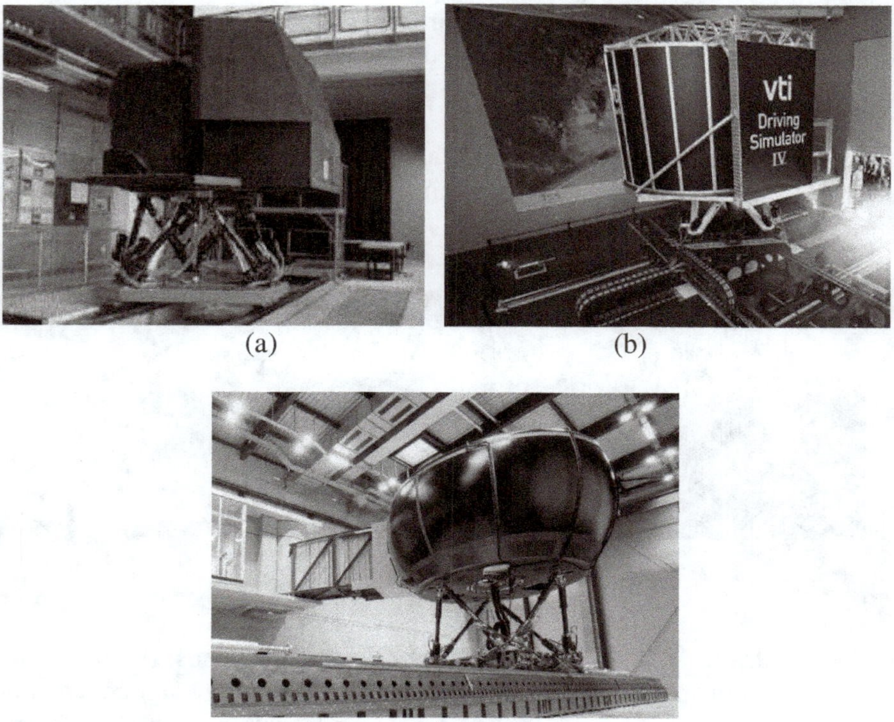

(a) (b)

(c)

Le simulateur Cards2 (Figure 12(a)), développé par Renault entre également dans cette catégorie. Il est composé d'une cabine équipée d'une planche de bord de Mégane, intégrant une boîte de vitesse manuelle à cinq rapports. Trois écrans, offrant un angle horizontal de vision de 150° et un champ vertical de 40° sont utilisés. Deux écrans LCD sont placés dans les rétroviseurs extérieurs, et l'image du rétroviseur central est projetée sur la partie haute de l'écran central. Le simulateur est monté sur une plateforme à six degrés de liberté, permettant un déplacement de ± 20 cm et une rotation de ± 20° (Reymond et Kemeny (2000)). Renault a également développé le simulateur dynamique Ultimate (Figure 12(b)) qui est constitué d'une cabine équipée d'une planche de bord de Laguna. Le volant est équipé d'un système de retour d'effort actif, tandis que les pédales et le levier de vitesses sont équipés d'un système de retour d'effort passif. Les images sont projetées sur un écran cylindrique offrant un champ de vision horizontal de 150° et vertical de 40°.

Parmi les simulateurs possédant un système de rails permettant le déplacement selon deux dimensions, on trouve le simulateur de l'université de Leeds (Angleterre) (Figure 13(a)). Les rails permettent un déplacement de 5 m en longitudinal et en latéral. On peut également citer le simulateur de l'université de Tongji (Chine), illustré à la Figure 13(b). Les rails du simulateur permettent un déplacement de 20 m en longitudinal et de 5 m en latéral.

Figure 12 – Le simulateur Cards2 (a), et le simulateur Ultimate (b) de Renault

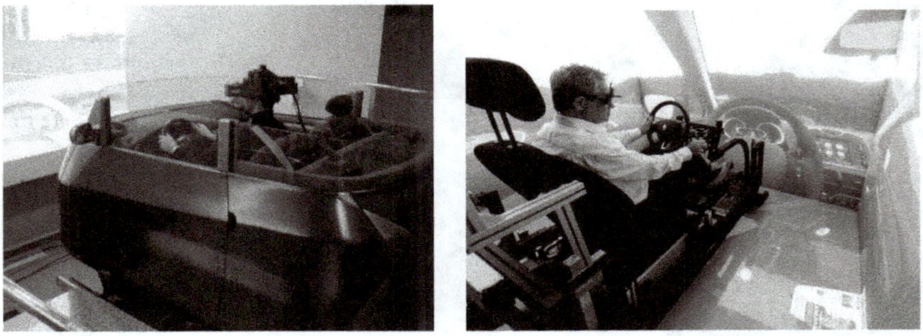

(a) (b)

Le simulateur NADS-1 de l'université d'Iowa (Etats-Unis) (Figure 13(c)) possède des rails permettent un déplacement de 19.5 m en longitudinal et en latéral (Greenberg et al., 2006). Notons que la cabine intègre un écran cylindrique de 360°. On trouve également le simulateur de Toyota (Figure 13(d)), dont les rails permettent un déplacement de 35 m en longitudinal et de 20 m en latéral.

Certains simulateurs dynamiques sont basés sur une architecture spécifique pour la simulation de mouvements et des accélérations. Par exemple, le simulateur CyberMotion du Max Planck Institute (Allemagne), illustré à la Figure 14(a) utilise un robot à six degrés de liberté, sur lequel sont positionnés le poste de conduite et un écran (Grabe et al., 2010). Dans la même catégorie, il y a le simulateur Desdemona du TNO (Pays-Bas), illustré à la Figure 14(b) (Mayrhofer et al., 2009).

Figure 13 – Simulateurs dynamiques avec rails à deux dimensions : (a) le simulateur dynamique de l'université de Leeds (its.leeds.ac.uk), (b) le simulateur de l'université de Tongji (vectioneer.com), (c) le simulateur NADS-1 de l'université d'Iowa (nads-sc.uiowa.edu), (d) le simulateur de Toyota (motortrend.com)

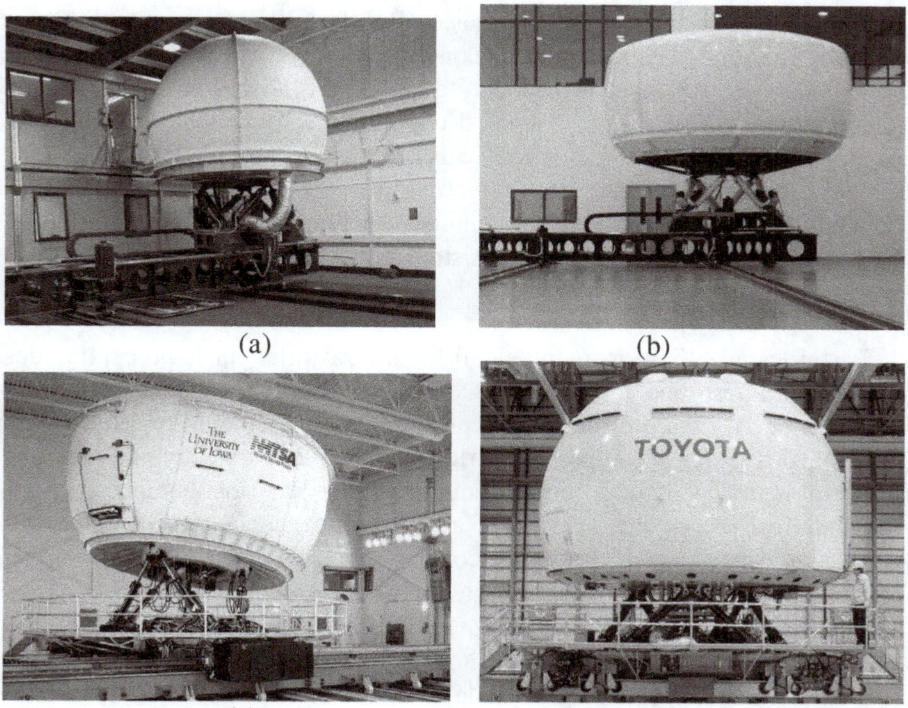

(a) (b)

(c) (d)

Figure 14 – Simulateurs dynamiques utilisant une architecture spécifique : (a) le simulateur Kuka du MPI (Grabe et al., 2010), (b) le simulateur Desdemona du TNO (tno.nl)

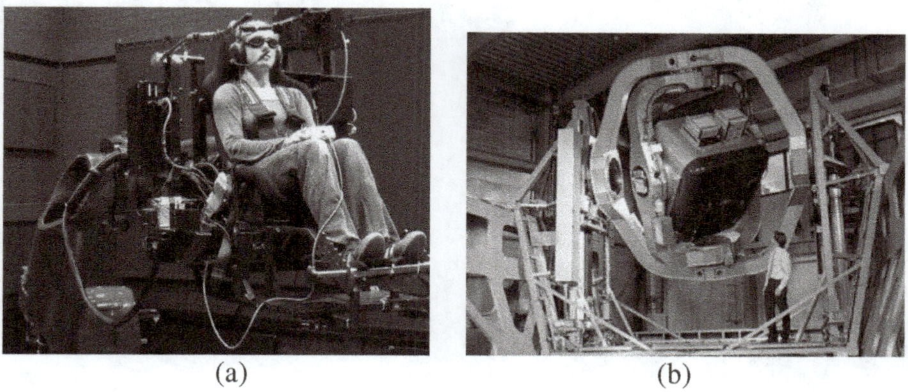

(a) (b)

6. Conclusion et perspectives

L'apparition récente sur le marché de salles immersives (visiocubes) basées sur les technologies d'affichage 4K et de visiocasques bas coût (oculus Rift, Valve, etc.) offrant de bonnes performances (suivi des mouvements de tête, amplitude du champ de vision) conduit au développement intensif des techniques de RV dans l'industrie automobile et en particulier dans la simulation de conduite. Par exemple, Renault a acquis un visiocube de très haut niveau doté de 5 faces (4K) cadencées à 120 Hz. PSA Peugeot-Citroën s'est équipé d'un système équivalent en 2015. En 2016, Renault a construit deux nouveaux simulateurs haut de gamme, et tous les constructeurs (Jaguar, Volvo, Ford, etc.) se sont également équipés. Cependant, certains problèmes (perceptuels, sensori-moteurs, ergonomiques, etc.) que nous avons évoqués subsistent et de nombreux travaux restent encore à mener pour les traiter.

Parmi les problèmes perceptuels, il faudra travailler sur la perception des échelles, qui est liée à l'interface visuelle utilisée. La perception de la distance, de la vitesse et de l'accélération devra également être étudiée, en fonction des différents types d'interfaces. En ce qui concerne les conflits sensorimoteurs, il faudra en particulier traiter les incohérences visuo-vestibulaires, les incohérences dues au temps de latence, les incohérences visuo-haptiques, ainsi que l'incohérence entre accommodation et convergence des yeux dans le contexte de la vision stéréoscopique.

Enfin, un point important lié à l'utilisabilité des simulateurs immersifs concerne les effets secondaires et le mal des simulateurs (*cybersickness*) subit par les utilisateurs, et en particulier par les utilisatrices (Flanagan et al., 2006). Ceci reste un frein majeur à l'utilisation efficace de la RV en milieu industriel.

Comportements et risques

Incendie dans un tunnel en Norvège. Leçons apprises sur les stratégies d'auto-évacuation des usagers.

Isabelle ROCHE-CERASI, Gunnar JENSSEN, Dagfinn MOE et Dag BERTELSEN*

Résumé

Les conditions de l'incendie, les mesures de sécurité en place, le plan d'intervention et d'évacuation, et les stratégies d'auto-évacuation des usagers de la route sont les facteurs les plus décisifs pour éviter tout risque de blessure ou de décès lors d'un incendie dans un tunnel. Les stratégies d'auto-évacuation sont les stratégies utilisées par les usagers pour échapper par leurs propres moyens à l'incendie.

Le 5 Août 2013 en Norvège, un camion a pris feu dans le tunnel de Gudvanga et 67 personnes se sont retrouvées prises au piège à l'intérieur du tunnel. Heureusement aucun mort n'a été à déplorer, mais 28 personnes ont été sérieusement blessées, intoxiquées par la fumée.

La fondation de recherche Norvégienne, SINTEF, a étudié les circonstances de cet incendie, les actions des services de secours, et les stratégies d'auto-évacuation des usagers. SINTEF a interviewé les services de secours et une partie des usagers présents lors de l'incendie (la majorité des personnes non-interrogées étaient des enfants). Cette étude a été financée par le Comité d'Investigation des Accidents (Accident Investigation Board Norway (AIBN)).

L'objectif de cette étude est de fournir une meilleure connaissance des stratégies d'auto-évacuation ; connaissance indispensable pour anticiper au mieux les comportements des usagers en cas d'incendie dans un tunnel et pour en faciliter leur évacuation. Les résultats de cette étude s'adressent aux autorités responsables des routes, aux centres de trafic et aux services de secours afin de mieux les aider dans leurs prises de décision quant à la sélection et le design des mesures de sécurité à mettre en place dans les tunnels.

* SINTEF, Département de recherche sur les transports, Trondheim, Norvège.

1. Introduction

Le tunnel de Gudvanga

La Norvège possède plus de 1000 tunnels routiers d'une longueur totale de plus de 800 km, dont environ 40 sont constitués d'un tube unique avec une circulation en double sens. Ces tunnels sont différents les uns des autres par leur géométrie, volume de trafic et mesures de sécurité et leurs longueurs peuvent varier de quelques mètres à plus de 20 km 21 de ces tunnels sont des tunnels percés sous la mer et 10 d'entre eux ont une pente supérieure de plus de 5%. Chaque année de nouveaux tunnels sont construits dans ce pays qui est l'un des plus montagneux de l'Europe.

Le tunnel de Gudvanga a été ouvert à la circulation le 17 décembre 1991 et se trouve sur la route, E16, dans la commune de Sogn and Fjordane. Sa longueur est de 11 428 m avec une pente maximale de 3,5%. Ce tunnel est à double sens, 2x1 voies non séparées, allant du village de Gudvangen à l'ouest jusqu'à Langhuso. Un autre tunnel, le tunnel de Flenja débouche ensuite à Flåm, un village de la commune d'Aurland. En moyenne, environ 2000 véhicules empruntent ce tunnel chaque jour ; dont 25% sont des véhicules lourds. Il est pourvu de 450 lumières au plafond de 35 W de puissance et ses murs sont non traités laissant apparaître la roche naturelle grise de la montagne. Les bas-côtés sont partiellement recouverts de gravier. (NPRA, 2006)

Image 1 - Le tunnel de Gudvanga (Source : carte NPRA)

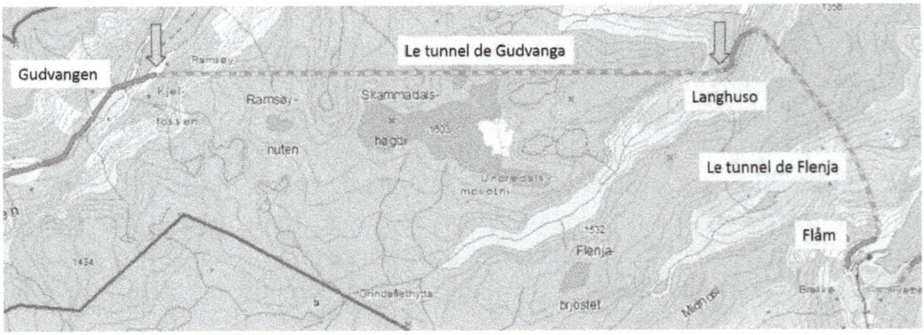

Il n'y a pas de refuge et de sortie d'urgence à l'intérieur du tunnel. Le tunnel possède dans les deux sens, au total 18 zones d'arrêt d'urgence avec 42 extincteurs tous les 250 m et 20 téléphones permettant de joindre les secours espacés de 360 m à 1020 m. Les armoires des extincteurs sont éclairées et possèdent un système de batterie capable de fournir un éclairage d'une heure environ. Lorsque la porte d'une armoire contenant un extincteur et un téléphone est ouverte, un signal d'alarme est envoyé automatiquement au centre de trafic et le système de ventilation est diminué sur la zone. Ce tunnel est, contrairement à d'autres tunnels, pourvu d'un système permettant la réception de la radio et les communications téléphoniques. Le centre de trafic fournit aussi en cas d'incident des informations sur la chaîne de radio P1 (NPRA, 2006).

Dans le cas d'utilisation des numéros d'urgence (110, 112, 113), le centre de trafic ne reçoit pas directement les appels ; ce sont ces services qui avertissent eux-mêmes le centre de trafic.

Le tunnel a une ventilation naturelle sortante dans la direction de Langhuso (altitude de 395 m) vers l'est. Les secours se trouvant à l'est, le centre de control du trafic doit inverser la ventilation, composée de 92 ventilateurs répartis en 5 groupes (numérotés de 1 à 5 dans le sens ouest – est), pour permettre aux secours de pénétrer dans le tunnel. L'air est alors évacué en direction de Gudvangen vers l'ouest. Ce système est adapté pour un feu dégageant une puissance d'environ 20 MW.

Le temps estimé pour l'arrivée des secours sur le site est de 20 minutes environ en journée pour les pompiers d'Aurland et les ambulances, et de 20 à 70 minutes pour la police. Le risque qu'un feu de camion entraîne des blessures ou des morts dans le tunnel était considéré en 2006 comme peu probable (1 fois tous les 50 ans ou plus souvent) avec comme résultats des conséquences graves (1 à 2 morts, jusqu'à 5 personnes sérieusement blessées et plus de 25 personnes à évacuer). (NPRA, 2006).

L'incendie du 5 Août 2013

Le lundi 5 Août 2013, un incendie s'est déclenché peu de temps avant midi, dans un camion à l'intérieur du tunnel. Le centre de secours a reçu un appel, à midi, d'un automobiliste via le numéro de secours d'urgence, le 110, les informant que de la fumée et des étincelles s'échappaient de la cabine d'un camion à 2,8 km à l'intérieur du tunnel. Le centre de trafic a alors reçu l'information de mettre le système de ventilation en route et de fermer l'accès au tunnel autour de 12h05. La fumée est alors évacuée par force dans la direction de Gudvangen vers l'ouest. L'air sort normalement naturellement vers l'est. Les pompiers d'Aurland sont avertis à 12h02 et se mettent en route à 12h10. Les pompiers pensent alors que le feu se trouve à 2,8 km de la sortie de Gudvangen et qu'ils vont devoir parcourir environ 8,6 km dans le tunnel avant d'atteindre le sinistre. Les pompiers arrivent sur les lieux à 12h30, la production de fumée est arrêtée à 12h55 et le feu rapporté comme maîtrisé à 13h02.

Le feu se trouvant en fait à 2,8 km de la sortie est d'Aurland, les automobilistes et leurs passagers présents sur les 8,6 km restant du tunnel se retrouvent alors dans la fumée. Les secours venant de Voss arrivent à 13h11 devant la sortie ouest du tunnel mais ne peuvent pas pénétrer dans le tunnel car ils ne possèdent pas le matériel nécessaire pour pénétrer dans un tunnel enfumé. Ils attendront d'autres secours venant de la ville de Bergen qui arriveront sur le site à 13h53.

Une fois le feu maîtrisé, les secours d'Aurland poursuivent leur progression dans le tunnel mais se retrouvent face à quelques voitures abandonnées et verrouillées. Ils doivent les soulever à la force de leurs bras pour pouvoir avancer. Au fur et à mesure que les secours pénètrent dans le tunnel, ils rencontrent plusieurs personnes dont en premier deux couples de Norvégiens, des touristes taïwanais et leur chauffeur qui reçoivent assistance et sont évacués par la sortie d'Aurland du tunnel. Ces personnes sont alors conduites à l'hôpital de Lærdal puis transférées à celui de Førde. Les secours d'Aurland sortiront à la sortie ouest à 14h28, après s'être assurés qu'il ne restait plus personne à l'intérieur ; ceci est confirmé à 15h19. Au total, 66 personnes ont été transportées vers des hôpitaux. 28 personnes ont été sérieusement intoxiquées par la fumée.

Le tableau 1 ci-dessous récapitule les évènements dans un ordre chronologique.

Tableau 1 - Séquence des évènements

11h59	Feu dans un camion	12h30	Les pompiers arrivent au tunnel
12h00	Appel de secours au 110		L'extinction du feu commence
12h02	Alarme pompiers d'Aurland	12h55	Le feu est circonscrit
	Alarme au centre de trafic	13h11	Les secours de Voss arrivent
12h05	Ventilation mise en route	13h25	La fumée sort du tunnel du côté ouest
12h05	Tunnel fermé	13h35	La ventilation est réduite
12h05	Ventilation inversée	13h53	Les services de Bergen arrivent
12h09	Lumières éteintes	14h12	La ventilation est au maximum
12h08	Changement du sens de l'air	14h28	Les pompiers d'Aurland sortent du tunnel, côté ouest à Gudvangen
12h10	9 pompiers partent d'Aurland et 3 de Gudvangen	14h38	Les secours de Bergen confirment qu'il n'y a plus personne dans le tunnel

Les dommages au niveau de la structure du tunnel et des installations sont considérables et le tunnel sera fermé à la circulation pendant 6 semaines.

2. Enquête sur l'incendie

La ventilation a joué un rôle important dans cet incendie. La ventilation mécanique permet une extraction naturelle de l'air de 3m/s en direction de Langhuso vers l'est. Lorsque la ventilation est inversée par le centre de trafic ; 10 des ventilateurs du groupe 3 ne changent pas de direction et seulement 44 des groupes 1, 2 et 5 se mettent à tourner dans le sens demandé. Le groupe 4 des ventilateurs se trouvant près du feu, ne se met pas en marche parce que l'armoire d'un extincteur a été ouverte dans cette zone ; ce qui entraîne automatiquement l'arrêt du groupe de ventilateurs pour permettre la communication. L'air est alors évacué à une vitesse moyenne de 2,48 m/s dans la direction de Gudvangen.

Autour de 13h35, la vitesse d'évacuation de l'air descend alors à 0,8m/s ; cette réduction due aux groupes 1 et 2 des ventilateurs a été provoquée par l'ouverture de deux autres armoires contenant un extincteur et un téléphone dans ces zones. Au bout de 25mn, le centre de trafic bloque alors ce système automatique pour permettre aux ventilateurs de se remettre en route. La vitesse de l'air remonte alors à un niveau de 3,37m/s à 14h12 grâce à l'action de 64 ventilateurs des groupes 1, 2, 4 et 5. (dsb, 2014)

Le Comité d'Investigation des Accidents (Accident Investigation Board Norway) et la fondation de recherche, SINTEF, ont inspecté le tunnel après l'incendie, enquêté sur le déroulement de ces évènements et interrogé les services de secours de Voss et d'Aurland. SINTEF a ensuite procédé aux interviews des personnes qui étaient présentes dans le tunnel.

Les pompiers et les services médicaux ont décrit en détail leur arrivée sur les lieux du sinistre, leur évaluation de la situation et le développement de l'incendie. Ils ont aussi expliqué les conditions d'évacuation des personnes blessées, les premiers soins qu'ils leur ont apportés et l'organisation du transport vers les hôpitaux.

Après l'incendie, le nombre, la position et la catégorie des véhicules ont été enregistrés sur une carte ainsi que les informations personnelles des personnes présentes lors de l'incendie (l'âge, le sexe, la nationalité, leurs coordonnées ainsi que leur adresse courriel et leur position dans le véhicule (conducteur ou passager)).

Méthode

Participants

16 personnes présentes dans le tunnel étaient des citoyens norvégiens : deux couples de retraités, une famille avec trois enfants, un père et ses deux

enfants, une personne accompagnée d'un non-Norvégien résidant en Norvège et un chauffeur voyageant seul. La plupart de ces usagers avaient l'habitude de conduire dans ce genre de tunnels à double sens et une partie d'entre eux avaient même déjà conduit dans le tunnel de Gudvanga. Ces usagers savaient qu'il n'y a pas de refuge ou de sortie de secours.

Les 50 touristes qui se trouvaient présents dans le tunnel étaient de nationalités diverses ; 24 citoyens de Taïwan, 2 de Pologne, 1 de Slovaquie, 8 de France, 8 d'Allemagne, 4 de Russie, 2 d'Israël 1 d'Estonie. Les 24 touristes de Taïwan voyageaient en car de tourisme avec un chauffeur Slovaque. Ces touristes ne comprenaient pas le Norvégien et certains d'entre eux ne parlaient pas l'anglais.

Aucun touriste n'avait de difficulté pour se déplacer mais deux d'entre eux souffraient d'asthme. Ces touristes s'attendaient à trouver des refuges et des sorties de secours dans le tunnel.

Interviews semi-structurées

Avant d'interviewer les victimes, SINTEF a analysé les circonstances de l'incendie afin de mieux prendre en compte la séquence des évènements. Grâce à ces informations, SINTEF a développé un guide pour des interviews semi-structurées avec une série de questions ouvertes à poser dans un ordre spécifique. Ces questions ouvertes ont permis aux enquêteurs de se concentrer sur les expériences vécues en leur donnant aussi la possibilité de s'adapter au récit des usagers.

Interviewer des personnes qui ont subi un traumatisme comporte évidemment des difficultés. Le temps écoulé entre l'expérience vécue et le moment de l'interview peut avoir à la fois des effets positifs et négatifs. Les interviewés ont eu le temps de réfléchir en parlant de leur expérience avec leur famille, amis ou à des psychologues, et ainsi d'acquérir un certain recul face aux évènements. Une partie de ce qui s'est passé peut ainsi avoir été oubliée à cause du stress de la situation ou de la capacité qu'on a à se souvenir des évènements. Les personnes peuvent aussi modifier leur souvenir en cherchant des informations à travers les médias.

10 interviews ont été réalisées (9 par téléphone et 1 face à face) et 3 personnes ont répondu aux questions par courriel. Certaines victimes, qui voyageaient ensemble, ont été interviewées séparément.

Les informations recueillies couvrent directement ou indirectement les situations vécues par 55 des 67 personnes qui étaient présentes dans le tunnel lorsque la fumée a envahi le tunnel. Dans le cas, des touristes taïwanais, seul leur guide qui est resté auprès d'eux durant l'incendie a été interviewé.

Toutes les personnes interviewées sont entrées dans le tunnel par le côté ouest de Gudvangen et se trouvaient à différentes distances du camion en feu réparties dans des véhicules sur une longueur totale de 8km.

Figure 1 - Position des véhicules retrouvés après l'incendie (SHT, 2015)

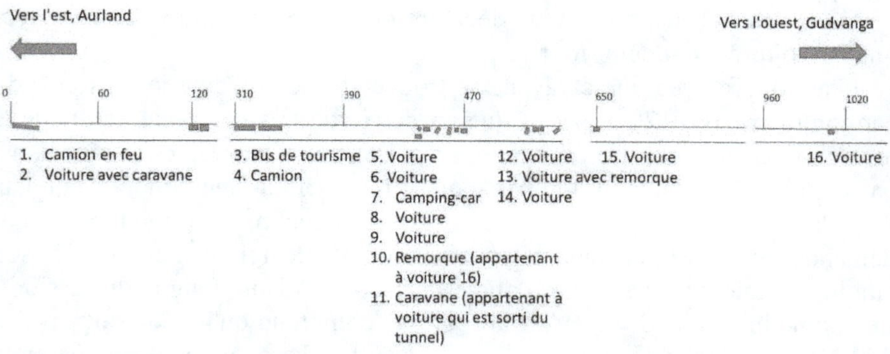

3. Analyse

L'objectif était de comprendre les comportements des usagers pris au piège dans un tunnel en feu. Les résultats de notre analyse nous ont permis de diviser les évènements en 4 phases principales selon le ressenti des usagers.

Phase 1 : Aucun danger n'est perçu

Les véhicules pénètrent dans le tunnel à des intervalles irréguliers. La vitesse des voitures ralentie progressivement jusqu'à l'arrêt complet. Les usagers ne perçoivent pas que la situation est inhabituelle. Certains automobilistes se sont souvenus, après coup, que le tunnel n'était qu'en partie éclairé ; mais ils n'y ont jamais vraiment réfléchi pendant les évènements.

Les usagers ont évoqué la possibilité d'un feu rouge de circulation ou la présence de moutons dans le tunnel. Les usagers ne sont pas inquiets. Les queues dans les tunnels arrivent souvent. Des touristes français tout en déjeunant dans la voiture discutent de l'accident du Mont-Blanc et des mesures de sécurité en place depuis dans tous les tunnels.

Au total, 26 véhicules se trouvaient derrière le camion avant que l'alarme ne soit donnée ainsi que 17 véhicules qui ont pénétré après la fermeture du tunnel. 43 véhicules se trouvent donc dans la queue derrière le camion.

Phase 2 : Incertitude et anxiété

Les usagers peuvent ensuite être divisés en deux groupes : Ceux qui sont assez près du véhicule en feu et qui connaissent la situation et ceux qui se trouvent trop loin pour savoir ce qui se passe.

Au total, 35 voitures se situant derrière le camion font demi-tour alors que 1 camion et 7 voitures décident de dépasser le camion en feu. Les voitures sortent du tunnel avec leurs feux de détresse allumés ou en faisant des appels de phare.

Dans l'autre sens, 5 voitures décident de croiser le camion en feu alors que 31 voitures font demi-tour.

Une voiture avec une caravane se trouve être le véhicule le plus près du camion (à environ 120 m) après que les deux voitures se situant entre elle et le camion aient décidé de faire demi-tour. Le couple Norvégien décide de ne pas dépasser le camion en feu parce qu'ils transportent une bonbonne de gaz dans la caravane. Le chauffeur polonais du camion les rejoint pour leur demander d'emprunter leur téléphone mobile. Il téléphone alors à son employeur suédois et selon le couple il s'agissait "d'une longue discussion". Le couple lui demande ce qu'il transporte et comprend qu'il ne le sait pas. En fait le camion est vide et a déjà livré sa marchandise. Le couple essaie alors de décrocher leur caravane mais n'y arrive pas. Ils décident d'essayer de faire demi-tour avec la caravane mais cela n'est pas possible; le tunnel étant trop étroit.

Dans le bus de tourisme, les voyageurs sont inquiets mais le guide a dit avoir été calme à ce moment-là : "Je n'avais pas peur et j'essayais de me concentrer sur la survie de mes passagers."

Les usagers qui se trouvent trop loin (400 – 500m) pour savoir ce qui se passe ne sont pas inquiets. Mais certains d'entre eux essaient de regarder au loin s'ils voient la raison de cet arrêt.

Ils ne discutent pas entre eux. Mais l'inquiétude monte parmi tous les automobilistes. Ils entendent des détonations (probablement les pneus du camion en feu qui explosent) et commencent à spéculer sur ce qui se passe.

Phase 3 : La peur de mourir

Après avoir percuté plusieurs fois le mur du tunnel avec leur caravane, le couple décide finalement de quitter leur véhicule en y laissant leurs deux chiens. Ils pensent à ce moment-là "qu'ils ne s'en sortiront pas vivants".

Une fumée épaisse envahit soudainement le tunnel au point que les gens n'y voient plus rien et perdent le sens de l'orientation. "La fumée est arrivée comme sortie d'un sac, presque comme une avalanche". Il n'est plus possible de faire demi-tour.

Les voitures se rentrent les unes dans les autres ou percutent les murs du tunnel. Les gens crient. De nombreuses personnes ont décrit "la crainte, la panique et un chaos complet" qui règne alors dans le tunnel.

La situation est dramatique : "Nous ne pensions pas alors que nous pouvions nous en sortir vivants", "Nous manquions d'air et avions très peur de ne pas nous en sortir", "Nous pensions que notre dernière heure était arrivée". "Cela s'est passé si vite. La fumée est venue soudainement remplissant le tunnel. Elle était si épaisse. Nos visages sont devenus noirs".

Les stratégies d'auto-évacuation

Les usagers se retrouvent dans une situation où ils doivent prendre une décision : Que faire ? Rester dans la voiture ? Partir à pied ?

Le couple de la caravane rentre dans le bus de tourisme qui se trouvait être le plus proche véhicule derrière eux, à environ 200 m. La température monte et la caravane commence à fondre. Dans le bus de tourisme, le chauffeur commence à s'inquiéter et a peur que le bus ne s'enflamme. Un autre couple de Norvégiens arrive au bus. Il s'agit d'un couple qui a quitté sa voiture et a marché dans la direction du feu ; désorienté dans la fumée. Ils sont exténués.

Ces deux couples de Norvégiens essaient de convaincre les touristes taïwanais de ne pas quitter le bus. "Le bus était rempli de touristes chinois plus ou moins hystériques". Au bout de 30 à 45 mn, il fait très chaud et les touristes finissent par quitter le bus avec leur guide dans la direction de Gudvangen. Ils ont été vus par d'autres automobilistes, et décrits comme des personnes effrayées qui couraient en criant. Ces touristes pensent qu'il y a des sorties de secours ou des refuges ; ils cherchent ces endroits où ils ont vu des téléphones.

Les voyant passer en courant et criant, des personnes restées dans leur voiture se demandent s'il ne vaut pas mieux sortir et marcher. Certains savent qu'il y a 7 à 8 km à parcourir et qu'il n'y a pas de sortie de secours.

Ceux qui ont appelé les secours ont reçu comme consigne de rester dans leur voiture et de couper les entrées d'air. Un Norvégien va s'allonger le plus possible par terre dans sa voiture pour y trouver de l'air. 4 amis français dans leur voiture de location vont aussi décider de rester dans la voiture. Ils sont sortis et sont retournés dans leur voiture car ils n'y voyaient rien. Ils coupent les aérations, mettent de l'eau sur des tissus et les mettent devant leur bouche. Ils ne savent pas qu'ils peuvent téléphoner ou écouter la radio.

Après avoir appelé les secours au 113, un couple décide de rester dans leur voiture. La femme a appelé ses parents ; "je pensais que nous allions mourir". Pendant les 45 mn d'attente avant que les secours n'arrivent, ils sont restés en contact avec le 113.

Les personnes restées dans leur voiture verront la fumée diminuée et les secours viendront leur porter assistance. Cependant les secours leur demanderont de sortir en passant devant les restes du camion calciné. "Un des moments les plus effrayants a été lorsque nous avons été sauvés. Alors que nous pensions être sauvés, des parties du tunnel ont commencé à tomber autour de nous. Heureusement nous avons réussi à atteindre l'ambulance sans être blessés".

Ceux qui ont ouvert leur porte lorsque la fumée est arrivée, ont maintenant de la fumée dans leur voiture. La plupart partent à pied en tâtonnant avec une main sur le mur du tunnel et une main devant leur bouche. Ils entendent des cris, des voitures percuter le tunnel ou d'autres voitures. La fumée est si épaisse qu'ils ne voient pas les voitures et les phares.

Une famille française se retrouve en file indienne en se tenant les uns aux autres avec le père qui les guide vers la sortie. Ils cherchent une sortie de secours ou un refuge. Ils décident de ne pas utiliser les téléphones d'urgence à cause du problème de langue mais aussi pour ne pas perdre de temps. Leur père va se cogner plusieurs fois à la paroi rocailleuse du tunnel à la tête, au point même où il sera désorienté et sa famille l'empêchera de partir dans la mauvaise direction. Ils croisent des voitures et crient pour ne pas être écrasés. "On a eu de la chance de ne pas se faire écraser ; c'était effrayant".

Une famille Norvégienne décide de conduire en cognant leur voiture contre les murs du tunnel. Les 4 Français ont signalé leur présence en utilisant la lumière de leur téléphone et monte à bord. Le père est tellement exténué que sa femme pense qu'il a un malaise cardiaque. La voiture avance si doucement qu'ils pensent qu'ils vont mourir dans cette voiture. Cette voiture va recueillir ensuite un père et sa fille (qui ont marché 3 km dans la fumée). Le père a dit par la suite : "J'avais peur de mourir mais je n'ai pas paniqué ; je tenais la main de ma fille".

Une famille russe se met à marcher. "J'avais peur. Quand j'ai vu ma famille paniquer, alors j'ai arrêté de paniquer et j'ai commencé à penser comment nous pouvions quitter la voiture et ce que nous pouvions emporter avec nous. J'ai décidé d'utiliser des t-shirts mouillés pour filtrer l'air. Les premiers 4-5 kms, c'était difficile de marcher vite. Je me suis courbé et ai utilisé mon briquet pour suivre la ligne blanche.

Toutes ces personnes pensaient rencontrer les secours dans le tunnel à un moment ou à un autre. Ils ont tous été pris en charge par les secours à la sortie du tunnel.

A la question, Que devons-nous améliorer ?, les personnes ont répondu : construire des sorties d'évacuation, respecter les normes internationales de sécurité des tunnels, mettre des bouteilles d'oxygène à disposition, avoir de l'aide des secours et de personnes compétentes.

4. Discussion

Dans le cas de cet incendie, le nombre de stratégies est important mais pas surprenant. Les évènements ont montré que les personnes présentes dans le tunnel ont réagi en fonction de ce qu'ils étaient en train de vivre et de ce qu'ils voyaient.

Lorsque personne ne bouge, les gens ont tendance à faire de même, à attendre. Si des automobilistes commencent à faire demi-tour, les autres suivent les uns après les autres. Un automobiliste qui avait fait demi-tour, est même retourné voir le feu. Certains automobilistes ont agi de façon impulsive en doublant le véhicule en feu sans prendre le temps de réfléchir ou d'évaluer les risques. Des usagers sont restés à l'abri de la fumée dans leur véhicule alors que d'autres ont choisi de partir à pied à la recherche d'une sortie.

Se pose alors la question de savoir quelles nouvelles mesures peuvent être mises en place afin d'apporter une aide réelle aux usagers avant et pendant une telle situation de crise. Comment améliorer les tunnels, leur équipement, et les actions de secours pour assister au mieux des comportements différents?

L'incendie du tunnel de Gudvanga nous a apporté quelques réponses à ces questions.

Information et communication

- Services de secours

La connaissance exacte des conditions de l'incendie (position, contenu des véhicules, quantité des produits inflammables ou dangereux) permet de déclencher une alarme en indiquant une marche à suivre adaptée à la situation. De bons conseils des services d'urgence au téléphone ne peuvent être basés que sur une information correcte et précise. Les services de secours doivent pouvoir évaluer les risques en connaissant la position exacte de l'incendie, ses conditions et le contenu du véhicule. Ils peuvent ainsi conseiller les automobilistes de rester ou de ne pas rester dans leur véhicule en évaluant la gravité de l'incendie.

- Usagers

Une information précise devrait être distribuée aux usagers norvégiens et étrangers pour leur expliquer ce qu'ils doivent faire dans les différents cas d'urgence. Il est bien sûr difficile de décrire toutes les situations, mais au moins des procédures standards pourraient être accessibles à tous. Ces procédures pourraient donner des renseignements sur qui avertir et quelles sont les informations importantes à fournir. Il est par exemple important que les automobilistes qui quittent leur véhicule sachent qu'en laissant les clefs de leur voiture, ils facilitent l'avancement des secours dans le tunnel.

De nombreuses personnes ont préféré utiliser leur téléphone mobile au lieu des téléphones d'urgence du tunnel et ne se sont pas exposées à la fumée. Il est donc important que la communication avec téléphone mobile soit possible dans tous les longs tunnels constitués d'un seul tube.

Les usagers auraient dû être avertis que le système de ventilation allait être inversé et qu'il était important de rester dans son véhicule. On peut noter que les étrangers présents dans le tunnel ont quitté leur véhicule et ont voulu rejoindre des sorties d'évacuation ; consignes en cours dans les pays Européens.

De nombreux automobilistes ne savaient pas qu'il s'agissait d'un feu. 17 voitures ont ainsi pénétré dans le tunnel après sa fermeture. Il est important de fermer efficacement l'accès au tunnel le plus rapidement possible et de connaître le nombre et la position des véhicules ainsi que leur contenu. Les secours doivent aussi connaître les mouvements et les actions d'auto-évacuation que les personnes entreprennent.

Les refuges ou sorties d'évacuation

Il est nécessaire d'envisager la construction de refuges ou de sorties d'évacuation dans les tunnels à haut risque où le volume de trafic y est élevé et le transport de marchandises dangereuses très important.

Les équipements et les refuges peuvent se trouver dans le cas d'un tunnel enfumé, trop éloignés les uns des autres. Lorsqu'il n'y a aucune visibilité, une personne marche à une vitesse d'environ 0,2 m/s. Les usagers ne peuvent pas voir des pancartes situées trop haut. Dans le cas de Gudvanga, les personnes n'y voyaient rien du tout et étaient complètement désorientées : "Nous avons perdu le sens de l'orientation. Nous ne savions plus si le feu était devant ou derrière nous". "Il était impossible de faire demi-tour ; nous avons quitté la voiture, trébuchant jusqu'à ce que nous sommes rentrés dans une autre voiture".

Les équipements du tunnel

Le système de ventilation dans ce tunnel est à réétudier en fonction des stratégies d'auto-évacuation. Les usagers ont été enfumés sur une longueur de plusieurs kilomètres. Quel est l'effet de l'inversion de la ventilation sur les comportements des usagers ?

Comment réduire les risques d'exposition à la fumée et au feu ?

Dans le cas des longs tunnels n'ayant pas de sorties ou de refuges, il serait préférable de compenser ce manque par des installations permettant une évacuation rapide et sécurisée des usagers quittant le tunnel à pied ; par exemple l'accès à des masques à oxygène.

Le manque d'éclairage a été mis en évidence dans cet incendie. Les personnes perdues dans la fumée ont manqué d'un guide lumineux pour les aider à sortir plus vite. Suivre les lignes au sol s'est révélé difficile, même en marchant dans une position courbée.

Un éclairage continu tout le long du tunnel aurait été utile ; une rampe lumineuse, facile à tenir en main. Les personnes ayant suivi la roche à l'intérieur du tunnel se sont blessé les mains et la tête ou ont même trébuché. Les bas-côtés de la route devraient être aménagés en un trottoir asphalté pour permettre à la fois une marche rapide et sécurisée.

Le demi-tour

Faire demi-tour avant que la fumée n'envahisse le tunnel s'est révélé dans le cas de cet incendie une bonne stratégie. Mais il est difficile de faire demi-tour dans les tunnels norvégiens qui sont très étroits sans prendre des risques. Ce n'est que par pure chance que dans le cas de Gudvanga, un grand nombre de voitures ont réussi à faire demi-tour et dépasser ou croiser le camion en feu sans qu'aucun accident n'ait lieu. Les camions, camping-cars et bus, quant à eux, ne peuvent pas faire demi-tour.

Les automobilistes ne voient pas les voitures venant dans l'autre sens. Garder une distance assez grande entre les véhicules avant l'arrêt complet pourrait permettre de faire demi-tour plus facilement en cas de besoin (si toutes les règles de sécurité sont respectées ; aucun véhicule ne dépassant la queue et aucune circulation en contresens).

Il existe aussi dans les tunnels des zones d'arrêt d'urgence qui pourraient être modifiées en zones pour faire demi-tour ; des zones moins espacées et mieux adaptées. Ceci est une mesure qui pourrait être étudiée.

Rester dans le véhicule

Dans le cas de Gudvanga, cette stratégie a permis aux usagers de ne pas être intoxiqués par la fumée. Une fois l'aération de la voiture coupée, les usagers ont pu rester un temps suffisamment long en attendant les secours. La voiture reste, dans la plupart des cas, le meilleur refuge. Si les secours connaissent les conditions, ils peuvent conseiller aux usagers soit de rester sur place dans leur voiture soit de faire demi-tour. Des conseils sur les équipements à avoir dans sa voiture ou comment se recouvrir la bouche d'un linge mouillé en attendant les secours pourraient être fournis.

Épilogue : Quelles modifications ont été apportées dans ce tunnel à la suite de cet incendie ? La vitesse y a été réduite de 80 à 70 km/h, les murs ont été peints en blanc, la lumière a été améliorée aux abords des entrées, des nouveaux ventilateurs y ont été installés, la communication par téléphone mobile est maintenant possible sur toute la longueur du tunnel et le tunnel a été équipé de 14 cameras.

Était-ce suffisant ? Le 11 août 2015, un bus de tourisme a pris feu dans ce tunnel 2 ans après le premier incendie. 5 personnes se sont retrouvées prises au piège dans une épaisse fumée plus de 90 mn et ont été intoxiquées par la fumée. Un chauffeur a évacué les 32 touristes chinois du bus avec sa camionnette. La sécurité des tunnels devrait-elle reposer sur le facteur chance ?

Le profil psychosocial du conducteur algérien en lien avec l'accident

Lahcene LAGGOUNE et Rafika LAKEHAL*

Résumé

L'objectif de ce travail est de décrire le profil psychosocial du conducteur algérien en lien avec l'accident « cause d'accident ». Il s'agit d'une enquête regroupant les pratiques de conduite, les variables sociodémographiques et le test d'Eysenck de personnalité(EPI).

Les résultats montrent que le conducteur en lien avec l'accident est souvent un jeune de sexe masculin (73.9%), fréquemment exposé aux risques routiers (conduite nocturne, gros rouleur des véhicules puissants), avec une conduite à risque et il est fréquemment puni suite à une infraction du Code de la route. Sur l'aspect de personnalité, généralement, il a des scores en neuroticisme (60.9%) et en extraversion (78.3%) plus élevés que les autres conducteurs.

Ce profil va nous permettre de repérer les conducteurs qui risquent d'avoir un accident de circulation afin de les orienter vers des programmes de prévention et d'éducation.

Introduction

Tous les jours, des milliers de personnes sont tuées ou blessées sur nos routes. Des hommes, des femmes ou des enfants qui marchent ou se déplacent à bicyclette, à moto ou à véhicule pour se rendre à l'école ou au travail ne rentreront jamais chez eux ou bien ils passeront de longues semaines à l'hôpital à cause de graves accidents et beaucoup ne pourront jamais vivre, travailler ou s'amuser comme avant.

En Algérie durant l'année 2008, on a comptabilisé plus de 40 481 accidents dont 4 432 mortels et plus de 64 708 blessés. Ces accidents résultent de différents facteurs parmi lesquels le facteur humain occupe une place primordiale. Celui-ci est contributif dans environ plus de 87% des accidents. L'étendue de ce phénomène s'aggrave davantage lorsqu'on sait que plus de la moitié des personnes tuées dans les accidents de la circulation

* Laboratoire de Psychologie de l'Usager de la Route (LPUR), Université de Batna 1, Algérie - Laggoun_82@yahoo.fr - lakehal.rafika@yahoo.fr

sont de jeunes adultes âgés de moins de 40 ans, et il s'agit souvent de soutien de famille.

Cet article présente un travail de terrain que nous avons mené en 2015 auprès des conducteurs algériens dont l'objectif est d'identifier le profil psychosocial du conducteur en lien avec l'accident. Dans un premier temps nous allons présenter le phénomène d'accidentologie et les principales caractéristiques du conducteur à risque et/ou en lien avec l'accident, cités dans la littérature. Ensuite nous décrirons le cadre et la méthodologie de la recherche. Enfin nous présenterons les principaux résultats portants sur les différentes caractéristiques du conducteur en lien avec l'accident afin de dégager les plus influentes puis nous réfléchirons à leur exploitation possible en pratique routière et dans le cadre d'une amélioration des mesures de sensibilisation et de prévention.

1. L'accidentologie et le conducteur en lien avec l'accident

L'accident de circulation est la résultante d'une rupture de l'équilibre du système composé des trois éléments interdépendants qui sont : l'usager, le véhicule et l'infrastructure.

Cette approche systémique de l'accident résulte des recherches effectuées sur les mécanismes d'accidents. Elle constitue le fondement d'un grand nombre d'ouvrages sur les accidents de la circulation routière. Ce mécanisme d'accident est confirmé par la plupart des enquêtes. La synthèse de l'enquête réalisée par le Centre National de Prévention et de Sécurité Routière (CNPSR) en 2008 conclut que, dans plus de 87,12% des accidents, le comportement humain est en cause. Cependant ceci ne signifie pas qu'il ne reste que 13% pour les autres facteurs ni que dans ces 87% des cas il y a nécessairement faute du conducteur.

La survenue d'un accident est en effet multifactorielle. Darty et McKenzie (1991) ont proposé un modèle d'analyse de l'accident qui comporte deux volets :

1.1 Les facteurs physiques et mécaniques : sont présentés par :

a. Les facteurs liés aux véhicules : une des caractéristiques des accidents concerne les véhicules usés et mal entretenus. La synthèse des enquêtes CNPSR montre que dans plus de 5.69% des accidents, les facteurs liés aux véhicules sont en cause (pneus sous-gonflés, mauvaise suspension, défauts mécaniques, signalisation lumineuse...).

b. Facteurs liés à l'infrastructure et l'environnement : la synthèse des enquêtes CNPRS situe à près de 5.15% la part des accidents où les facteurs liés à l'infrastructure rentrent en jeu (route, équipements, environnement, climat…). De même, une analyse statistique de plusieurs études montre que la part des accidents liés aux véhicules et/ou à l'infrastructure ne dépasse pas en moyenne 10% (Nafia et Seyf en Arabie Saoudite « 12.6% », Djadaan en Koweït « 10% »).

c. Heure, jour et mois de conduite : il existe peu d'études qui fournissent des données relatives à l'occurrence des accidents en fonction de l'heure et du jour en Algérie. L'enquête CNPSR (2008) a mis en évidence que le risque d'accident selon le mois est nettement accru pendant les mois d'été (au mois de juin 20,90% de l'ensemble des accidents annuels) vue le dédoublement de la circulation routière durant cette période des vacances, des fêtes et de retours des immigrés. Encore, une étude suédoise, sur la période 1994-2000, montre que 32% des accidents impliquant des conducteurs de 18-19 ans se sont produits durant l'obscurité, contre 22% pour les autres. L'écart est particulièrement important pour la nuit du week-end entre 19 heures et 2 heures (Engströme et al, 2003).

1.2 Les facteurs psychosociaux :

a. Les influences sociodémographiques :

Les jeunes conducteurs sont surreprésentés dans la plupart des accidents. Durant l'année 2007, le CNPSR a recensé en milieu urbain environ 2704 conducteurs de 20-24 ans impliqués dans un accident corporel, le nombre étant de 1187 pour la classe d'âge 34-39 ans. Donc, en termes de risques sanitaires, les conducteurs de 20-24 ans ont été 2 à 3 fois plus impliqués dans des accidents que les conducteurs de 34-39 ans. On retrouve cette situation de surreprésentation des jeunes conducteurs dans plusieurs pays : au Koweït : Djadaan (1977) a montré que dans 50% des accidents, les jeunes de moins de 29 ans sont en cause. En Arabie Saoudite : Nafia et Seyf (1984) ont montré que dans 86% des accidents les jeunes de moins de 35 ans sont en cause. Ainsi, les résultats globaux montrent une sur-implication des hommes par rapport aux femmes. Par exemple, en Suède, sur la période 1994-2000, les conducteurs hommes ont été impliqués dans 77% des accidents alors que les conductrices dans 23% des cas (Engströme et al, 2003).

b. Les influences psychologiques :

Les études en psychologie ont permis de considérer la conduite automobile comme un processus intrinsèque de l'homme ; ses motivations, ses buts, ses désirs sont déterminants dans ce processus.

À partir d'une analyse de données issues de plusieurs études, Nathalie BUISSON (2009) a montré l'existence d'un lien entre les traits de personnalité du conducteur et son comportement au volant avec une relation positive entre l'extraversion et la prise de risque. Un score élevé en extraversion est souvent lié à la prise de risque. Aussi, elle a montré qu'un score élevé en neuroticisme est fréquemment lié à la prise de risque et associé à des défauts d'attention par une augmentation du stress (Buisson, 2009).

Depuis l'étude de Willet (1964), plusieurs auteurs confirment le lien entre les actes délinquants, la « mauvaise conduite au volant » et identifient des origines au niveau de la personnalité du sujet. Pour Ullberg (2002), les personnes qui ont une personnalité antisociale, impliqués dans des accidents, agissent souvent de manière agressive et irresponsable. Ils se caractérisent le plus souvent par la déviance sociale, l'hostilité, l'impulsivité, l'émotivité et l'agressivité (Meite, 2009). De même, des études menées pour mesurer le lien entre les comportements agressifs et les infractions et/ou les accidents de conduite montrent que les meilleurs prédicteurs des infractions sont les différents comportements agressifs : colère au volant, frustration-agression, la recherche de nouveauté et de sensation et la conduite dangereuse et agressive.

Parallèlement à l'influence des comportements agressifs, certains facteurs de risques susceptibles d'altérer la capacité de conduire ont été également soulignés. Ces facteurs étant définis comme des actes délibérés en relation avec ce que procure le danger et impliquant pour un sujet la mise en jeu de sa propre vie. Ce sont entre autres, selon Assailly, l'usage du téléphone portable au volant, les excès de vitesse, le défaut d'attachement de la ceinture, la consommation d'alcool et des drogues, la fatigue, la sur-occupation du véhicule, les intervalles trop réduits entre les véhicules et les dépassements hasardeux (Assailly, 2001).

Selon l'approche cognitive de la tâche de conduite, les comportements des conducteurs au volant ne seraient pas compréhensibles indépendamment de leur personnalité. Le conducteur est au volant avec ses propres motivations, ses désirs et ses craintes qui affectent généralement son pouvoir de décision. Les décisions du conducteur dépendent largement de la hâte d'arriver, du goût de la vitesse, de l'attitude à l'égard de l'automobile,...etc. Elles dépendent aussi d'autres facteurs qui influencent ses capacités perceptives et motrices ainsi que ses motivations. (Assailly, 1997 ; Meite, 2009).

Le motif du déplacement est un autre facteur psychosocial important dans le choix du style de conduite. Ce type de facteur peut être éclairant pour comprendre les processus de l'accident, avec les paramètres liés au site de l'accident, l'état et le comportement du conducteur au moment de l'accident, l'équipement du véhicule, l'état de la route, les conditions de circulation, le moment de la journée,...etc (Engströme et al, 2003).

Les recherches sur les comportements des conducteurs apportent des avancées substantielles qui peuvent être directement utilisables en pratique.

Pour résumer, ces études ont permis à partir des traits de personnalité, d'identifier les conducteurs pouvant être les plus impliqués dans les accidents. Elles ont montré que différentes caractéristiques influencent plus ou moins les comportements au volant. Ce sont seulement les cas extrêmes qui confirment la liaison entre la qualité de la conduite et les traits généraux de la personnalité.

2. Problématique et hypothèse

Les accidents de la circulation préoccupent l'Organisation Mondiale de la Santé (OMS) depuis plus de cinq décennies. Ils constituent un problème de santé publique et une crise de développement majeurs, et leur nombre devrait augmenter, si les pouvoirs en place ne s'attaquent pas véritablement à la question de la sécurité routière. L'étendue de ce phénomène en Algérie s'aggrave d'une année à l'autre vu l'accroissement rapide et incontrôlable du nombre d'accidents comportant des facteurs humains.

Plusieurs recherches ont été faites ces dernières années pour essayer, d'une part, de mettre en évidence une liaison entre divers facteurs liés à la conduite (humains, infrastructures, véhicules) et la sécurité routière. Ce qui impose une approche pluridisciplinaire, associant psychologues, ingénieurs, juristes, assureurs, économistes et éducateurs. D'autre part, il est nécessaire de mesurer l'effet de ces facteurs et de faire un pronostic du potentiel de risque d'accident pouvant être provoqué par telle ou telle personne. Les conducteurs ont été répartis en catégories selon plusieurs caractéristiques : l'âge, la profession, les revenus, l'état de santé ; mais aussi selon les traits de caractère (extraversion, neuroticisme, psychoticisme, distraction, discipline, impatience, insouciance...etc.). L'étendue de ce phénomène en Algérie nous amène à poser la question des caractéristiques du conducteur algérien en lien avec l'accident. Donc la problématique issue de ce travail est la suivante : « Peut-on décrire un profil psychosocial de conducteur algérien en lien avec l'accident ? ».

En se basant sur la littérature suscitée et les observations pratiques, notre recherche vise en dernière analyse à vérifier l'hypothèse suivante :
« Le conducteur algérien en lien avec l'accident se caractérise par un profil psychosocial bien déterminé ».

3. Méthodologie

3.1. Méthode

Afin d'identifier les caractéristiques psychosociales du conducteur en lien avec l'accident, la méthode qui nous paraît bien appropriée est la méthode descriptive et comparative. Les analyses ont été effectuées avec le logiciel SPSS, version 18.

3.2. Participants

Notre enquête dispose de deux échantillons : l'un pour les conducteurs en lien avec l'accident (n= 23 moyenne d'âge= 31.04 +/- 6.39) et l'autre pour les témoins (n=94, moyenne d'âge =37.72 +/-11.45). La période de recueil des données s'étend d'octobre à décembre 2015. Le recrutement s'est fait sur l'ensemble du territoire de willayas Batna dans différents lieux de sondage : au public d'une daïra, à l'université, à la gare routière et aux bureaux des assurances.

3.3. Outil : Questionnaire d'enquête

L'élaboration de chacune de ces questions porte sur des facteurs mis en évidence dans la littérature relative aux comportements du conducteur. Il s'agit d'une enquête de type cas/ témoins par auto-questionnaire, remplie par les conducteurs, afin de pouvoir établir des liens entre comportements en lien avec l'accident et le profil psychosocial. L'auto-questionnaire se compose de 111 questions que l'on peut regrouper en trois grands thèmes :
- Variables sociodémographiques : questions 1 à 14.
- Description des pratiques de conduite : questions 15 à 43.
- Test EPI (Eysenck Personnality Inventory) : questions 44 à 111.

Dans le thème de la description des pratiques de conduite, l'auto-questionnaire comprend 11 infractions pour lesquelles il est demandé de se positionner sur l'attitude adoptée le plus souvent, avec une notion de fréquence à deux modalités : « jamais » ou « souvent ».

Le test de personnalité adjoint au questionnaire est l'EPI, version traduite en arabe par S.D.Radwan 1999. Il est composé de 68 items répartis en 4 facteurs :
- L'extraversion qui mesure l'activité, chaleur, grégarité, assertivité, recherche de sensations, émotions positives et se décline sur une échelle (extraversion vs introversion) avec 18 items.
- Le névrosisme qui mesure l'anxiété, colère-hostilité, dépression, timidité et se décline sur une échelle (stabilité vs instabilité émotionnelle) avec 15 items.
- Le psychoticisme qui présente l'aptitude individuelle à développer de la psychose avec 15 items.
- L'échelle de Mensonge avec 20 items.

Ce test permet d'obtenir 3 scores par individu : le score N qui traduit une tendance à développer de la névrose, le score E pour l'extraversion et le score P pour l'échelle de psychotisme.

Notre choix s'est donc arrêté sur l'EPI, car ce test mesure les traits de personnalité que nous souhaitions étudier, il a un temps de passation court, il est couramment utilisé dans la littérature et ses caractéristiques psychométriques mesurées pour la population d'étude ont été satisfaisantes.

3.4 Définitions opérationnelles

- Le conducteur en lien avec l'accident : est le conducteur qui participe au moins à un accident de la circulation (qu'il soit la cause ou la victime d'un accident). Dans notre travail, on a défini ce conducteur comme étant celui qui participe à un accident de circulation dont il est la cause, afin de décrire exactement son profil psychosocial « pour le distinguer du profil psychosocial de la victime d'accident ».

- Le conducteur à haut risque : on fait référence aux critères de Donovan et al. (1985) et d'Engströme et al. (2003) pour déterminer les conducteurs à haut risque : ceux qui ont commis 4 infractions ou accidents sur une période de référence d'un an.

4. Présentations des résultats :

L'échantillon est décrit pour l'ensemble des variables et les comparaisons sont faites selon la nature des données au moyen d'un test de comparaison des moyennes (test t, khi-deux).

4.1 Caractéristiques sociodémographiques de l'échantillon global :

Le tableau 1 montre les résultats portant sur les différentes caractéristiques sociodémographiques de l'échantillon global des conducteurs (cas+témoins).

Tableau 1 - Caractéristiques sociodémographiques de l'échantillon global

Variables			Fréquence	Pourcentage %	Somme
Conducteur	Témoins		**67**	**57.3**	**117**
	En lien accident	victime	**27**	**23.1**	
		cause	**23**	**19.7**	
Sexe	Homme		**80**	**68.4**	**117**
	Femme		**37**	**31.6**	
Age	0 – 35		**64**	**54.7**	**117**
	36 – 65		**53**	**45.3**	
Profession	Chômeur		**25**	**21.4**	**117**
	Fonctionnaire		**66**	**56.4**	
	Libéral		**17**	**14.5**	
	Chauffeur		**09**	**7.7**	
Type de conducteur	A faible risque : infractions		**47**	**40.2**	**117**
	A haut risque :		**70**	**59.8**	

On constate que 50 conducteurs sont en lien avec l'accident (soit 42.8% de l'échantillon global) dont 23 déclarent être responsables de ces accidents. On constate aussi que le nombre de conducteurs à haut risque (au moins 4 infractions commises) est de 70 (soit 59.8% de l'échantillon global). Ces chiffres nous montrent que les conducteurs algériens sont généralement des conducteurs à haut risque.

4.2 Les caractéristiques de l'échantillon du conducteur en lien avec l'accident (« cause »).

Dans le tableau 2, nous présentons les résultats portant sur les différentes caractéristiques sociodémographiques, liées à l'activité de conduite et à l'aspect de personnalité de l'échantillon du conducteur en lien avec l'accident.

Tableau 2 - Caractéristiques sociodémographiques, liées à l'activité de conduite et à l'aspect de personnalité de l'échantillon des conducteurs en lien avec l'accident :

Durant l'année précédente :

	Variables		Fréquence	Pourcentage	Somme
1	Age	21-32	17	73.9	23
		33- 65	6	26.1	
	Sexe	Homme	17	73.9	23
		Femme	6	26.1	
	État civil	Célibataire	12	52.2	23
		Marié	11	47.8	
	N étude	Non univ	11	47.8	23
		Univ	12	52.2	
	Profession	Chômeur	7	30.4	23
		Fonctionnaire	8	34.8	
		Libéral	4	17.4	
		Chauffeur	4	17.4	
2	Puissance de véhicule	Faible puissance	1	4.3	23
		Puissante	22	95.7	
	Assurance	Simple	14	60.9	23
		Tous risques	9	39.1	
	Longueur de trajet	Trajet court	8	34.8	23
		Trajet long	15	65.2	
	Conduite nocturne	Non	8	34.8	23
		oui	15	65.2	
	Nb d'accidents	1	14	60.9	23
		2	6	26.1	
		3	3	13	
	Punition	Non puni	2	8.7	23
		Puni	21	91.3	
	Type de conducteur	Faible risque	2	8.7	23
		Haut risque	21	91.3	
3	Extraversion	Faible score <9	5	21.7	23
		Score élevé >=9	18	78.3	
	Névrotisme	Faible score <7	9	39.1	23
		Score élevé >=7	14	60.9	

(1) les caractéristiques sociodémographiques.
(2) les caractéristiques liées à l'activité de conduite.
(3) les caractéristiques liées à l'aspect de personnalité.

On peut décrire le conducteur en lien avec l'accident « cause d'accident » comme étant un jeune (73.9%) de sexe masculin (73.9%). Selon les aspects liés à la conduite, il est souvent propriétaire d'un véhicule puissant (95.7%) avec une assurance simple (60.9%). Il est plus exposé aux risques : la conduite nocturne (65.2%), la longueur du trajet parcouru (65.2%) avec notion de punition à répétition (91.3%) et une tendance vers des accidents à répétition (39.1% de la population ont au moins 2 accidents durant l'année précédente). Généralement, c'est un conducteur de type haut risque (91.3%). Selon l'aspect de personnalité, ce conducteur a des scores élevés sur l'échelle extraversion (78.3%), ainsi que sur l'échelle de névrotisme (60.9%) des cas.

NB : Pour confirmer ces résultats, on doit faire recours aux comparaisons avec l'échantillon des témoins.

4.3. Comparaison selon les aspects sociodémographiques

Les tableaux ci-dessous présentent des comparaisons entre les cas/témoins selon l'âge et le sexe.

- **Selon l'âge :**

Tableau 3 - Comparaison des deux échantillons selon l'âge

Conducteur* âge	**N**	**Mean**	**Std. Deviation**	**t**	**df**	**Sig.** (2-tailed)
Témoins	94	37,72	11,456	2,690	115	**,008**
Cas « cause d'accident »	23	31,04	6,392			

- Cas : conducteur cause d'accident.
- Témoin : conducteur qui n'est pas à l'origine de l'accident.

- **Selon le sexe :**

Tableau 4 - Comparaison des deux échantillons selon le sexe

Variable			**Echantillon**		**Value Chi-Square**	**df**	**Asymp. Sig.** (2-sided)
			Cas	Témoins			
Sexe	H	Observé	**63**	**17**	,406	1	,524
		Attendu	**64.3**	**15.7**			
	F	Observé	**31**	**6**			
		Attendu	**29**	**7.3**			

- Cas : conducteur cause d'accident.
- Témoin : conducteur qui n'est pas à l'origine de l'accident.

Sur ces tableaux, les conducteurs cas et témoins ne se distinguent pas sur la situation familiale, le niveau d'étude, l'activité professionnelle (voir tableau 2) et le sexe (**Chi-Square= 0.406, Asymp. Sig = 0.524, non significatif)** mais ils se distinguent selon l'âge **(T=2,690, Sig= 0.008, significatif à 0.01**). Donc les conducteurs en lien avec l'accident sont souvent jeunes.

4.4. Comparaison selon les aspects liés à l'activité de conduite

En plus de données descriptives liées à l'activité de conduite, les tableaux ci-dessous présentent des comparaisons entre les différents cas/ témoins.

Tableau 5 - Description et comparaison des deux échantillons sur les aspects liés à l'activité de conduite :
la prise de risque et le nombre de punitions

	Conducteur	N	Mean	Std. Deviation	t	df	Sig. (2-tailed)
1	**Témoins**	94	3,84	2,206	-4,154	115	,000
	Cas « cause d'accident »	23	5,96	2,121			
2	**Témoins**	94	,80	1,449	-4,445	115	**,000**
	Cas « cause d'accident »	23	2,35	1,695			

(1) selon la prise de risque : nombre d'infractions.
(2) selon le nombre de punitions.

Tableau 6 - Description et comparaison des deux échantillons sur les aspects liés à l'activité de conduite : type d'assurance, longueur de trajet, conduite nocturne, puissance de véhicule

Variables		Population		Value Chi-Square	df	Asymp. Sig. (2-sided)
		Cas	Témoins			
Assurance	Observé Attendu	**65** **63.5**	**14** **15.5**	,578	1	,447
	Tous risques Observé Attendu	**29** **30.5**	**9** **7.5**			
Longueur de trajet parcouru	Non Observé Attendu	**31** **37**	**15** **9**	8,050	1	,005
	Oui Observé Attendu	**63** **57**	**8** **14**			
Conduite nocturne	Non Observé Attendu	**21** **23.3**	**8** **5.7**	1,534	1	,215
	Oui Observé Attendu	**73** **70.7**	**15** **17.3**			
Puissance de véhicule	Faible/ moyen Observé Attendu	**55** **58.6**	**18** **14.4**	3,072	1	,080
	Puissant Observé Attendu	**39** **35.4**	**5** **8.6**			

Sur les aspects liés à la conduite, les conducteurs cas et témoins ne se distinguent pas selon les variables : la conduite nocturne, la puissance du véhicule et le type d'assurance. Cela veut dire qu'il n'y a pas de différence significative sur ces aspects en lien avec l'activité de conduite dans cette étude. Par contre, ils se distinguent selon les variables : la longueur du trajet parcouru (**Chi-Square= 8.05, Asymp. Sig = 0.005, significatif à 0.01**), la prise de risque (**T=-4,154, Sig= 0.000, significatif à 0.01**) et le nombre de punitions (**T=-4,445, Sig= 0.000, significatif à 0.01**) en faveur des conducteurs en lien avec l'accident. Donc les conducteurs en lien avec l'accident sont souvent des conducteurs à haut risque, les plus punis suite à une infraction du code de la route. En plus, ces conducteurs parcourent plus de kilomètres par rapport aux autres conducteurs.

4.5. Comparaison selon les aspects de personnalité :

Tableau 7 - Description et comparaison des deux échantillons selon les aspects de personnalité

	Conducteur	N	Mean	Std. Deviation	t	df	Sig. (2-tailed)
1	**Témoins**	94	10,59	3,647	-1,479	115	,142
	Cas « cause d'accident »	23	11,87	4,082			
2	**Témoins**	94	7,17	3,795	-1,681	115	,096
	Cas « cause d'accident »	23	8,65	3,773			

(1) Variable : extraversion.
(2) Variable : névrotisme.

Les conducteurs en lien avec l'accident ne se différencient pas significativement sur les critères de personnalité: extraversion **(T=-1,479, Sig=0, 142, non significatif)** et neuroticisme **(T=-1,681, Sig= 0.096, non significatif)** malgré qu'ils ont des scores plus élevés en extraversion « 78.3% des cas » et en neuroticisme « 60.9% des cas » (voir tableau 2). L'absence de différences selon les aspects de personnalité dans l'échantillon global a rendu nécessaire des recherches sur cette question.

- **Discussion**

L'objectif général de l'étude est de déterminer un profil psychosocial du conducteur algérien en lien avec l'accident « cause ».
Généralement, les conducteurs en lien avec l'accident sont des conducteurs jeunes. Ce résultat est en concordance avec ceux obtenus dans une étude en Suède, sur la période 1994-2000, dans laquelle les conducteurs hommes ont été impliqués dans 77% des accidents survenus dans les deux premières années après l'obtention du permis de conduire (Engströme et al, 2003). En plus, on retrouve cette situation de surreprésentation des jeunes conducteurs dans plusieurs pays, au Koweït : Djadaan (1977) a montré que dans 50% des accidents, les jeunes de moins de 29 ans sont en cause. En Arabie Saoudite : Nafia et Seyf (1984) ont montré que dans 86% des accidents les jeunes de moins de 35 ans sont en cause.

Concernant les aspects liés à l'activité de conduite, les conducteurs en lien avec l'accident diffèrent des autres conducteurs. Ils sont plus exposés aux risques (la conduite nocturne, la puissance de véhicule et la longueur du trajet parcouru) que les autres conducteurs. Cela peut expliquer leurs nombres d'infractions et de punitions élevées. Ils sont également sur-impliqués dans les accidents de circulation (surtout les hommes).

Concernant le profil de personnalité, les résultats montrent que les conducteurs en lien avec l'accident ont des scores de neuroticisme et d'extraversion plus élevés que les conducteurs témoins mais ces différences sont non significatives. Ces résultats sont en discordance avec les analyses de Nathalie Buisson (2009) issues de plusieurs études ; elle a montré l'existence d'un lien entre les traits de personnalité du conducteur et son comportement au volant avec une relation positive entre l'extraversion et la prise de risque et l'accident. Cela s'explique par les caractéristiques des extravertis et notamment la baisse de leurs performances d'exécution des tâches liées à la baisse de vigilance (Buisson, 2009).

4. Conclusion

Notre premier but était de décrire le profil psychosocial du conducteur en lien avec l'accident. Tout d'abord, on peut décrire le profil psychosocial du conducteur en lien avec l'accident comme étant un jeune (73.9% des hommes), gros rouleur avec des véhicules puissants, ayant une conduite à risque et fréquemment puni suite à une infraction au Code de la route. Descriptivement, il est le plus souvent de sexe masculin (73.9%), plus exposé aux risques routiers (surtout la conduite nocturne). Il a un véhicule puissant voire très puissant, et il cause fréquemment plus d'accidents matériels et corporels. Sur l'aspect de personnalité, généralement, le conducteur à haut risque a des scores en neuroticisme (60.9%) et en extraversion (78.3%) plus élevés que les autres conducteurs.

Nous terminons ce travail en confirmant que loin de tout déterminisme, cette étude va nous permettre de repérer les conducteurs qui risquent d'avoir un accident de circulation afin de les orienter vers des programmes de prévention et d'éducation, sachant qu'il est plus efficace et moins coûteux d'empêcher la venue d'un mal que de chercher à en réparer les conséquences.

Analyse des déterminants comportementaux des usagers de la route dans les accidents en Algérie

Younes HIDRA* et Nouara KAID TLILANE**

Résumé

Les statistiques des accidents de la route en Algérie traduisent la gravité du phénomène et nécessitent des efforts soutenus de toutes les parties concernées en matière de prévention routière pour atténuer le nombre d'accidents et de victimes. La responsabilité première incombe par ailleurs à l'utilisateur du véhicule.

À travers l'étude des causes des accidents survenus en 2013, il apparaît que 91,84% concernent le facteur humain dont 26,59% pour l'excès de vitesse, 8,25% pour les dépassements dangereux et 6,39% pour la non utilisation des passages piétons, ajoutant à cela le non-respect de la distance de sécurité et les manœuvres dangereuses. Les taux restants ont pour causes l'état des véhicules (4,06%) et l'environnement (4,10%).

Dans cette étude, nous cherchons à mettre en évidence les facteurs explicatifs des accidents de la route selon leur zone de survenance. L'objectif principal est de déterminer quels sont les facteurs comportementaux qui expliquent la survenance d'un accident de la route en Algérie.

Pour ce faire, nous avons développé un modèle quantitatif exprimant l'ampleur et la gravité des différents facteurs explicatifs du nombre d'accidents suivi d'une comparaison de leur influence en deux zones distinctes, urbaine et rurale.

Pour l'élaboration du modèle, nous avons suivi le cadre méthodologique suivant :

- Une collecte de données quantitatives auprès du centre national de prévention et de sécurité routière (CNPSR) et leurs explorations par l'application de l'analyse en composantes principales (ACP) sur les variables explicatives retenues.
- Élaboration d'un modèle économétrique pour déterminer les causes influentes sur le nombre d'accidents.

Les accidents survenus en zone urbaine n'étaient pas influencés par les mêmes variables par rapport à ceux survenus en zone rurale. Ainsi, les variables influentes changent d'une zone à une autre.

* Faculté des Sciences Economiques, Commerciales et des Sciences de Gestion, Laboratoire d'Informatique Médicale (LIMED), Université Abderrahmane Mira de Béjaïa – Algérie.

** Faculté des Sciences Exactes, Laboratoire d'Informatique Médicale (LIMED), Université Abderrahmane Mira de Béjaïa – Algérie.

Cette diversité est due à deux critères: *la nature des zones*, où on distingue des caractéristiques spécifiques à chaque zone, notamment leur aménagement et *la gravité en termes de fréquence*, ce qui signifie qu'une même variable n'influence pas de la même façon les accidents sur les deux zones.

INTRODUCTION

En Algérie, comme partout dans le monde, le fléau des accidents dans la circulation constitue un danger majeur à combattre vu le nombre de victimes enregistrées et les coûts considérables engendrés qui deviennent chaque année une charge à la caisse de l'état.

Qualifié de « catastrophique et de tragique » le phénomène de l'insécurité routière continue à tuer et à rendre handicapés des milliers de personnes chaque année. En 2013, l'Algérie a enregistré, 42 846 accidents de la circulation, 4 540 morts et 69 582 blessés.

Le CNPSR pour l'année 2013, déclare 11,94 décès et 183 blessés par 100 000 habitants, 10,59 décès et 162,3 blessés par 100 accidents et 8 572 accidents, 908 décès et 13 916 blessés par million de véhicules.

Ces réalisations ont coûté aux pouvoirs publics 100 milliards de dinars (1,4 milliard $) (Ghoul, 2014). Les efforts consentis par les parties concernées n'ont pas réussi à mettre un terme à cette catastrophe.

Il ressort de ces chiffres, que l'Algérie supporte un coût d'insécurité routière considérable au regard de l'étendue du pays (1 200 km de côtes, 2 000 km Nord Sud), de son poids démographique de plus de 38 millions d'habitants en 2011, de son parc automobile constitué de plus de 5 millions de véhicules en 2013 et de son réseau routier d'une longueur de 114 102 km, d'où la nécessité d'une analyse approfondie de la situation, visant principalement à décrire et expliquer l'évolution du risque routier dans le pays.

Afin de bien analyser le phénomène, il est important de définir quels sont les facteurs qui expliquent la survenue d'un accident de la route en Algérie. Est-ce que les accidents survenus en zones urbaines et ceux en zones rurales sont influencés par les mêmes variables ? ou dit autrement, les facteurs explicatifs ont-ils la même ampleur sur le phénomène étudié lorsqu'il s'agit d'accidents en zones rurales et/ou en zones urbaines ?

L'objectif général de cette étude est, dans un premier temps, d'analyser le phénomène de l'insécurité routière pour le cas de l'Algérie et de déterminer, par la suite, les facteurs comportementaux contribuant à l'insécurité routière selon leur zone de survenue, urbaine ou rurale.

Pour réaliser cette étude, nous avons procédé par :

- Une collecte de données statistiques auprès du centre national de prévention et de sécurité routière (CNPSR).
- Exploration des données par l'application de l'analyse en composantes principales (ACP) sur les variables explicatives annuelles retenues pour la période 2003 à 2013.
- Élaboration d'un modèle de régression linéaire multiple pour les deux zones urbaine et rurale pour déterminer les causes influentes sur le nombre d'accidents en exploitant les données mensuelles disponibles du CNPSR de 2007 à 2013.

1. RÉPARTITION DU RÉSEAU ROUTIER EN ALGÉRIE EN 2013

Le rôle de la route est capital face à l'étendue du pays : 2,4 millions de km^2, une infrastructure routière d'une longueur totale de 114 102 km (revêtue à plus de 70 %), répartie sur 29 573 km de routes nationales, 24 109 km de chemins de wilayas et 60 420 km de chemins communaux avec 4 910 ouvrages d'art. Le réseau routier est en plein développement grâce au Schéma Directeur Routier et Autoroutier (SDRA 2005-2025) lancé par le ministère des travaux publics qui prévoit la réalisation de l'autoroute est ouest de 1 216 km, l'autoroute des hauts plateaux de 1 330 km, ainsi que le prolongement de la route transsaharienne (Nord-Sud).

Les transports routiers urbains et interurbains ont connu une nette amélioration depuis 2002 avec les 50 453 opérateurs privés agréés durant cette année-là, mais l'inconvénient majeur réside dans la gestion et l'organisation de ce mode de transport. Aucune des wilayas du pays n'a mis à contribution des plans de transport et des plans de déplacement urbain et interurbain (Himouri, 2005).

L'augmentation du trafic routier est l'un des principaux générateurs des accidents. Ceci est dû à son accroissement très rapide au détriment des autres modes de transport qui ont marqué un énorme retard dans leur développement.

Le transport routier a connu une croissance soutenue essentiellement par le déficit des autres modes de transport et principalement le transport ferroviaire. On estime que les transports routiers représentent 90% du transport de marchandises et 84% du transport de passagers (Necib, 2001).

2. ÉVOLUTION DES ACCIDENTS EN ALGÉRIE 2013

L'analyse de la situation actuelle de la sécurité routière en Algérie montre que le facteur humain constitue la principale cause des accidents. Les statistiques du centre national de prévention et de sécurité routière (CNPSR) de 2002 à 2013 (CNPSR, 2003-2014) indiquent qu'en moyenne, 89% de la totalité des accidents enregistrées au niveau national ont eu pour cause principale le facteur humain 6% des causes sont liées aux véhicules et 5% sont dues à l'environnement et à l'infrastructure et à la mauvaise conception des routes.

Le bilan 2012 de la gendarmerie nationale (Gendarmerie Nationale, 2012) montre que les accidents ont été provoqués à 60% par des moins de 40 ans. Au-delà de cet âge, ils représentent 35%. Les accidents sont constatés à hauteur de 48,5% entre 15h et minuit, avec un pic de 30% les jeudis. Les personnes possédant un permis de conduire depuis moins de 5 ans sont à l'origine de 61% des accidents, dont 40% ont un permis datant de moins de 2 ans. Les taux calculés par la Gendarmerie nationale indiquent que 81% des accidents sont provoqués par les conducteurs, dont 30% suite à un excès de vitesse.

Pour leur part, les piétons ont été responsables de 7,5% des accidents. L'état vétuste des véhicules n'est pas en reste, puisqu'il est à l'origine de 6,5% des faits. Enfin, l'état déplorable des routes a provoqué 5% des accidents. La Gendarmerie nationale souligne que le plus grand nombre d'accidents surviennent durant les mois de juin, juillet et août, tout en soulignant qu'en septembre, octobre et novembre les chiffres restent assez élevés.

Pour l'année 2012, le bilan de CNPSR confirme que : 75,37% des accidents ont concerné des véhicules touristiques, 10,41% des véhicules de transport de marchandises et 8% des véhicules à deux roues.

2.1. Évolution annuelle des accidents entre 1970 et 2013

La progression moyenne constatée des accidents de 1970 à 1979 était de 15,18%, Elle est due à la nouveauté du phénomène en Algérie à cette époque-là ; ainsi ils n'ont pas été pris en charge dans les différents programmes de prévention focalisés essentiellement sur les maladies transmissibles. La progression moyenne du nombre de victimes tuées est importante sur cette période (1970 à 1979), elle était de l'ordre de 71,32%. Tandis qu'on a constaté une baisse moyenne de -4,84% du nombre de blessés.

On a constaté la baisse de l'évolution moyenne des accidents entre 1980 et 1989 pour atteindre 6,67%. La fin des années 1980, est marquée par une stabilité en ce qui concerne le nombre de tués à 17,14% et le nombre de blessés à 14,04%, ce qui peut être expliqué par la récession économique et par l'amélioration de l'état des routes, en particulier les grands axes et les voies périphériques des grandes villes. Entre 1986 et 1990, on remarque une légère diminution du nombre de blessés avec un taux de récession de 34,72% suivie d'une baisse considérable du nombre d'accidents avec un taux de récession de 42,81% à 20,07% qui peut être expliqué par la non-application de la loi 87-09 apparue le 10/02/1987. En effet l'impact de cette loi sur le terrain n'était pas assez important ce qui a engendré une désobéissance presque chez tous les usagers de la route. Malgré l'apparition de cette loi, et son objectif à organiser la sécurité routière, elle n'a pas répondu aux attentes portant sur la réduction assez importante du taux d'accidents.

Durant la décennie 90, le taux de progression des accidents était de (-11,45%) c'est-à-dire une baisse considérable. Cette réalisation est due principalement à la baisse sensible d'insécurité routière, entre 1991 et 1994 (baisse importante du nombre d'accidents 31,8%) où le transport de nuit est tombé quasiment à zéro à cause des conditions sécuritaires qu'a connues l'Algérie. À l'inverse, depuis 1996 une augmentation considérable du nombre d'accidents et des victimes est enregistrée. Cette progression passe de nouveau à la hausse pour la dernière décennie, période allant de 2000 à 2009 en enregistrant un taux moyen de 12,87% du nombre d'accidents, une tendance croissante moyenne de l'ordre de 3,96% de victimes tués et 16,61% de progression moyenne de blessés. Cette dégradation est due à plusieurs facteurs : l'amélioration de la situation sécuritaire du pays, et surtout la croissance économique qui a suivi cette situation, en plus la forte croissance non contrôlée du parc automobile en Algérie durant cette période et le comportement agressif des conducteurs. Ajoutant à cela les lacunes de la loi 14/01 du 19 août 2001 qui en dépit des changements apportés n'a pas abouti aux objectifs principaux de la sécurité routière. Une rupture est caractérisée par une diminution légère des accidents de 10,38% entre 2004 et 2005, passant de 43 777 accidents en 2004 à 39 233 accidents en 2005, cette rupture a duré jusqu'en 2010. Elle est due à la réforme du Code de la route entreprise par les pouvoirs publics (apparition de la loi 16/04 du 10 novembre 2004 qui porte plus de rigueur, elle a élargi les cas de retrait de permis de conduire et a levé les équivoques sur un grand nombre de points de la loi 14/01). Cette période d'augmentation est suivie aussi par une diminution du nombre d'accidents durant l'année 2010 de 20,26%, en passant de 41 224 en 2009 à 32 873 en 2010, à cause de la nouvelle réforme du Code de la route qui était entreprise par les pouvoirs publics (apparition de la loi 03/09 en 2009 qui exige plus de sanctions en cas d'infractions), mais le niveau de la sécurité routière reste toujours insuffisant.

La progression était toujours à la hausse pour les quatre dernières années, période allant de 2010 à 2013 (21,45%). Ceci est expliqué par plusieurs facteurs : l'état des routes et leur dégradation rapide sans prendre les mesures sécuritaires nécessaires, l'accroissement du parc automobile estimé à plus de 5 millions en 2012, suite aux augmentations de salaires dans différents secteurs. Il est à signaler que 57,42% des véhicules sont en circulation depuis 20 ans et plus (ONS, 2012).

Pour les victimes, on a enregistré une tendance croissante moyenne de l'ordre de 3,96%, pour la période 2000 à 2009 pour les tués, suivie d'une forte augmentation moyenne de l'ordre de 20,40% pendant les années 2010 à

2013. La progression moyenne était importante aussi pour les blessés, elle a atteint les 16,61% entre 2000 et 2009 et 22,78% entre 2010 et 2013.

Sur la période 1970 à 2013, le plus bas nombre d'accidents annuel enregistré est de 19 992 en 1994 et le plus grand nombre pour cette même période est de 43 777 (2004). Si on compare l'évolution moyenne du nombre d'accidents entre le début de la période (1970) et la fin de la période (2013) nous concluons que l'augmentation était importante, elle est de l'ordre de 63,36%.

D'après l'analyse des données mensuelles, la saisonnalité dans la variation du nombre d'accidents chaque année est marquée par un nombre maximum pendant les mois de juillet et août, et un nombre minimum pendant les mois de février. Le nombre d'accidents d'après les rapports de CNPSR (2002 à 2013), est légèrement élevé en rase compagne (54% en moyenne) qu'en milieu urbain. Les caractéristiques géographiques de l'Algérie et la différence dans les vitesses pratiquées en milieu urbain et milieu rural jouent un rôle très important dans l'évolution du nombre d'accidents et dans leurs gravités dans le milieu rural.

Le nombre de victimes tuées est en moyenne plus élevé en rase compagne qu'en milieu urbain. En effet, la part de la zone rurale est en moyenne de 76% du nombre total.

Les statistiques indiquent que le nombre de victimes que l'on a recensé en zone rurale est deux, voire trois fois plus important que celui qui est recensé en zone urbaine durant toute la période étudiée. De plus, la violence des chocs est toujours plus importante en zone rurale conduisant à plus de dégâts matériels et corporels.

Figure 1 - Evolution du nombre d'accidents de la route en Algérie 1970-2013

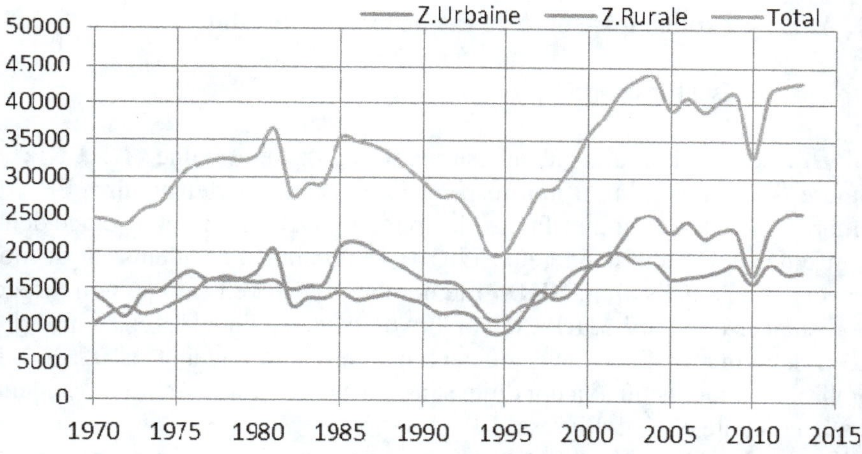

3. ANALYSE DES FACTEURS COMPORTEMENTAUX

En Algérie, les données concernant les accidents sont tirées des procès-verbaux des accidents effectués par les services de police pour la zone urbaine (à l'intérieur d'une agglomération) et la gendarmerie nationale pour la zone rurale (hors agglomération), qui couvrent le total de territoire national. Ces données sont généralement partielles, ainsi que de nombreuses informations ne sont pas disponibles à cause principalement, de l'absence de coordination entre les différents acteurs et organismes concernés. Par ailleurs, il est à noter que les statistiques concernant les accidents renvoient généralement aux accidents survenus sur la voie publique et ayant occasionné au moins un tué et/ou blessé.

Afin de bien analyser le phénomène de l'insécurité routière, il est important de définir quels sont les facteurs qui expliquent la survenue d'un accident sur la route en Algérie ? Est-ce que les accidents survenus en zones urbaines et ceux en zones rurales sont influencés par les même variables ?

Pour la classification de ses facteurs, on a recours à L'analyse en composantes principales qui est une technique qui minimise les distorsions en sélectionnant un sous espace vectoriel de projection où les distances seront en moyenne les mieux conservées.

Pour l'analyse en composantes principales nous avons pris les données annuelles (fournies par le CNPSR) de l'Algérie dans les deux zones urbaine et rurale de 2003 à 2013 soit n=11 années.

3.1. Analyse exploratoire pour le cas de la zone urbaine

Nous représentons par :

ZU : le nombre d'accidents survenus en zone urbaine, **NRVR :** le nombre d'accidents dû au non-respect de la vitesse réglementaire, **FP :** le nombre d'accidents dû aux fautes des piétons, **DD :** le nombre d'accidents dû aux dépassements dangereux, **NRS :** le nombre d'accidents dû au non respect de la signalisation, **NRDS :** le nombre d' accidents dû au non respect des distances de sécurité, **RP :** le nombre d'accidents dû au refus de priorité, **MD :** le nombre d'accidents dû aux manœuvres dangereuses, **CSP :** le nombre d'accidents dû à la conduite sans permis, **CI :** le nombre d'accidents dû à la conduite en état d'ivresse.

Le nombre d'accidents survenus en zone urbaine ZU représentera la variable à expliquer et les autres seront des variables explicatives.

Figure 2 - Représentation des variables sur les axes factoriels (F1, F2) et (F1, F3)

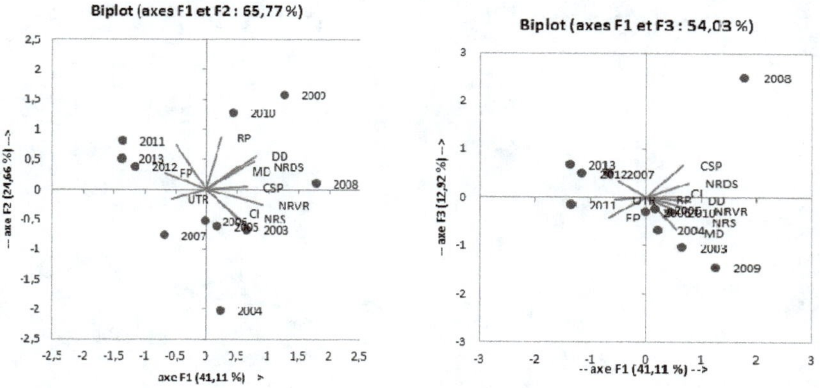

D'après la figure 2 on constate que :

- Les variables (NRVR, NRDS, DD) sont les principales causes des accidents en 2011, 2012 et en 2013.
- Les variables (RP, CI) sont les principales causes des accidents sur la route en 2009 et en 2010. Le comportement des conducteurs a surtout changé depuis l'entrée en vigueur de la nouvelle réforme du Code de la route en 2009.
- Les variables (FP, MD, CSP) sont les principales causes des accidents en 2008.

3.2. Analyse exploratoire pour le cas de la zone rurale

Nous reprenons les mêmes variables citées pour la zone urbaine (à l'exception de la variable **CSP** pour laquelle les données ne sont pas enregistrées par la gendarmerie nationale) pour lesquelles nous ajoutons **:**
ZR : le nombre d'accidents survenus en zone rurale, **PC :** le nombre d'accidents dû à la perte de contrôle, **CG :** le nombre d'accidents dû à la circulation à gauche, **CHSSS :** le nombre d'accidents dû au changement de sens sans signalisation, **SC** : surcharge du camion.

Le nombre d'accidents survenus en zone Rurale ZR représentera la variable à expliquer et les autres seront des variables explicatives.
On remarque que la variable NRVR est corrélée (au seuil de 5%) positivement avec les variables DD, NRDS, CHSSS, MD et négativement avec la variable PC.

Figure 3- Représentation des variables sur les axes factoriels (F1, F2) et (F1, F3)

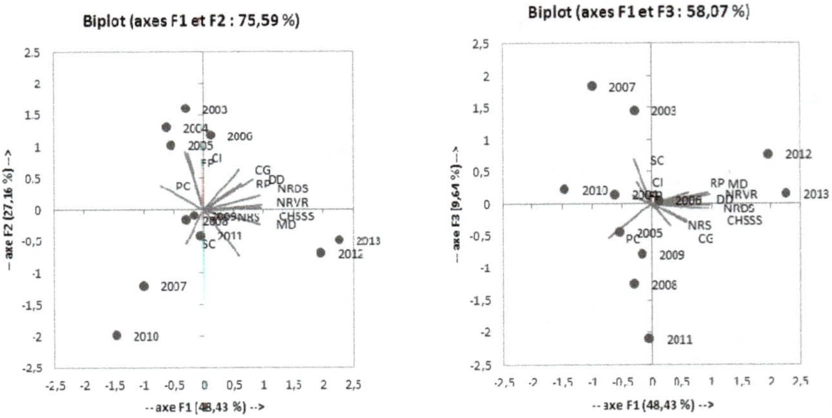

D'après la figure 3 on constate que:

- Les variables (NRVR, NRDS, MD, CHSSS et DD) sont les principales causes des accidents en 2012 et 2013.
- Les variables (FP, CI et CG) sont les principales causes des accidents en 2003, 2004 et 2010. Les variables (PC, SC) sont les principales causes des accidents en 2007, 2008 et 2011.

À partir de l'ACP, nous avons représenté nos variables dans un espace euclidien à trois dimensions, et nous avons pu constater que :

- Pour des périodes différentes, les accidents sur la route, survenus en zone urbaine, étaient influencés par les mêmes variables par rapport à ceux survenus en zone rurale, on cite les variables NRVR, NRDS, MD, DD, FP et CI ce qui peut être justifié par les comportements liés aux excès de vitesse qui génèrent un non-respect de la distance de sécurité, des manœuvres dangereuses et des dépassements dangereux. De la même manière, lorsqu'un usager effectue un dépassement, il diminue sa distance de sécurité et augmente sa vitesse.

  Le facteur FP est aussi déterminant dans les deux zones. Les piétons manquent d'éducation et de sensibilisation à la sécurité routière. Les accidents impliquant des piétons, en milieu urbain (à cause de l'absence des passerelles et des passages pour piétons) comme en milieu rural, (à cause de mauvais aménagement des routes où nous avons remarqué l'absence presque totale des trottoirs) constituent la forme la plus grave des accidents enregistrés et font de plus en plus de victimes dans la population en bas âge. Les enfants d'âge scolaire constituent des groupes à haut risque, à la fois en termes d'implication et de gravité. L'éducation des enfants et leur sensibilisation aux problèmes de la sécurité, paraissent donc des actions importantes et urgentes à entreprendre (Himouri, Brahimi, 2002).

La conduite en état d'ivresse (CI) est aussi remarquée dans les deux zones. Le manque de sensibilisation à la sécurité routière et l'absence quasi-totale des forces de l'ordre les nuits, sont les principales causes.

Donc à partir de ces comportements, on ne peut pas distinguer l'usager de la route qu'il soit en zone urbaine ou rurale. Ainsi, le non-respect de la signalisation confirme l'habitude des algériens qui exigent plus de sécurité et refusent l'autorité. Ils se sentent menacés sur les routes, mais contestent le Code de la route ; sachant qu'une grande partie d'entre eux ignore son contenu vu le niveau modeste de la formation dans les autos écoles.

- Les accidents survenus sur la route en zone urbaine étaient surtout influencés par les variables RP et CSP. Le refus de priorité dans les villes est justifié par le mauvais aménagement de ces dernières, absence des feux de signalisation, mauvais aménagement des carrefours, des chaussées rétrécies…etc.

  La conduite sans permis (de l'ordre de 10% en 2013) est justifiée d'une part par le manque de sensibilisation des jeunes et de leurs familles et d'autre part, par l'absence de contrôle des forces de l'ordre vu le nombre important de véhicule circulant dans les villes. Les usagers de véhicule sans permis, n'ont pas l'apprentissage pour la maîtrise de la conduite surtout dans les villes où ça nécessite beaucoup d'expérience pour conduire.
- Les accidents de la route survenus en zone rurale étaient surtout influencés par les variables CG, CHSSS et PC. Ce comportement peut être justifié surtout par la dégradation de l'état de la chaussée qui laisse les conducteurs changer leur position d'un segment de route à un autre évitant les obstacles, les trous et la chaussée déformée.
- Les accidents de la route survenus en zone rurale étaient aussi influencés par la variable SC. Ce comportement peut être justifié par l'interdiction d'accès aux villes pour les poids lourds. La surcharge des camions au-dessus de leurs capacités génère un mauvais contrôle des performances des camions à savoir, la vitesse, la distance de freinage, le dérapage, la performance des pneus, performance de moteur…etc.

En observant la tendance générale de l'incidence des différents facteurs des accidents au cours des années, nous remarquons que le comportement des usagers dans la zone urbaine est différent de celui de la zone rurale. L'impact des facteurs en zone urbaine est à la baisse contrairement à celui de la zone rurale. Les comportements des usagers dans la zone rurale n'ont pas vraiment changé malgré la réforme du Code de la route à partir de l'année 2009. Cela peut être justifié par un problème de communication ou de compréhension des textes puisque les usagers de la route n'appliquent pas les nouvelles directives de 2009.

La tendance stable des facteurs en zone urbaine peut être justifiée par la multiplication du nombre de véhicules ces dernières années face à une infrastructure routière urbaine inchangée.

4. MODÉLISATION DES CAUSES D'ACCIDENTS

Pour la modélisation des causes des accidents de la circulation, nous avons pris les données mensuelles (disponibles) de l'Algérie de Janvier 2007 à décembre 2013 soit n=84 mois, fournies par le CNPSR. Ces données concernent le nombre d'accidents pour chaque zone ainsi que, le nombre d'accidents lié à chaque facteur comportemental.

L'utilisation du modèle logistique pour exprimer la relation entre l'accident comme variable binaire (zone rurale et zone urbaine) et les différents facteurs ne donne pas de résultats significatifs en termes statistiques, c'est pour cela qu'on a opté pour un modèle de régression linéaire multiple.

On suppose que la relation entre la variable à expliquer et les variables explicatives soit linéaire pour le cas des deux zones urbaine et rurale.

4.1. Formulation économétrique cas de la zone urbaine

Après une série d'itérations où à chaque fois nous retirons les variables non significatives c'est-à-dire celles dont la probabilité de signification est supérieure à 5%, l'estimation du modèle par la méthode des moindres carrés ordinaires sur le logiciel SPSS-20 pour le cas d'une régression linéaire multiple nous a fourni les résultats suivants :

$$\widehat{ZU}_t = 384{,}67 + 0{,}65NRVR_t + 2{,}312\,DD_t + 2{,}12NRDS_t + 3{,}252RP_t + 3{,}453CSP_t + 5{,}569CI_t \qquad \ldots\ldots\ldots\ldots\ (1)$$

$$\bar{R}^2 = 0{,}695 \quad DW = 1{,}603\ ,\ F_{calculé} = 21{,}984$$

La valeur de R^2 est égale à 0,728, cela signifie que 72,8% de la variation de la variable dépendante ZU est expliquée par la variation des variables explicatives (NRVR, DD, NRDS, RP, CSP, CI).

Le reste (17,2%) expliqué par d'autres variables que nous n'avons pas pu prendre en compte puisque elles ne sont pas enregistrées et/ou sont regroupées dans la cause nommée « autres ».

Le calcul de la statistique à partir des résidus donne : la valeur DW=1,603, cette valeur est comparée à celle lue dans la table de Durbin et Watson à n=84 et k=6, soit $d_1 = 1{,}50$ et $d_2 = 1{,}80$. La valeur de DW se situe dans la zone d'incertitude de l'autocorrélation des erreurs. La représentation du corrélogramme des erreurs (ACF et PACF) confirme l'absence d'autocorrélations des erreurs.

Interprétation

- Le coefficient de NRVR (Non-Respect de la Vitesse Réglementaire) est positif (+0,65), et cela explique que sa variation entraîne la variation du nombre d'accidents. Lorsque NRVR change par 1%, ZU va changer de 0,65%. La vitesse réglementaire dans l'agglomération est toujours limitée, et vu les embouteillages des routes dans ces dernières, on peut dire que l'accroissement du nombre d'accidents dans la région urbaine peut être aussi amplifié par d'autres variables exprimées dans le modèle.

- Le coefficient de DD (Dépassements Dangereux) est positif (+2,312), et cela explique que son augmentation induit à l'augmentation du nombre d'accidents surtout dans des villes qui sont mal aménagées. Ainsi, dans la plupart des agglomérations, le dépassement est interdit. Alors si la variable DD change de 1%, ZU va changer par 2,312%.

- Le coefficient de RP (Refus de Priorité) est positif (+3,252), et cela explique que son augmentation entraîne obligatoirement l'augmentation du nombre d'accidents. Lorsque RP change par 1%, ZU va changer de 3,252%. On peut justifier cela par l'embouteillage des routes principales (surtout lors des heures de pointes) avec un mauvais aménagement des carrefours et des intersections qui sont plus importantes dans les villes. Sans oublier le non-respect du Code de la route de la part des conducteurs.

- Le coefficient de NRDS (Non-Respect de la Distance de Sécurité) est positif (+2,12), et cela explique que son augmentation influe obligatoirement sur l'augmentation du nombre d'accidents surtout dans des villes avec des chaussées rétrécies, encombrées et sans voies réservées.

- Le coefficient de CI (Conduite en état d'Ivresse) est positif (+5,569), et cela explique que son augmentation induit obligatoirement à l'augmentation du nombre d'accidents surtout dans des villes où on constate l'absence d'éclairage public et l'abondance des points de ventes de boissons Alcoolisées. Ajoutant à cela, l'absence quasi-totale des forces de l'ordre pendant la nuit.

- Le coefficient de CSP (Conduite Sans Permis) est positif (+3,453), et cela explique que son augmentation induit obligatoirement à l'augmentation du nombre d'accidents. La responsabilité totale incombe sur les conducteurs sans permis et sur leurs familles de tant plus que les statistiques montrent que la plupart d'entre eux sont adolescents et conduisent des voitures appartenant à l'un des membres de la famille.

- La constante du modèle qui est égale à 384,67 englobe l'ensemble des accidents survenus en zones urbaines est qui n'ont pas comme causes les variables explicatives exprimées dans le modèle.

4.2. Formulation économétrique cas de la zone rurale

Après une série d'itérations où à chaque fois nous retirons les variables non significatives c'est-à-dire celles dont la probabilité de signification est supérieure à 5%, l'estimation du modèle par la méthode des moindres carrés ordinaires nous a fourni les résultats suivants :

$$\widehat{ZR}_t = 425,141 + 0,995\, NRVR_t + 1,279\, PC_t + 2,808\, DD_t \ldots\ldots\ldots\ldots\ldots (2)$$

$$R^2 = 0,708 \;,\; F_{calculé} = 68,288$$

La valeur de R^2 est égale à 0,719, cela signifie que 71,9% de la variation de la variable dépendante ZR est expliquée par la variation des variables explicatives (NRVR, PC et DD). Le reste (28,1%) expliqué par d'autres variables que nous ne pouvons déterminer.

Le calcul de la statistique à partir des résidus donne : la valeur DW=1,748, cette valeur est comparée à celle lue dans la table de Durbin et Watson à n=84 et k= 3, soit $d_1 = 1,57$ et $d_2 = 1,72$. La valeur de DW se situe dans la zone d'absence d'autocorrélations des erreurs.

Interprétation

- Le coefficient de NRVR est positif (+0,995), et cela explique que son augmentation entraîne l'augmentation du nombre d'accidents. Lorsque NRVR change par 1%, ZR va changer par 0,995%. Nous avons remarqué que la grande majorité des accidents en rase compagne avait comme cause l'excès de vitesse.

- Le coefficient de PC (Perte de Contrôle) est positif (+1,279), et cela explique que son augmentation entraîne l'augmentation du nombre d'accidents. Il nous semble évident vu la vitesse excessive pratiquée, l'état catastrophique des routes dans les zones rurales et l'absence d'éclairage sur ces dernières. L'amélioration des infrastructures routières est un axe important de l'action pour la sécurité routière. Les analyses systémiques des accidents de la route ont montré que le réseau routier influe sur le risque d'accident parce qu'il détermine la façon dont les usagers de la route perçoivent leur environnement et leur indique au moyen de signalisations et de contrôles routiers ce qu'ils devraient faire.

- Le coefficient de DD (Dépassements Dangereux) est positif (+2,808), et cela explique que son augmentation de 1% entraîne l'augmentation du nombre d'accidents de 2,808%. Les raisons de déplacements, sur des distances souvent importantes, des usagers de la route des régions rurales aux agglomérations entraîneront de la précipitation, donc l'excès de vitesse associé au non-respect de la réglementation et par conséquent des erreurs liées aux dépassements dangereux.

- La constante du modèle qui est égale à 425,141 englobe l'ensemble des accidents survenus en zones rurales est qui n'ont pas comme causes les variables explicatives exprimées dans le modèle (NRVR, DD et PC).

Le coefficient FP (fautes des piétons) n'apparaît pas dans les modèles des deux zones. Les hypothèses statistiques d'acceptation d'un coefficient l'ont rejeté à 5% de risque. Le nombre d'accidents générés par l'imprudence des piétons d'une part ou des conducteurs envers les piétons d'autre part est important. Cela peut être expliqué par l'absence presque des passages pour piétons, des passerelles, des feux de signalisations dans les deux régions.

4.3. Comparaison

Les accidents de la route survenus en zone urbaine n'étaient pas influencés par les mêmes variables par rapport à ceux survenus en zone rurale, sauf la variable NRVR et la variable DD toujours associées à la pratique de la vitesse. Cette diversité est due à deux critères : le premier est la nature des zones, où on distingue des caractéristiques spécifiques à chaque zone notamment leur aménagement, et le deuxième critère est la gravité en termes de fréquence, ce qui signifie qu'une même variable n'influence pas de la même façon le nombre d'accidents dans les deux zones.

Par exemple la vitesse limite appliquée dans la zone rurale est plus importante qu'en zone urbaine où on enregistre une limitation de vitesse à 30 Km/h à l'entrée d'une agglomération.

L'OMS (2004) a montré l'incidence de la vitesse sur les accidents et les blessures qui en résultent comme suit :

- Une augmentation de 1 Km/h de la vitesse moyenne pratiquée est associée à une augmentation de 3% du risque d'accidents avec blessures.
- Pour les occupants d'une voiture accidentée à une vitesse de 80 Km/h, la probabilité de décès est 20 fois supérieure à ce qu'elle aurait été à 32Km/h.
- Les piétons ont 90% de chance de survivre à un accident avec une voiture lancée à 30 Km/h ou moins. Mais moins de 50% de chance de survie en cas d'accident à 45 Km/h.
- La probabilité qu'un piéton soit tué est multipliée par huit lorsque la vitesse passe de 30 Km/h à 50 Km/h.

L'importance des accidents et des victimes en rase compagne peut s'expliquer par les caractéristiques géographiques, la faible urbanisation, la longueur et l'étroitesse des voies dans cette zone. En effet, la vitesse de circulation automobile est limitée par la structure du réseau routier et par les réglementations. En dehors des agglomérations, la réglementation et la moindre densité du trafic autorisent des vitesses plus élevées. Ceci constitue, sans doute, un facteur essentiel dans la survenue des accidents et ce, bien contrairement aux zones urbaines où il y a une limitation de vitesse imposée du fait de la présence quasi permanente des forces de l'ordre (crainte de la répression). En outre, nous pouvons ajouter à cela le mauvais aménagement des bords des routes (les obstacles fixes) qui engendrent une aggravation des accidents.

L'installation des différentes zones industrielles, entreprises, administration, établissements, administrations scolaires et sanitaires, universités… à l'intérieur ou proches des villes poussent les habitants des régions rurales à se déplacer et/ou à s'installer dans les régions urbaines et les grandes villes et créent par conséquent des embouteillages sur les routes urbaines surtout pendant les heures de pointes.

Les accidents de la route sont le résultat d'un ensemble de causes dont l'usager de la route est l'acteur principal, auquel se greffent d'autres facteurs secondaires, tels que :

- *L'environnement,* cela peut s'expliquer par le mauvais aménagement des infrastructures routières du fait de la multitude des points noirs qui ne sont pas pris en charge par les autorités, le manque de signalisation routière et d'éclairage public le long des routes.
- *Le véhicule*, pour les causes relatives aux véhicules, elles sont principalement d'ordre mécanique, liées à la vétusté des pneus, aux freins et aux dysfonctionnements mécaniques. Cela peut s'expliquer par le vieillissement du parc automobile au niveau national et le manque d'entretien des véhicules de la part des propriétaires. Plus que la moitié du parc automobile algérien est vétuste, en effet, plus de 57% font partie de la tranche d'âge 20 ans et plus. Ce qui peut induire des conséquences importantes sur l'environnement, la santé et par conséquent augmente le nombre d'accidents.

On note aussi qu'il y a d'autres facteurs indirects qui influencent le nombre d'accidents tels que les facteurs économiques, démographiques, la mobilité et le kilométrage parcouru. On remarque les points suivants :

- Le déséquilibre entre le parc automobile toujours en expansion (plus de 5 millions de véhicules en 2013 selon l'Office National des Statistiques ONS) et l'infrastructure routière malgré les efforts des pouvoirs publics en termes de réalisation avec comme but l'extension du réseau routier. Cette hausse est due principalement à l'augmentation du nombre de véhicules de tourisme et du nombre de bus qui a presque triplé, passant ainsi de 28 870 bus à 70 070 bus de 1996 à 2009. Les camionnettes et tracteurs routiers ont aussi contribué à l'augmentation du parc automobile sachant que ces derniers ont connu une croissance de 37,5% de 1996 à 2009. Cette évolution du parc répond à de profonds changements des modes de vie au sein de notre société et explique l'augmentation du trafic automobile dans les chemins de wilaya et la congestion enregistrée dans le milieu urbain. La mise en œuvre du dispositif d'aide dans le cadre de l'Agence Nationale de Soutien à l'Emploi des Jeunes (ANSEJ), pour les jeunes désirant créer des entreprises de transports depuis 1996, et l'instauration du crédit automobile en 2000, a contribué à l'accélération de l'acquisition des véhicules. Grâce notamment à ce mode de paiement (crédit automobile, ANSEJ), plusieurs jeunes chômeurs et familles à revenus moyens ont pu ainsi se doter d'un véhicule.
- Le manque d'infrastructures routières de base ainsi que leurs aménagements par des panneaux et des feux de signalisations, manque de passages piétons et passages protégés.
- Le manque de parking ce qui pousse les propriétaires de véhicule à se stationner sur des lieux créant des obstacles et gênant la fluidité de la circulation.

- Le manque d'aménagements des routes principales dans les villes, on cite : le manque de ronds-points, le manque de routes à double sens, le manque de voies pour cyclomoteurs ou pour vélos, le manque de passages pour piétons et des passage protégés, l'abondance en intersections, le manque de caméras de surveillances, le manque d'agents de police, de radars...etc.
- Le manque de gares routières, de gares de liaisons et de transport urbain.
- Le manque de formation et d'apprentissage à la conduite dans les autos écoles.
- Le manque de campagnes de sensibilisation et de prévention.

Certaines stratégies de prévention des accidents de la circulation routière reposent sur l'inflexion des comportements de conduite par une approche réglementaire et répressive. Ces stratégies peuvent être efficaces, notamment concernant la répression des vitesses excessives. La durabilité de leurs effets reste cependant incertaine, l'effet de répression n'étant pas toujours maintenu dans le temps (Millot, 2003).

De plus, les recherches sur les mécanismes d'accidents montrent que «les comportements illégaux sont un problème mineur» (Lie, Tingvall, 2002) et que les erreurs de conduite résultent en grande partie de la configuration des systèmes, des infrastructures et de leurs environnements (Van Elslande, al., 1997).

CONCLUSION

Dans cette étude, et selon les données disponibles, nous avons exprimé les corrélations existantes entre le nombre d'accidents dans les deux zones (urbaine et rurale) et les différentes variables explicatives (dîtes causes comportementales).

En zone urbaine, les variables (NRVR, NRDS et DD) sont les principales causes des accidents en 2012 et en 2013. Les variables (RP et CI) sont les principales causes des accidents sur la route en 2009 et en 2010. Ainsi les variables NRVR, DD, NRDS, CI et CSP sont les principaux facteurs comportementaux contribuant à l'explication du nombre d'accidents sur la période de l'étude.

En zone rurale, les variables (NRVR, NRDS, DD, CHSSS et MD) sont les principales causes des accidents en 2012 et en 2013. Les variables (FP, CI et CG) sont les principales causes des accidents en 2003, 2004 et 2010. Les variables (SC et PC) sont les principales causes des accidents en 2007, 2008 et 2011. Ainsi les variables NRVR, PC et DD sont les principaux facteurs comportementaux contribuant à l'explication du nombre d'accidents en cette zone.

Les accidents de la route survenus en zone urbaine ne sont pas influencés par les mêmes variables que ceux survenus en zone rurale. Cette différence est due à la nature des zones et à la gravité en termes de fréquence, ce qui signifie qu'une même variable n'a pas la même influence dans les deux zones. Réaliser une typologie des régions et wilayas en fonction des critères connus comme étant corrélés à l'insécurité routière sera importante dans le but de mieux adapter les actions de prévention.

Les accidents de la route sont le résultat d'un ensemble de causes dont l'usager de la route est l'acteur principal, auquel se greffent d'autres facteurs qu'on n'a pas pris en considération dans cette contribution, tels que : l'environnement, le véhicule, la mobilité, le kilométrage parcouru, les facteurs économiques, démographiques, la prévention, le manque d'infrastructures, les textes réglementaires, etc.

Le comportement des individus reste déterminant et révélateur de la qualité de la formation qu'ils ont reçue dans les écoles de formation. Les statistiques montrent que la multiplication de ces comportements peut provoquer des accidents graves.

Selon les données du CNPSR (2013), L'excès de vitesse, généralement attribué aux jeunes conducteurs, estimé à 27,2%, vient en tête du classement des causes attribuées à l'humain depuis des années. L'excès de vitesse engendre souvent la perte de contrôle du véhicule qui est à l'origine de 2,53% des accidents.

Toujours, l'excès de vitesse qui provoque un comportement agressif du conducteur, conduit ce dernier à commettre d'autres fautes dangereuses lors de sa conduite comme les dépassements dangereux (8,25%), la mauvaise conduite dans les agglomérations (5,85%), le non-respect des passages pour piétons (6,39%), le non-respect des distances de sécurité (5,26%), les manœuvres dangereuses sur les routes (4,74%), le non-respect de la priorité ou de la signalisation, un changement de sens sans signalisation…etc.

La consommation d'alcool ou de stupéfiants provoque également des comportements qui font perdre au conducteur la maîtrise du véhicule, cette cause est à l'origine de 1,41% des accidents en 2013.

À la lumière de ce qui précède, il est évident que les accidents de circulation sont de plus en plus nombreux en l'Algérie et l'humain est responsable de la grande partie de ses derniers. La gravité de leurs effets se fait ressentir car ils entraînent l'accroissement des dépenses de santé pris en charge par la collectivité en plus des souffrances qu'elles engendrent pour l'individu lorsqu'il n'est pas mort.

Dans des actions dites de développement, la non prise en considération de la santé de manière systématique qui, dans beaucoup de cas équivaut à une application de la réglementation, la protection de l'environnement et du cadre de vie s'avère très coûteux pour la collectivité. Mais ce coût n'est pas relié à l'action, ni supporté par ceux qui le produisent. Cependant, on assiste, aujourd'hui, à l'intensification de la prise de conscience de l'importance des enjeux de la sécurité routière qui prennent une grande envergure ces dernières années aussi bien au niveau national qu'au niveau international.

Il faut signaler que les accidents sont dûs inéluctablement à plusieurs dysfonctionnements sur le plan juridique, institutionnel et infrastructurel à savoir le non-respect des lois et du Code de la route, et l'insuffisance des réformes concernant ce dernier, ce qui a poussé les pouvoirs publics à le modifier une deuxième fois en 2005 et une troisième fois en 2009, la croissance toujours non contrôlée du parc automobile et l'insuffisance du réseau routier sachant que, tous les efforts engagés par les différents organismes concernés pour lutter contre l'insécurité routière n'ont pas amélioré la situation. Ces organismes doivent donc multiplier les efforts (actions de prévention, répression, sensibilisation, éducation etc.) mais ils doivent aussi développer leurs moyens d'interventions et coordonner les efforts engagés par les institutions et les secteurs concernés pour réduire davantage le nombre d'accidents et leur gravité.

Les comportements de conduite à risque les plus répandus dans les cortèges de mariage en Algérie.

Ismahan AZOUZ, Saliha ADOUDA et Walida MERAZKA*

Introduction

De nos jours, les accidents de la route, dans les cortèges de mariages, ne sont plus un simple phénomène, qu'on peut aisément contrôler ; mais c'est devenu un problème gravissime vu ses effets sociaux, économiques et environnementaux, très dangereux qui se traduisent négativement sur chaque individu que compose la société algérienne. Malgré les efforts du gouvernement, des institutions et associations ou organisations pour diminuer le nombre d'accidents, plusieurs questions restent encore sans réponse. Il est donc important d'aider les décideurs politiques à élaborer des stratégies qui puissent trouver une solution à ce problème.

Problématique

Le développement que connaissent les sociétés a apporté des changements intrinsèques dans la vie des gens, et même dans les relations qu'ils entretiennent entre eux. Allant dans ce sens, la régulation de la circulation est incontestablement ce reflet civilisationnel qui procure à toute société une portée vitale socio-économique. Ainsi le développement des règles de la circulation et leurs accommodements par les individus sont une préoccupation majeure de tous les responsables.

En effet, dans le monde arabe et plus spécifiquement en Algérie, les accidents de la route ont pris un virage lamentable. Leurs nombres ne cessent de s'accroître fauchant des vies ou endeuillant chaque année des milliers de familles, en plus des séquelles physiques ou psychologiques qu'elles laissent. D'où l'effet irréversible sur l'économie et plus précisément sur le produit intérieur brut du pays.

Les chiffres rapportés par le commandement de la gendarmerie et la Sûreté nationale ont montré que, rien que pour les dix premiers mois de 2015 on a compté plus de 2 100 accidents à l'échelle nationale ayant occasionné plus de 3 600 décès et 2 800 blessés. Les causes principales sont dues essentiellement à la perte de contrôle du véhicule, suivi de l'excès de vitesse dans 4 600 cas et finalement le dépassement dangereux dans

* Laboratoire de Psychologie de l'Usager de la Route (LPUR), Université de Batna 1, Algérie.

2 100 cas. En outre, il faut noter que 1 777 piétons ont perdu la vie, représentant ainsi 8,46% par rapport à l'ensemble des chiffres énoncés.

Dès lors, on constate que les accidents de la route ont pris de l'ampleur (on enregistre un décès chaque heure, et pour les piétons 6 morts chaque jour). Ces chiffres effrayants mettent l'Algérie à la 3ème place au monde en ce qui concerne le nombre d'accidents de la route. À ce titre, les chiffres macabres sont enregistrés dans la wilaya de Sétif avec 592 accidents pour la seule période estivale, suivie de la wilaya de Batna avec 375 accidents.

En Algérie, on notera que certains comportements sont devenus une routine lors des cortèges de mariages. L'attitude des conducteurs et leurs manœuvres n'ont fait que transformer l'événement en cauchemar pour les usagers de la route. Certains jeunes n'hésitent pas à assimiler l'arrivée de la mariée en lui donnant l'aspect d'une manifestation nationale. Ceci a pour effet de perturber la circulation, d'angoisser les gens, voire de transformer le mariage en cortège funèbre par les conséquences que cela occasionne. Aussi, parmi les mauvaises habitudes observées, le grand nombre de véhicules qui atteignent parfois 50 voitures, ce qui engendre un encombrement insupportable et un blocage des grandes artères nationales. Malgré les interventions de la police afin de céder les passages aux piétons et aux autres véhicules, ceci reste encore infructueux à cause du non-respect des lois par certains.

D'autres comportements inusités ont atteint leur paroxysme lors de cortèges de mariages compliquant encore plus la situation. Il s'agit en fait des excès de vitesse et des dépassements irréguliers occasionnés par certains conducteurs, alors que d'autres jeunes n'hésitent pas à sortir leurs têtes, même à pencher leur corps pour exhiber leur joie. Ce qui transforme l'euphorie en macabre et fatal événement. De plus, l'accompagnement des cortèges par des jeunes à motos ou sur des chevaux est devenu la règle d'or en tentant d'apporter un caractère innovateur et spécifique. En empruntant tous les sens et en enfreignant toutes les lois, une telle conduite et un tel manquement aux règles ne font en réalité qu'activer inlassablement cette vicissitude en la précipitant vers une plausible catastrophe.

De là, plusieurs voix commencent à s'élever exigeant une fermeté absolue des autorités dans l'organisation stricte du règlement de la circulation. Ce phénomène perturbateur a pris de l'expansion devant l'indulgence des agents de l'ordre qui évitent d'intervenir croyant que cela perturberait le déroulement du mariage.

Dès lors, il convient de poser les questions suivantes :

- Quels sont les principaux comportements à risque concernant la conduite lors des cortèges de mariages?
- Quelle est la portée de l'action de ces comportements pendant les cortèges de mariages?

- À quoi est due l'adoption de comportements nocifs de la conduite pendant les cortèges de mariages?
- Quelles sont les suggestions qui permettent d'éviter les conséquences des comportements à risque de la conduite lors des cortèges de mariages?
- Que propose l'échantillon de l'étude pour légiférer des lois permettant l'organisation et l'encadrement des cortèges de mariages?
- Quelles sont les lois suggérées nécessaires à l'organisation des cortèges de mariages?

Objectifs de l'étude

Les objectifs souhaités de l'étude concernent :

1. À montrer les principaux comportements dangereux de la conduite lors des cortèges de mariages.
2. À exposer le point de l'adoption de comportements dangereux dans les cortèges de mariages.
3. À étaler les conséquences qui découlent des actions des comportements dangereux de la conduite lors des cortèges de mariages.
4. À présenter des suggestions substantielles permettant d'éviter les conséquences induites par les comportements à risque de la conduite lors des cortèges.
5. À montrer la nécessité des lois portant sur l'organisation des cortèges de mariages.

Importance de l'étude

L'essentiel de l'étude apporte des clarifications sur un phénomène social, qui réside dans une recrudescence démesurée des accidents de la route lors de célébrations de mariage. En outre, elle a pour but de montrer les principaux comportements à risque des conducteurs, ainsi que les causes significatives qui conduisent à user de telles attitudes. En effet, la recherche sur les comportements dangereux selon leur échelle prévisionnelle est utile dans le développement de modèles précis et fiables sur le rôle des facteurs humains dans la performance du conducteur.

Les résultats obtenus dans cette étude représentent une aide considérable aux institutions responsables de la sécurité routière qui doivent impérativement savoir tirer profit. La connaissance de ces causes minimisera inéluctablement et proprement les accidents. De là, élaborer des solutions appropriées revient à expliciter inébranlablement les véritables causes des accidents de la route lors des cortèges de mariages.

Cadre théorique de l'étude

- Définition du comportement d'une conduite périlleuse (à risque) :

Les comportements du conducteur entraînent un risque sur sa vie ou bien sur la vie des autres piétons. (Koraichi, 2014)
On considère que la conduite (ou driving) est un comportement complexe qui dépend des effets intrinsèques limités dans le temps et le lieu. On citera en l'occurrence : les objectifs, les erreurs, les prévisions, les croyances, les priorités, le contrôle sécuritaire des objets roulants, le degré de vigilance, la fatigue, la mémoire, les capacités physiques et intellectuelles, la pratique et l'expérience. Bien que ces influences soient imprécises et opaques pour les individus dont se compose la société, il en résulte:

- Que la conduite s'avère être un ensemble de comportements complexes.
- Que les habitudes de conduite prennent leur signification dans trois domaines qui sont liés : émotionnel, cognitif et sensorimoteur.
- Que les habitudes de conduite se transfèrent à travers les parents, les adultes, les livres, les films et la télévision (Rahal Gharbi Mohamed Elhadi et al, 2014).

- Caractéristiques du comportement de la conduite risqué :

Elles concernent plusieurs points :

- Le non-respect des règles et des signes relatifs à la circulation, le fait de ne pas utiliser la ceinture de sécurité, les excès de vitesse, la négligence de la sécurité de son véhicule, la conduite sous l'effet de l'alcool et des substances psychotropes, les dépassements dangereux, l'agressivité au volant, l'utilisation du téléphone portable, l'optimisme défensif dû à l'expérience du conducteur, etc. Ainsi, toutes ces caractéristiques accroissent considérablement les risques avec le manque d'expérience chez les conducteurs (Behloul, 2009).

- Conséquences du comportement de la conduite dangereuse :

Le comportement de la conduite dangereuse induit inexorablement à des pertes physiques, psychologiques, sociales et économiques. En plus, du nombre important de décès et de blessés suite aux accidents de la route, ainsi qu'aux pertes matérielles, on considère que ce comportement est un risque en soi, du fait qu'il devient un mode de vie. En outre, l'accroissement probable de ce risque est irréfutablement exponentiel à l'expérience répétitive de tout individu qui fait usage d'un tel comportement (Koraichi, 2014).

Aspect pratique

- L'étude exploratoire

L'équipe de recherche, à Batna, au laboratoire psychologie des usagers de la route, s'est penchée sur l'étude qui analyse et explicite les principaux comportements pernicieux dont font usage les conducteurs lors des cortèges de mariages.

✓ **Ses objectifs**

L'étude exploratoire avait les objectifs suivants :

o La connaissance des difficultés du terrain et la volonté de procéder à l'étude de base.

o Exploration de l'opinion des individus de l'échantillon afin d'édicter des lois qui organisent les cortèges de mariages (ceci après consultation de la Gendarmerie nationale).

De fait, en se basant sur les résultats de l'étude exploratoire, il est impératif d'établir un questionnaire sur les comportements périlleux de la conduite lors de cortèges, et d'élaborer des règles compatibles avec les comportements à risque.

Limite de l'étude

-Limites géographiques (ou de lieu) : l'étude sur le terrain prend comme référence la wilaya de Batna.

-Limites temporelles : notre recherche de l'étude s'est basée sur les périodes 2013 et 2014.

-Limites du facteur humain

L'échantillon et ses spécificités : l'échantillon de l'étude est constitué de 129 individus issus de la wilaya de Batna ayant répondu au questionnaire contenu dans le formulaire. Voici alors ses spécificités :

Tableau1

	Spécificités	Nombre	Pourcentage
Sexe	Féminin	55	42,63%
	Masculin	74	57,36%
Âge	19-34	81	62,79%
	35-50	32	24,80%
	53-66	16	12,40%
État social (ou matrimonial)	Célibataire	73	56,58%
	Marié	56	43,41%

Outils d'étude

Dans le but d'obtenir des réponses aux diverses questions élaborées dans l'étude, l'équipe chargée de l'usage de la route a posé des questions ouvertes (selon ce qui a été établi dans la problématique) à l'échantillon préconisé dans l'étude. Selon les réponses présentées, il sera concevable de classifier les comportements à risque les plus fréquents et ceux les moins fréquents en rapport avec la conduite, ainsi qu'aux facteurs (du plus au moins influençable sur ces comportements).

Exposition et discussion des résultats de l'étude

Dans ce qui suit, nous traiterons les résultats statistiques de l'étude par son élaboration, son analyse et sa discussion.

1. Première question

Distribution des réponses quant à la question qui concerne les comportements qui constituent un risque lors des cortèges de mariages.

Tableau 2 montrant la répartition des résultats

Résultats	Nombre	Pourcentage
Dépassements dangereux par des jeunes conducteurs.	75	58,14
Excès de vitesse.	75	58,14
Laisser les enfants exhiber leur tête au travers des fenêtres du véhicule	34	26,34
Jeux et danses en se servant du véhicule sur la route.	32	24,79
Effectuer des mouvements de motos par des adultes.	59	45,73
Course entre des jeunes conducteurs.	57	48,18
Perturbation de la circulation.	46	35,65
Véhicules très rapprochés et absence de distance de sécurité.	58	44,95
Usage de la musique forte.	38	29,45
Présence de chevaux (ou de Fantasia perturbant la circulation).	41	31,77

D'après les résultats issus du tableau 2, il apparaît clairement que les dépassements dangereux par de jeunes conducteurs et les excès de vitesse sont les plus importants. Ensuite les pourcentages plus élevés concernent la course entre les jeunes conducteurs, les mouvements à motos et les véhicules très rapprochés. Tous ces comportements dangereux sont dus essentiellement à l'action du conducteur, pour arriver à la présence de chevaux et de Fantasia qui perturbent la circulation avec une proportion de 31,77% suivie de l'usage de fort débit de la musique avec 29,45% et enfin à celles permettant aux enfants d'exhiber leur tête par les fenêtres du véhicule avec une proportion de 26,34%.

2. Deuxième question

Elle concerne ceux qui ont fait usage d'un comportement périlleux lors de leur participation à un cortège de mariage.

Tableau 3 montrant la répartition des réponses de l'échantillon

Réponses	Féminin	Ratio	Masculin	Ratio	Total	Ratio
Oui	25	33,78%	43	78,18%	68	52,71%
Non	49	66,21%	12	21,81%	61	47,21%

D'après les résultats obtenus dans le tableau 3, il apparaît que 78,18% des hommes ont répondu positivement à la question contre 33,78% de femmes.

3. Troisième question

Elle concerne la répartition des réponses de l'échantillon sur leur opinion sur les conséquences qui découlent des comportements dangereux lors de cortèges de mariages.

Tableau 4 montrant la répartition des réponses de l'échantillon

Résultats	Nombre	Proportion
Accidents graves de la circulation	85	65,89%
Décès (transformation du mariage en funérailles)	59	45,73%
Lésions suite à de graves blessures	39	30,22%
Lésions suite à des handicaps physiques	46	35,65%
Pertes matérielles dues à des collisions entre les véhicules	38	29,45%
Chutes d'individus des fenêtres et des abords des véhicules	36	27,90%
Dérangement des usagers de la route dû au	37	28,68%

bruit assourdissant		
Perturbation de la circulation	62	48,05%

On remarque d'après les résultats du tableau 4 qu'une grande proportion des répondants considère que les comportements dangereux mènent inéluctablement à de graves accidents (65,89%). Une proportion de 48,05% fait référence à la perturbation de la circulation et 45,73% parlent de décès. Ensuite les répondants font référence aux lésions conduisant à des handicaps physiques (35,65%), et aux lésions menant à de graves blessures (30,22%). Enfin les répondants évoquent les pertes matérielles (29,45%), les chutes d'individus des fenêtres et aux abords du véhicule (27,90%) et enfin au dérangement des usagers de la route pour cause de bruit assourdissant (28,68%).

4. Quatrième question

Elle concerne la répartition des réponses de l'échantillon selon leurs suggestions afin d'éviter les conséquences découlant des comportements pernicieux.

Tableau 5 montrant la répartition des réponses de l'échantillon

Suggestions	Nombre	Ratio
Éviter l'insouciance et la vanité lors de la conduite.	35	27,13%
Dissuader les jeunes conducteurs lors de cortèges de mariages.	28	21,69%
Choisir uniquement des aînés pour faire partie des cortèges de mariages.	36	27,90%
Dissuader les usagers de motos lors de leur présence dans les cortèges de mariages.	31	24,04%
Éviter l'accompagnement d'enfants dans les cortèges.	34	26,34%
Retrait du permis de conduire en cas de manœuvres et de dépassements dangereux.	39	30,22%
Interdire aux jeunes de s'asseoir aux abords des fenêtres des véhicules.	47	36,42%
Légiférer une loi dissuasive spécifique aux cortèges de mariages.	29	22,47%
Limiter le nombre de véhicules lors de cortèges de mariages.	46	35,64%

Le tableau 5 nous enseigne que les résultats sont presque similaires entre ceux qui suggèrent d'interdire aux jeunes de se mettre aux abords des fenêtres des véhicules (36,42%) et ceux qui suggèrent de limiter le nombre de véhicules lors des cortèges (35,64%). Par la suite, le ratio est de 30,22% pour ceux qui préconisent le retrait du permis en cas de manœuvres et de dépassements dangereux, de 27,90% pour ceux qui préfèrent une participation exclusive d'aînés, de 26,34% pour ceux qui conseillent d'éviter l'accompagnement d'enfants, de 24,04% pour ceux qui proposent de dissuader les adultes d'utiliser des motos et en dernier lieu de 22,47% et de 21,69% respectivement pour ceux préférant l'adoption d'une loi dissuasive régissant les règles de conduite des cortèges de mariages et ceux en faveur d'une dissuasion radicale de la participation de jeunes conducteurs.

5. Cinquième question

Êtes-vous pour la suggestion d'une loi régissant l'organisation des cortèges de mariage ?

Tableau 6 montrant la répartition des réponses de l'échantillon

Réponses	Nombre	Proportion
Oui	81	62, 8%
Non	48	37,2%

On remarque que la plupart des répondants de l'échantillon approuvent la suggestion d'une loi organisant les cortèges de mariages dans une proportion de 62,8% alors qu'une proportion de 37,20% désapprouve la même idée.

6. Sixième question

Relative à la répartition des réponses de l'échantillon sur la nature des lois suggérant l'organisation des cortèges de mariages.

Tableau 7 montrant la répartition des réponses de l'échantillon

Lois suggérées	Nombre	Ratio
Adoption d'une loi limitant le nombre de véhicules.	29	22,48%
Interdire aux adolescents et aux plus jeunes la conduite lors de cortèges de mariages.	65	50,38%
Poursuite pénale et amendes à tous ceux qui enfreignent le règlement du code de la sécurité	37	28,67%

routière lors des cortèges de mariages.		
Pénaliser les organisateurs du mariage en cas de présence de motos dans le cortège.	53	41,08%

D'après les résultats obtenus, on remarque qu'une proportion de 50,38% est en faveur de l'interdiction aux adolescents et aux plus jeunes de conduire lors de cortèges de mariages. Puis nous obtenons une proportion de 41,08% pour l'adoption d' une loi qui interdit l'usage de motos dans les cortèges et la pénalisation des organisateurs, alors que les propositions sont successivement de 28,67% et de 22,48% pour ceux en faveur de poursuites pénales et amendes pour tous ceux qui enfreignent le règlement du Code de la route et la limitation du nombre de véhicules lors des cortèges de mariages.

Analyse et discussion de l'ensemble des résultats

Les réponses des individus de l'échantillon concernant les principaux comportements pernicieux lors des cortèges de mariages s'établissent selon l'ordre suivant :

1. Des dépassements dangereux sont occasionnés par de jeunes conducteurs.
2. Des excès de vitesse.
3. Des courses entre jeunes conducteurs.
4. Des mouvements exhibitoires d'adultes avec des motos.
5. Des véhicules rapprochés sans distance de sécurité.
6. La présence de chevaux (ou Fantasia) perturbant la circulation.
7. L'usage de musique assourdissante et tonitruante qui affecte la cognition, l'attention et réduit les informations nécessaires à la mission propre à la conduite du véhicule avec les conséquences probables qui découlent d'un tel comportement.
8. Les enfants penchant leurs têtes hors des fenêtres des véhicules.

Dès lors, il convient de dire que ces comportements sont devenus un phénomène inévitable et incontournable constituant même un des fondements essentiels du mariage des temps modernes. Quoique ces comportements interfèrent inéluctablement avec les intérêts de ceux qui les pratiquent eu égard à leurs conséquences dramatiques, ces attitudes ont des impacts négatifs sur la concentration du conducteur. Ainsi, la présence de chevaux et l'usage de musique tonitruante affectent la cognition et la concentration du conducteur.
À cet égard, Broadbent a montré que les messages nerveux détectés vont différer selon le type de la fibre nerveuse qui les transmet ou selon le nombre de forces ou de puissances qui les produisent. De même, les résultats de

l'étude de Khachaoui nous informent que les conducteurs de motos qui évitent les accidents se distinguent par une excellente capacité de concentration et disposent d'une bonne source d'informations et de compétences. Ce qui signifie que ces accidents ne trouvent guère leurs causes dans les conditions météorologiques ou dans la faiblesse de l'éclairage. En outre, il précise que le rôle des sociologues et psychologues consiste à comprendre et à trouver des solutions à ce problème.

Aussi, les spécificités des échantillons ont montré que chez les jeunes hommes de 19-34 ans, le ratio de 62,79% est très significatif. Cette catégorie prend davantage de risques comme le montre l'étude de Kass (1964). Par ailleurs, les études prouvent que l'âge est très déterminant dans l'adoption de comportements dangereux. Ainsi, l'étude de Michael et Moran (1986) montre des différences entre les conducteurs de sexe masculin selon les tranches d'âges : 18 et 25 ans ou 35 et 50 ans. Leurs résultats indiquent que les jeunes ont davantage confiance dans la conduite rapide (Koraichi, 2014). Dans le même contexte, l'étude de Enafaa et Saif (1988) a montré l'existence d'un caractère général dans la conduite qui se caractérise par une tendance formelle au risque et le non-respect de sécurité en précisant que ce sont les plus jeunes qui s'exposent aux risques et aux accidents. Par ailleurs, selon les résultats obtenus au tableau 3 et les différents ratios constatés, il apparaît clairement que 78,18% des hommes avouent avoir un comportement dangereux lors de cortèges de mariages.

Quant à la cinquième question, la plupart des répondants approuvent la suggestion relative à l'adoption de lois régissant l'organisation des cortèges avec une proportion de 62,79% contre 37,20%. Ce dernier ratio s'explique par le nombre de célibataires participants qui ont tendance à imiter aveuglément certaines traditions dans la région de Batna, dont les seuls motifs se réfèrent à la démonstration inconditionnelle de la richesse et de l'extravagance, ainsi que dans l'exagération dans le nombre illimité de véhicules participants au cortège au lieu d'escorter la mariée avec un nombre raisonnable de véhicules.

Finalement il y a unanimité sur le fait que ce phénomène induit une perturbation disproportionnée de la circulation. Il importe de légiférer des lois dissuasives afin d'arrêter ces dépassements. En outre, il est inconcevable d'être tolérant et indulgent au motif que cela dérangerait l'évènement. Ce phénomène est en rapport avec l'existence de certains groupes ou tribus (Aarouches) qui maintiennent une certaine image. La continuité des actions de ceux qui les prônent leur a donné toute l'assurance et l'entière conviction qu'ils sont au-dessus des lois, et cela à partir du moment où ils font partie d'un tel groupe ou d'une telle tribu. Ceci traduit en toute vraisemblance une réalité constante en l'absence de moyens sécuritaires dissuasifs et légaux, ainsi qu'un manquement franc et indéniable d'une culture respectueuse des droits des usagers de la route.

Références

- Abric, J.-C. (1994) *Pratiques sociales et représentations*, Paris, PUF.
- Abric, J.-C. (1976) *Jeux, conflits et représentations sociales*. Thèse de doctorat d'Etat, Université de Provence, Aix-en-Provence, France.
- ADEME. Eclairage public : l'état aide les collectivités à réduire leur consommation et leur facture d'énergie. Table ronde nationale pour l'efficacité énergétique, communiqué de presse, février 2012.
- ADEME. Guide à la rédaction d'un cahier des charges diagnostic de l'éclairage public. Collections des cahiers des charges d'aide à la décision, version du 21 décembre 2012, 29 pages.
- AFNOR. Eclairage public. Partie 1 : sélection des classes d'éclairage. Partie 2 : exigences de performance. Partie 3 : Calcul de performances. Partie 4 : méthodes de mesure des performances photométriques. NF EN/CIE 13201, août 2005, 32, 18, 39 et 17 pages.
- Aka, K. A. (1988) *L'organisation des transports collectifs à Abidjan (Côte d'Ivoire)*. Thèse de Doctorat. Nanterre : Université de Paris X.
- Aksan, N., Anderson, S. W., Dawson, J., Uc, E., & Rizzo, M. (2015) Cognitive functioning differentially predicts different dimensions of older drivers' on-road safety. *Accident Analysis & Prevention*, *75*, 236-244.
- Alfano, P. L. & Michel, G. F. (1990) Restricting the field of view: perceptual and performance effects, Perceptual and Motor Skills 70, p.35-45.
- Alfaro, J.-L., Chapuis, M. & Fabre F. (1994) *COST 313, Coût socio-économique des accidents de la route*, Direction Générale des Transports, Direction Générale, Recherche et Développement.
- Allen, R. W., Rosenthal, T. J. & Cook, M. L. (2011) A short history of driving simulators, In Handbook of driving simulation for Engineering, Medicine and Psychology, Fisher D.L., Rizzo M., Caird J.K., Lee J.D., Boca Raton, FL:CRC/Press Taylor and Francis, Ch. 2, p. 2.1-2.16.
- Altinsoy, I. M. E. & Landgraf, D. I. F. J. (2014) Perceptibility of Vehicle Exterior Sounds. *ATZ worldwide, 116*(9), 60-65.
- Amireche, T., Approche des espaces publics urbains : cas de la ville nouvelle Ali Mendjeli, mémoire de magistère, Université de Constantine, juin 2012.
- Anderson, S. W., Aksan, N., Dawson, J. D., Uc, E. Y., Johnson, A. M. & Rizzo, M. (2012) Neuropsychological assessment of driving safety risk in older adults with and without neurologic disease. *Journal of clinical and experimental neuropsychology*, *34*, 895-905.
- Ansseau, M. & Timsit-Berthier, M. (1987) Vigilance et troubles psychiatriques. NeuroPsy., 2(2), 105-110.

- Anstey, K. J., Wood, J., Lord, S. & Walker, J. G. (2005) Cognitive, sensory and physical factors enabling driving safety in older adults. *Clinical psychology review*, *25*, 45-65.
- Margier, A., La cohabitation dans les espaces publics : Conflits d'appropriation entre riverains et personnes marginales à Montréal et Paris, https://tel.archives-ouvertes.fr/tel-00945671v1, consulté le 20/12/2015.
- Artz, B., Cathey, L., Grant, P., Houston, D. & Greenberg, J. (2001) The design and construction of the visual subsystem for VIRTTEX, the driving simulator at the Ford research laboratories, Proceedings of Driving Simulation Conference, p. 255-262.
- Assailly, J.-P. (1997) *Les jeunes et le risque*. Paris, Vigot.
- Assailly, J.-P. (2001) Sur la route, les conduites à risque, revue toxibase n° 2 - juin 2001. Paris. France. p. 2.
- Association Française de l'Assurance, (AFA) (2014) *Assurance automobile : les sinistres corporels en 2012, indemnités allouées aux victimes d'accidents de la circulation, dossiers réglés en 2012*, Étude Assurances des biens et de responsabilité, FFSA et GEMA, avril.
- Auberlet, J., Pacaux, M., Anceaux, F., Plainchault, P. & Rosey, F. (2010) The impact of perceptual treatments on lateral control: A study using fixed-base and motion-base driving simulators. Accident Analysis & Prevention 42 (1), p. 166-173.
- Badr, Y. & Triomphe, A. (1992) Le circuit économique de l'insécurité routière, *Handicaps et Inadaptations, Les cahiers du CTNERHI*, n° 59, p. 33-54.
- Bailet, J.-M & Froment, D. (2010) Je stress au Volant, au Guidant…mais je me soigne!, L'harmattan, Paris.
- Ball, K., Owsley, C., Stalvey, B., Roenker, D. L., Sloane, M. E., & Graves, M. (1998) Driving avoidance and functional impairment in older drivers. *Accident Analysis & Prevention*, *30*, 313-322.
- Barbara, J. (2003) Assessment and counseling of older drivers. A guide for primary care physicians. *Geriatrics*, *58*, 16-24.
- Barbet, I., Mbskau, M., Berthblon, C., Mottbt, D. & Bootsma, R. J. (2006) Effects of driving experience and age on the detection of upcomingcollision. *Travail humain*, *69*, *3*, 209-227.
- Baumstark, L. (2001) Analyse économique et développement durable dans le secteur des transports : le rapport Boiteux II, *Annales des Mines*, série Responsabilité et. Environnement, n° 24, Octobre, p. 55-65.
- Behloul, S. A. (2009) Les comportements à risque concernant la santé (tabac, alcool, comportement de la conduite des véhicules, l'exercice) et sa relation avec qualité de vie et les croyances de la santé, mémoire de magistère, Faculté des Sciences Humaines et Sociales, Université lhadjlakhdar, Batna, Algérie.

- Benson, B., Rasmussen, D. W. & Mast, B. D. (1999) Deterring Drunk Driving Fatalities: An Economics of Crime Perspective, *International Review of Law and Economics*, Vol. 19, p. 205-225.
- Bergeron, J. & al., Effets des caractéristiques de l'environnement sur le comportement des piétons à des intersections urbaines, in Piéton et son environnement quelles interactions ? Quelles adaptations ? , Actes du premier Colloque francophone international de la Plate-forme Intégratrice « Comportement du Piéton dans son Environnement » Actes INRETS N°115. Paris Mai 2008.
- Berthelon, C. & Gineyt, G. (2014) Effects of alcohol on automated and controlled driving performances. Psychopharmacology, 231 (10), 2087-2095.
- Berthoz, A. (2002) The Brain's Sense of Movement, Harvard University Press.
- Berthoz, A., Pavard, B., & Young, L. R. (1975) Perception of linear horizontal self-motion induced by peripheral vision (linear vection): Basic characteristics and visual-vestibular interactions. Experimental Brain Research 23 (5), p. 471-489.
- Blana, E. & Golias, J. (2002) Differences between vehicle lateral displacement on the road and in a fixed-base simulator. Human Factors 44, p. 303-313.
- Boiteux, M. (2001) *Transports : choix des investissements et coût des nuisances*, Commissariat général du Plan, juin.
- Boltanski, L., Les usages sociaux de l'automobile : concurrence pour l'espace et accidents, Actes de la recherche en sciences sociales, Année 1975 Volume 1 Numéro 2, p. 25-49, consulté en ligne le 17/12/2015.
- Boltanski, L. (1975) Les usages sociaux de l'automobile : concurrence pour l'espace et les accidents, *Actes de la recherche en sciences sociales*, n° 2, p. 25-49.
- Boucher, V., Greffier, F. & Fournela, F., Disability glare evaluation in driving condition using high dynamic range images. Proceedings of the 28th Session of the CIE, June 28 - July 4, 2015, Manchester, UK.
- Boudrifa, H. (2007) *Evaluations de la situation de la sécurité routière en Algérie*, laboratoire de Prévention et d'Ergonomie (Université d'Alger) : *Revue N°1 psychologique, sociale, et sanitaire*, p. 15.
- Bougueroua, M. & Carnis, L. (2016) Economic development, mobility and traffic accidents in Algeria, submitted to *Accident Analysis and Prevention.*
- Breidenbach, C. & Tomaske, W. (2004) The use of driving simulators in simulating the on-road drive of wheeled vehicles, Proceedings of Driving Simulation Conference, p. 333-341.
- Brouwer, W. H. (2002) Attention and driving: a cognitive neuropsychological approach. In M. Leclercq, & P. Zimmermann (Eds.),

Applied neuropsychology of attention: Theory, diagnosis and rehabilitation, (p. 230-254). Psychology Press.
- Brown, I. D. (1994) Driver fatigue. *Human Factors*, 36, 298-314.
- Brutel, C. (2002) La population de la France métropolitaine en 2050: un vieillissement inéluctable. *Economie et statistique*, *355*, 57-71.
- Buisson, N. (2009) Profils de personnalité en lien avec les infractions et/ou les accidents de la route : Qui sont les stagiaires permis à points ? Thèse de doctorat de Psychologie, Université Lumière Lyon 2, France, p. 36.
- Burdea, P. & Coiffet. P. (1993) *La réalité virtuelle*, Hermes Science Publications, 402 pages.
- Burdea, P., Coiffet, P. & Richard P. (1996) Integration of multi-modal I/Os for Virtual Environments, International Journal of Human-Computer Interaction (IJHCI), Special Issue on Human-Virtual Environment Interaction, March, p. 5-24.
- Burlaud, A., Dufour, N., Harboun, M., Fétéanu, D., & Trivalle, C. (2012) Conduite automobile et démence: Une étude en hôpital de jour gériatrique. *NPG Neurologie-Psychiatrie-Gériatrie*, *12*, 24-30.
- Burns, P.C. & Saluäär, D. (1999) Intersections between driving in reality and virtual reality, Proceedings of the Driving Simulation Conference 1999, p.155-164.
- Cabon, P., Carnis, L., Chauvineau, C., Dik R., Kemel E. & Ruer, R. (2014) *Lutte contre les prises à contresens sur routes à chaussées séparées*, Rapport de Recherche, 09MTCV32, Ministère de l'Écologie, du Développement Durable, Commissariat Général au Développement Durable, Direction de la Recherche et de l'Innovation.
- Campagne, A., Pebayle, T. & Muzet, A. (2004) Correlation between driving errors and vigilance level: influence of the driver's age. Physiology &Behavior, 80(4), 515-524.
- Carnis, L. (2004) Essai d'estimation d'une vitesse optimale pour les véhicules légers sur le réseau interurbain français, *Cahiers Scientifiques du Transport*, 2004, n° 46, p. 63-95.
- Carnis, L. (2006) La gestion d'un territoire hétérogène : le cas des missions de police routière de la Traffic Branch du New South Wales Police Service, *Revue d'Économie Régionale et Urbaine*, n° 1, p. 131-157.
- Carnis, L. (2006a) Approche économique et institutionnelle des limitations de vitesse : les enseignements du Montana in *M. A. Dekkers (Coordination scientifique), Actes du séminaire Vitesse, Apports récents de la recherche en matière de vitesse, Les Collections de l'INRETS*, n° 105, p. 141-157.
- Carnis, L. (2008) The French Automated Speed Enforcement Programme: A Deterrent System at Work", *Proceedings of the 2008*

Australasian Road Safety Research, Policing and Education Conference, 9th-12th November 2008, Peer-Reviewed Paper, Adelaide, South Australia, Australia, p. 752-766.

- Carnis, L. (2011) Les missions de police routière de la Sûreté du Québec : entre politique publique, logique territoriale et contraintes économique, *Revue d'Économie Régionale et Urbaine*, n° 4, p. 765-788.
- Carnis, L. (2012) La Basic Rule au Montana ou la mise en lumière des enjeux relatifs à l'effectivité des politiques publiques in *Angel Egido et Sandrine Gaymard (dir.) Sécurité et Facteurs Humains dans les moyens de transport, Une approche multidisciplinaire,* L'Harmattan, Collection Logiques Sociales, Paris, p. 193-208.
- Carnis, L. (2015) Ethique et sécurité routière : enjeux et conséquences pour l'évaluation des politiques publiques in *Gilles Blanchard et Laurent Carnis (dir.) Evaluation des politiques de sécurité routière, Méthodes, outils et limites*, L'Harmattan : Paris, p. 217-242.
- Carnis, L. & Mignot, D. (2010) Économie de la sécurité routière : définition, connaissance et enjeux. Introduction, *Les cahiers scientifiques du transport*, n° 57, p. 5-14.
- Carnis, L. & Mignot, D. (2012) Introduction in L. Carnis et D. Mignot (dir.) Pour une économie de la sécurité routière, Émergence d'une approche pour l'élaboration de politiques publiques, p. 1-8, Economica.
- Carnis, L. & Kemel, E. (2014) An Economic Analysis of Wrong-Way Driving and Possible Countermeasures, *Transport Research Arena 2014*, Paris, Proceedings, p.9.
- Carnis, L., Hours, M., Tardy, H. & Charnay, P. (2011) *Esparr-Eco, Étude des conséquences socioéconomiques des accidents de la route, une approche par la victime*, Rapport de recherche, Convention n° 6885, Ministère de l'Écologie, de l'Énergie, du Développement Durable et de la Mer/Délégation à la Sécurité et à la Circulation RoutièreIFSTTAR.
- Cestac, J., Paran, F. & Delhomme, P. (2011) Young drivers sensation seeking, subjective norms, and perceived behavioral control and their roles in predicting speeding intention: How risk-taking motivations evolve with gender and driving experience. *Safety science A., 49, 3,* 424-432.
- CETE Méditerranée. Pour la gestion durable d'un patrimoine d'éclairage public. Fiche méthodologique, mars 2011, 24 pages.
- Chapman, P.R., Underwood, G. & Roberts, K. (2002) Visual search patterns in trained and untrained novice drivers. Transportation Research Part F: Traffic Psychology and Behaviour, 5 (2), 157–167.
- Charbotel, B., Martin, J.-L. & Chiron, M. (2010) Work-related versus Non-work-related Accidents, Developments in the Last Decade in France, *Accident Analysis and Prevention*, Vol. 42, p. 604-611.

- Chauvin, B. & Hermand, D. (2008) Contribution du paradigme psychométrique à l'étude de la perception des risques : une revue de littérature de 1978 à 2005, *L'année psychologique*, 108, p. 343-386.
- Chiquet, C., Dkhissi-Benyahya, O., Cooper, H.M., Claustrat, B. & Denis, P. (1) (2). Œil et rythmes circadiens. Journal Français d'Ophtalmologie. Masson, Paris, 2001. 24 : 659-671
- Christoforou, Z., Karlaftis, M. G. &Yannis, G. (2011) Young drivers and alcohol impaired driving: a driving simulator experiment. In Proceedings of the Road Safety and Simulation Conference (p. 14-16).
- CIE. Lighting of Roads for Motor and Pedestrian Traffic. CIE 115: 2010, janvier 2010, 45 pages.
- Clarke, A. H., Clarke, M. C. & Scherer, H. (1996) The influence of vestibular disorder on driving behaviour. Dans A. G. Gale, I. D. Brown, C. M. Haslegrave, & S. P. Taylor (Eds.), Vision in vehicles, vol. V. Amsterdam : Elsevier.
- CNAS de Béjaïa, résultats de l'enquête auprès de la CNAS.
- CNIS (2012) *Bilan statistique sur les importations de véhicules en Algérie.*
- CNPSR (2013) *Bilan statistique sur la sécurité routière en Algérie.* http://www.cnpsr.org.dz.
- CNPSR, 2013, Etudes statistiques des collisions de la route en Algérie.
- CNPSR, Centre national de prévention et de sécurité routière 2004-2012. Etude statistique des accidents de circulation en Algérie, Edition 2003, 2004, 2005, 2006, 2007 2008, 2009, 2010, 2011, 2012 et 2014.
- Coates, N., Ehrette, M., Blackham, G., Heidet, A. & Kemeny (2002) A Head-Mounted Display in Driving Simulation Applications in CARDS, Proceedings of the Driving Simulation Conference 2002, Paris, France, p. 33-43.
- Cocron, P., Bühler, F., Franke, T., Neumann, I. & Krems, J. F. (2011, January) The silence of electric vehicles-blessing or curse. In *Proceedings of the 90th Annual Meeting of the Transportation Research Board, Washington DC.*
- Communications of the ACM, vol. 35(6), 1992, p. 64-72.
- Crocq, L. (2000) Aspects national du trauma, *Pratiques psychologiques*, n°2-3, volume 1.
- Crouch, R. L. (1976) A Framework for the Analysis of Optimum Maximum Highway Speed Limits and Their Optimal Enforcement, *Accident Analysis and Prevention*, Vol. 8, p. 187-199.
- Croze, Y. (2012) Des facteurs de changement 1 territoire 2040 : *Énergies, normes environnementales et mobilités.* La documentation française, Revue *d'étude et de prospective* n°5, France, p. 5.
- Cruz-Neira, C., Sandin, D. J. & DeFanti T. A. (1993) Surround-Screen Projection-based Virtual Reality: The Design and Implementation of the

CAVE, SIGGRAPH'93: Proceedings of the 20th Annual Conference on Computer Graphics and Interactive Techniques, p. 135-142.
- Cruz-Neira C., Sandin, D. J., DeFanti, T. A., Kenyon, R. V. & Hart, J. C. (1992) The CAVE: Audio Visual Experience Automatic Virtual Environment.
- Cummings, J. L. (1993) Frontal-subcortical circuits and human behavior. *Archives of neurology, 50(8),* 873.
- Dagdelen, M. (2005) Restitution des stimuli intertiels en simulation de conduite. Thèse de doctorat, Ecole des mines de Paris.
- Daigneault, G., Joly, P. & Frigon, J. Y. (2002) Executive functions in the evaluation of accident risk of older drivers. *Journal of Clinical and Experimental Neuropsychology*, *24*, 221-238.
- Dawson, D. & Reid, K. (1997) Fatigue, alcohol and performance impairment. *Nature, 388* (6639), 235.
- De Raedt, R. & Ponjaert-Kristoffersen, I. (2000) Can strategic and tactical compensation reduce crash risk in older drivers? *Age and ageing*, *29*, 517-521.
- Deffenbacher, J.L., Oetting, E.R. & Lynch, R.S. (1994) Development of a Driving Anger Scale. *Psychological Reports.* 74, 83-91.
- Delhomme, P. (2000) Optimisme comparatif chez les usagers de la route : une protection contre le risque ? Bien-être subjectif et facteurs de protection, *Pratiques psychologiques,* n°1, p. 99-109
- Denoual, T., Mars, F., Petiot, J.-F., Reymond, G. & Kemeny, A. (2011) Drivers' perception of loss of adherence in bends: Influence of motion rendering. Journal of Computing and Information Science in Engineering, Vol. 11 / 041004-7.
- Dermel, A. (2008) *Essai d'évaluation des coûts des accidents de circulation en Algérie : Cas de la wilaya de Béjaïa*, Mémoire de Magister en Economie de santé et du développement durable. Université Abderrahmane Mira, Béjaïa, p. 94.
- Di Ruggero, O. (2014) *Anticipating public acceptance: the case of hydrogen*, Thèse de Doctorat, Delft University of Technology.
- Direction de la Gendarmerie nationale de la wilaya de Béjaïa : Bilans annuels du groupement de la gendarmerie nationale de la wilaya de Béjaïa Ed : 2009 à 2014.
- Dorrian, J., Roach, G. D., Fletcher, A. & Dawson, D. (2007) Simulated train driving: Fatigue, self-awareness and cognitive disengagement.*Applied Ergonomics, 38(2),* 155-166.
- Douglas, M. & Wildavski, A. (1982) *Risk and Culture, An Essay on the Selection of Technological and Environmental Dangers*, University of California Press.
- Doulet, J.-F. (2000) La mobilité urbaine : un nouveau cadre conceptuel, p. 1-2. L'institut pour la ville en mouvement. Disponible sur : http://ville-en-

mouvement.pagespersoorange.fr/telechargement/chine/La_mobilite_urbaine.pdf
- Drosdol, J. & Panik, F. (1985) The Daimler-Benz driving simulator, a tool for vehicle development, SAE paper, n° 850334.
- Dubinsky, R.M., Williamson, A., Gray, C.S. & Glatt, S,L. (1992) Driving in Alzheimer's disease. *Journal of the American Geriatrics Society, 40*, 1112-1116.
- Dubois, N. (2004) L'automobile : un espace vécu comme un autre chez-soi, thèse de Doctorat, Nanterre-Paris X, https://tel.archives-ouvertes.fr/tel-00004639, consultée le 22/12/2015.
- Dunn, N. & Williamson, A. (2012) Driving monotonous routes in a train simulator: the effect of task demand on driving performance and subjective experience. Egonomics, 55(9), 997–1008.
- Dupont, E., Martensen, H. & Silverans, P. (2010) Abaissement du taux d'alcool autorisé pour les conducteurs novices et les conducteurs de grands véhicules : 0.2 ‰. Institut Belge pour la Sécurité Routière - Centre de connaissance, Brussels, Belgium.
- Dupoy, G. (1999) *La dépendance automobile* : symptômes, analyses, diagnostic, traitements. Ed Economica, Paris, p.13.
- Durkheim, E. (1898) Représentations individuelles et représentations collectives, *Revue de métaphysique et de morale*, 6, p. 273-302.
- Duta, M., Alford, C., Wilson, S. & Tarassenko, L. (2004) Neural network analysis of the mastoid EEG for the assessment of vigilance. International Journal of Human–Computer Interaction, 17(2), 171–195.
- Elvik, R. (1994) The External Costs of Traffic Injury: Definition, Estimation, and Possibilities for Internalization, *Accident Analysis and Prevention*, Vol. 26, n°6, p. 719-732.
- Emerson, R. W., Naghshineh, K., Hapeman, J. & Wiener, W. (2011) A pilot study of pedestrians with visual impairments detecting traffic gaps and surges containing hybrid vehicles. *Transportation research part F: trafficpsychology and behavior, 14*(2), 117-127.
- Enafaa, A. A. & Sif, K. (1988) L'analyse des caractéristiques psychiques et sociales relative au comportement de la conduite automobile, l'administration de la recherche scientifique el médina, King Abed l'Aziz des sciences techniques, Université King Saoud, Riad, Arabie Saoudite.
- Engströme, I. & al (2003) Jeunes conducteurs novices, éducation et formation du conducteur. Etude bibliographique ; Institut National Suédois de recherche sur les routes et les transports ; Suède, p. 16, 20, 25.
- Erikson, E.H. (1975) *Life history and the historical moment.* N.Y.: W.W. Norton.
- Espie, S., Gauriat, P. & Duraz, M. (2005) Driving simulators validation: the issue of transferability of results acquired on simulator, Proceedings of Driving Simulation Conference North America, p. 149-156.

- Essayed, O. (2001) *Stress et administration des pressions psychiques*, Dar ElfikreAlarabi, Caire. (en arabe).
- Essma, S. (2000) Steering effort analysis of an oval racing track setup champ car, International ADAMS User Conference.
- Evans, L. (1994 a) Congressional Oversight and the Diversity of Members' Goals, *Political Science Quarterly*, Vol.109, n°4, p. 669-687.
- Evans, L. (1994 b) Policy and Pork: The Use of Pork Barrel to Build Policy Coalitions in the House of Representatives, *American Journal of Political Science*, Vol. 38, n°4, p. 894-917.
- Fabrigoule, C. & Lafont, S. (2015) Conduite automobile, vieillissement cognitif et maladie d'Alzheimer. *La Presse Médicale, 44(10),* 1034-1041.
- Fillmore, M.T., Ostling, E.W., Martin, C.A. & Kelly, T.H. (2009) Acute effects of alcohol on inhibitory control and information processing in high and low sensation-seekers. Drug and Alcohol Dependence, 100 (1-2), 91-99.
- Filtness, A.J., Rudin-Brown, C.M., Mulvihill, C.M. & Lenné, M.G. (2013) Impairment of simulated motorcycle riding performance under low dose alcohol. Accident Analysis & Prevention, 50, 608-615.
- Fischer, G.N. (1997) Psychosociologie de l'environnement social, Paris : Dunod.
- Flament, C. (1987) Pratiques et représentations sociales. In J. L. Beauvois, R. V. Joule & J. M. Monteil (Eds.), *Perspectives cognitives et conduites sociales. Tome 1: Théories implicites et conflits cognitifs* (p. 143-150). Cousset : Del Val.
- Flanagan, M.B., May, J.G. & Tobie, T.G. (2006) Sex differences in tolerance to visually induced motion sickness, Aviation Space and Environmental Medecine, 76(7), p. 642-646.
- Flanquart, H. (2012) An unwelcome user? Or how to negociate the use of a risky space, *Journal of risk research*, 15, p. 1261-1279.
- Fleury, D., Peytavin, J.-F., Alam, T., Saint Gerand, T., Medjkane, M. & Millot, M. (2012) La dimension socioéconomique du risque routier dans une approche territorialisée in *Carnis, L. & Mignot, D., Pour une économie de la sécurité routière. Émergence d'une approche pour l'élaboration de politiques publiques*, Méthodes et approches Economica, p.76-98.
- Fleury, S., Desbois, C. & Jamet, E. (2015) Effet de la sonification d'un véhicule électrique sur sa détection par des piétons. Dans Gaymard, S. et Tiplica, T. (dir.), *Sécurité des déplacements, protection des usagers et de l'environnement : Maîtrise des risques et prévention* (Tome. 1, p. 163-178). Paris: L'Harmattan.
- Fontaine, H. (2003) Âge des conducteurs de voiture et accidents de la route : Quel risque pour les seniors ? *Recherche-Transports-Sécurité, 79,* 107-120.

- Fort-Jacques, T., Le piéton et son environnement : un travail de configuration réciproque in Piéton et son environnement quelles interactions ? Quelles adaptations ? , Actes du premier colloque francophone international de la Plate-forme Intégratrice « Comportement du Piéton dans son Environnement » Actes INRETS N°115. Paris Mai 2008.
- Fosgerau, M. (2005) Speed and Income, *Journal of Transport Economics and Policy*, Vol. 39, Part 2, May, p. 225-240.
- Freund, B., Colgrove, L. A., Petrakos, D. & McLeod, R. (2008) In my car the brake is on the right: Pedal errors among older drivers. *Accident Analysis & Prevention*, *40*(1), 403-409.
- Freydier, C., Berthelon, C., Bastien-Toniazzo, M. & Gineyt, G. (2014) Divided attention in young drivers under the influence of alcohol. Journal of Safety Research, 49, 13–18.
- Fuchs, P., Moreau, G., Burkhardt, J.-M. & Coquillart, S. (2006) *Le traité de la réalité virtuelle* (Volume 2) - L'interfaçage, l'immersion et l'interaction en environnement virtuel. Presse de l'ecole des Mines.
- Fujito, R., Kamimura, N., Ikeda, M., Koyama, A., Shimodera, S., Morinobu, S. & Inoue, S. (2016) Comparing the driving behaviours of individuals with frontotemporal lobar degeneration and those with Alzheimer's disease. *Psychogeriatrics, 16(1),* 27-33.
- Galante, F., Mauriello, F., Montella, A., Pernetti, M., Aria, M. & D'Ambrosio, A. (2010).
- Garay-Vega, L., Hastings, A., Pollard, J. K., Zuschlag, M. & Stearns, M. D. (2010) *Quieter cars and the Safety of blind pedestrians: Phase I* (No. HS-811 304).
- Garcia-Ferre, A., De Juan, A. & Poncela, P. (2007) The Relationship between Road Traffic Accidents and Real Economic Activity in Spain: Common Cycles and Health Issues, *Health Economics*, Vol. 16, n°6, p. 603-626.
- Gaudry, M., Johansson, F., De Lapparent, M., Lericolais, M., Mignot, D. & Schwartz, D. (2007) Économie de la sécurité routière : État des lieux – réflexions prospectives, La documentation française.
- Gaymard, S. (2007) La représentation de la conduite chez de jeunes conducteurs. Une étude de la conditionnalité routière. *Recherche Transports Sécurité*, *97*, 339-359. doi:10.3166/rts.97.339-359.
- Gaymard, S. (2014a) The theory of conditionality: an illustration of the place of norms in the field of social thinking. *Journal for the Theory of Social Behaviour, 44*(2), 229-247.
- Gaymard, S. (2014b) Social representation of work by women and girls with intellectual disabilities. *Life Span and Disability*, *17*(2), 145-173.
- Gaymard, S. (2016) Conditionality and normative models in the field of social thinking. In Kathryn J. Fitzgerald (Ed), *Social Roles & Social*

Norms (pp.1-13). New York, NY: Nova Science Publishers. ISBN 978-1-63483-952-5.
- Gaymard, S. & Bordarie, J. (2015) The perception of the ideal neighborhood: A preamble to implementation of a "street use code". *Social Indicators Research, 120*(3), 801-816.
- Gaymard, S. & Joly, P. (2013) La représentation sociale du football chez des jeunes adultes issus d'un milieu social défavorisé. *Loisir et Société/ Society and Leisure, 35*(2), 263-292. Doi : 10.1080/07053436.2012.10707844
- Gaymard, S. & Lethielleux, C. (2015) La représentation sociale de la vie de quartier chez des femmes retraitées. *Revue Québécoise de Psychologie, 36*(3), 121-149.
- Gaymard, S. & Tiplica, T. (2014a) Conditional respect towards the pedestrian: difference between men and women and risk modeling by the Bayesian approach. Quality & Quantity, *48*(1), 91–110.
- Gaymard, S. & Tiplica, T. (2014b) Conditionality and risk for the pedestrian: modelling with the Bayesian Networks. *International Journal of Injury Control and Safety Promotion.* Doi : 10.1080/17457300.2014.909500.
- Gaymard, S., Allain, P., Osiurak, F. & Le Gall, D. (2011) The conditions of respect of rules in young and elderly drivers: An exploratory study. *The European Journal of Psychology Applied to Legal Context, 3*(1), 11-28.
- Gendarmerie Nationale, Département sécurité routière, Bilan 2012.
- Houl, A., Ministre de transport, La politique de la sécurité routière. Journée d'étude Alger, Février 2014.
- Godard, X. & Teurnier, P. (1992) *Les transports urbains en Afrique à l'heure de l'ajustement : Redéfinir le service public.* Paris : Karthala – INRETS.
- Gogel, W. C. & Tietz, J. D. (1973) Absolute motion parallax and the specific distance tendency, Perception and Psychophysics 13 (2), p. 284-292.
- Goodes, P., Bai, Y. B. & Meyer, E. (2009) *Investigation into the detection of a quiet vehicle by the blind community and the application of an external noise emitting system* (No. 2009-01-2189). SAE Technical Paper.
- Goodwin, P. (1999) *RAC, Car dependence*, Londres, Royal automobile Club Foundation of Motoring and the environment.
- Gorrie, C. A., Rodriguez, M., Sachdev, P., Duflou, J. & Waite, P. M. (2007) Mild neuritic changes are increased in the brains of fatally injured older motor vehicle drivers. *Accident Analysis & Prevention, 39*(6), 1114-1120.
- Grabe, V., Pretto, P., Giordano, P. R. & Bülthoff, H. H. (2010) Influence of display type on drivers' performance in a motion-based driving simulator, Proceedings of Driving Simulation Conference, p. 81-88.

- Granié, M. A. & Espiau, G. (2010) Représentations de l'espace routier et autonomie du jeune adolescent piéton. *Enfants et jeunes dans les espaces du quotidien,* 49-60.
- Greenberg, J., Curry, R., Blommer, M., Kozak, K., Artz, B., Cathey, L., & Kao, B. (2006) The validity of last-second braking and steering judgments in advanced driving simulators, Proceedings of Driving Simulation Conference, p. 143-153.
- Gregory, R. L., 2015. L'œil et le cerveau - La psychologie de la vision. De Boeck Université, 2010, 341 pages, Neurosciences & cognition, ISBN 2-7445-0067-4.
- Grillon, F. (1985) *La vigilance et ses variations lors d'une conduite de longue durée : le cas de la conduite automobile.* Thèse de Psychologie. Ecole Pratique des Hautes études. Paris : France.
- Grossetête, M. (2010), L'enracinement social de la mortalité routière, *Actes de la recherche en sciences sociales*, n° 184, p. 38-57.
- Guria, J. (1999) An Economic Evaluation of Incremental Resources to Road Safety Programmes in New Zealand, *Accident Analysis and Prevention*, Vol. 31, p. 91-99.
- Haddak, M., Pochet, P., Licaj, I., Randriantovomanana, E., Vari, J. & Mignot, D. (2012) Inégalités socio-spatiales de risque routier et mobilité à l'adolescence in *Carnis, L. & Mignot, D., Pour une économie de la sécurité routière. Émergence d'une approche pour l'élaboration de politiques publiques*, Méthodes et approches Economica, p.99-120.
- Hadj-Mabrouk, A., Hadj-Mabrouk, H. & Dogui, M. (2001) Chronobiologie de la vigilance, Approche d'application dans le domaine de la sécurité routière. Recherche-Transports-Sécurité, 73, 3-26.
- Hagen, M. A., Jones, R. K. & Reed, E.S. (1978) On a neglected variable in theories of pictorial perception: truncation of the visual field. Perception and Phychophysics 23, 326-330.
- Haight, F. (1994) Problems in Estimating Comparative Costs of Safety and Mobility, *Journal of Transport Economics and Policy*, January, p 7-30.
- Haines, A. (2011) The cars-q advanced driving simulator, in Road Safety Forum 2011: Directions in Road Safety Research.
- Hale, K. S. & Stanney, K. M. (2006) Effects of low stereo acuity on performance, presence and sickness within a virtual environment. Applied Ergonomics 37, p. 329-339.
- Harrison, E. L. R. & Fillmore, M.T. (2011) Alcohol and distraction interact to impair driving performance. Drug and Alcohol Dependence, 117 (1), 31-37.
- Hauer, E., Ahlin, J. & Bowser, J. S. (1982) Speed Enforcement and Speed Choice, *Accident Analysis and Prevention*, Vol. 14, n° 4, p, 267-278.

- HayetMebirouk, A. Z. & Kaddour B., Appropriations de l'espace public dans les ensembles de logements collectifs, forme d'adaptabilité ou contournement de normes ? , Norois [En ligne], 195 | 2005/2, mis en ligne le 07 août 2008, consulté le 19 décembre 2015. URL : http://norois.revues.org/513 ; DOI : 10.4000/norois.513.
- Hayward, J. C. (1972) Near-miss determination through use of a scale of danger. Highway Research Record 384, p. 24-4.
- Heilig, M. L. (1962) Sensorama simulator. US Patent N° 3 050 870.
- Hellequin, A.-P., Flanquart, H., Meur-Ferec, C. & Rulleau, B. (2013) Perceptions du risque de submersion marine par la population du littoral languedocien : contribution à l'analyse de la vulnérabilité côtière, *Natures Sciences Sociétés*, 21, p. 385-399.
- Hellier, E., Naweed, A., Walker, G., Husband, P. & Edworthy, J. (2011) The influence of auditory feeback on speed choice, violations and comfort in a driving simulation game. *Transportation research part F: traffic psychology and behaviour*, *14*(6), 591-599.
- Himouri, S. (2005) *Modèle théorique de suivi de l'insécurité routière en Algérie 1970-2002*. Thèse de Doctorat d'Etat en Génie Civil. Option transport. Université des Sciences et de la Technologie d'Oran, p.12.
- Himouri, S. & Brahimi, K., Sécurité routière et tissus urbain : Politique local de sécurité routière. Séminaire National de Sécurité Routière, Alger 28 au 30 juillet 2002.
- Hoffman, D. M., Girschick, A. R., Akeley, K. & Banks, M. S. (2008) Vergence accommodation conflicts hinder visual performance and cause visual fatigue, Journal of Vision 8(3), p. 1-30.
- Holender, D. (1980) Le concept de préparation à réagir dans le traitement de l'information. *Anticipation et comportement*, 29-64.
- Howard, I. P. & Rogers, B. J. (1995) Binocular vision and stereopsis, Oxford University Press, New York.
- Howard, M.E., Jackson, M.L., Kennedy, G.A., Swann, P., Barnes, M. & Pierce, R.J. (2007) The interactive effects of extended wakefulness and low-dose alcohol on simulated driving and vigilance. Sleep, 30(10), 1334-1340.
- Hoyt, M. F. (1973) Internal–external control and beliefs about automobile travel. *Journal of Research in Personality*, 7, 288–293.
- http://ec.europa.eu/eurostat/web/transport/data/database
- http://knoema.fr/atlas
- http://www. ministère- transports.gov.dz
- http://www.finances.gov.ma
- http://www.gnesg.com.
- http://www.hcp.ma/downloads/Maroc-en-chiffres_t13053.html
- http://www.mtp.gov.dz

- http://www.usinenouvelle.com
- http://www.who
- Huijts, N.M.A., Molin, E.J.E. & Steg, L. (2012) Psychological factors influencing sustainable energy technology acceptance: a review-based comprehensive framework, *Renewable and Sustainable Energy Reviews*, 16, p. 525-531.
- Hunt, L., Morris, J. C., Edwards, D. & Wilson, B. S. (1993) Driving performance in persons with mild senile dementia of the Alzheimer type. *Journal of the American Geriatrics Society*, *41*, 747-753.
- Jacobs, G.H., Neitz, J., Deegan, J. F. (1991) Retinal photoreceptors in rodents maximally sensitive to ultraviolet light. Nature, 353:655-656.
- Jaeger, L. & Lassarre, S. (1999) TAG, un modèle économétrique pour un suivi de l'insécurité routière, *Recherche Transports Sécurité*, n° 65, p. 3-20.
- Jamson, A. H. (2000) Driving Simulation Validity, Proceedings of the Driving Simulation Conference, Paris, France, p. 57-64.
- Jeheel, L. & Lopez, G. (2006) *Psychologie, Traumatologie : évaluation clinique, traitement.* Dunod, Paris.
- Johansson, K. & Lundberg, C. (1997) The International Consensus Conference on dementia and driving: A brief report. *Alzheimer Disease and Associated Disorders, 11*, 62-69.
- Joksch, H. C. (1984) The Relation between Motor Vehicle Accident Deaths and Economic Activity, *Accident Analysis and Prevention*, Vol.16, n°3, p. 207-210.
- Joly P.-B. (2003) Les OGM en débat. Vers de nouveaux modes de gouvernance de l'innovation et des risques, in *Oliagineux, Corps gras, Lipides*, 10(3), p. 216-224.
- Jondrow, J., Bowes, M. & Levy, R. (1983) The Optimal Speed Limit, *Economic Inquiry*, Vol. XXI, n° 3, July, p. 325-336.
- Joseoh-Theodore, V. (2000) *Personnes âgées et conduite automobile : Typologie des accidents de la circulation des conducteurs âgés sociétaires MAIF*. Document consulted August 28, 2010 from: http://www.fondation-maif.fr/fondation/ressources/pdf/DESS-conducteursagesmaif_rf.pdf.
- KaïdTlilane, N. (2011) *Essai d'évaluation de l'ampleur et des coûts des accidents de circulation dans la wilaya de Béjaïa, projet de recherche CNEPRU n° M00620080024. Rapport global, université de Béjaïa.*
- Kaufmann, V. (2003) *Des rationalités d'usage à la cohérence de l'action publique*, LATTS, Ecole national des Ponts et Chaussées. Laboratoire de Sociologie Urbaine –Ecole Polytechnique Fédérale de Lausanne in *Revue d'Economie Régionale et Urbaine,* n°. 1. p. 39- 58.
- Keall, M.D., Frith, W.J. & Patterson, T.L. (2004) The influence of alcohol, age and number of passengers on the night-time risk of driver

fatal injury in New Zealand. Accident Analysis & Prevention, 36 (1), 49-61.

- Keeler, T. (1986) Public Policy and Productivity in the Trucking Industry: Some Evidence on the Effects of Highways Investments, Deregulation, and the 55 mph Speed Limit, *The American Economic Review*, Vol. 76, n°2, p. 153-158.
- Kemeny, A. (2000) Simulation and Perception of Movement, Proceedings of the Driving Simulation Conference, Paris, p.13-22.
- Kemeny, A. (2001) Recent developments in visuo-vestibular restitution of self-motion in driving simulation, Proceedings of the Driving Simulation Conference, Sophia Antipolis, France, 2001, p.15-18.
- Kemeny, A. (2009) Driving simulation for virtual testing and perception studies, Proceedings of the Driving Simulation Conference Europe, Monte Carlo, p.15-23.
- Kemeny, A., Combe, E. & Posselt, J. (2008) Perception of Size in Vehicle Architecture Studies, Proceedings of the 5th Intuition International Conference, Torino, Italy.
- Kemeny, A. & Panerai, F. (2003) Evaluating perception in driving simulation experiments, Trends in Cognitive Sciences, 7, p. 31-37.
- Keynes, J. M. (1936) *Théorie générale de l'emploi, de l'intérêt et de la monnaie*, Paris, Payot, 1949.
- Kim, D. S., Emerson, R. W., Naghshineh, K., Pliskow, J. & Myers, K. (2012) Impact of adding artificially generated alert sound to hybrid electric vehicles on their detectability by pedestrians who are blind. *Journal of rehabilitation research and development, 49*(3), 381.
- Knapp, J. M. & Loomis, J. M. (2004) Limited Field of View of Head Mounted Displays is not the cause of distance underestimation in virtual environments, Presence Teleoperators and Virtual Environments, MIT Press, 13, p. 572-577.
- Koelaga, H.S. (1995) Alcohol and vigilance performance: a review. Psychopharmacology, 118, 233-249.
- Kopits, E. & Cropper, M. (2005) Traffic Fatalities and Economic Growth, *Accident Analysis and Prevention*, Vol.37, n°1, p. 169-178.
- Koraichi, F. (2014) Les style de coping et sa relation avec le comportement de la conduite à risque chez les conducteurs Algériens, Revue des sciences sociale, Jordanie, vol 7, N3.
- Kouabenan, D. R. (1990) Les accidents de la circulation en Côte d'Ivoire : voies d'analyse et de recherche. *Recherche, transports, sécurité, 25*, 29-38.
- Kouadio, K. A. (2015) *Psychologie des conducteurs de véhicule de transport en commun. Aspects comportementaux des conducteurs jeunes et adultes de « taxi-compteur », « woroworo » et « gbaka » à Abidjan.* Sarrebruck: Editions Universitaires Européennes.

- Lafont, P. (1990) Un exemple d'enjeu de la vigilance : la circulation sur autoroute. In Vallet, M. (sous la direction de), *Le maintien de la vigilance dans les transports*, Edition Paradigme, 23-29.
- Lafont, S. & Laumon, B. (2003) Vieillissement et gravité des atteintes lésionnelles des victimes d'accident de la circulation routière. *Recherche, Transports, Sécurite, 79,* 121-133.
- Lafont, S., Amoros, E., Gadegbeku, B., Chiron, M. & Laumon, B. (2008) The impact of driver age on lost life years for other road users in France: A population based study of crash-involved road users. *Accident Analysis&Prevention*, *40*, 289-294.
- Lafont, S., Basaglia-Pappas, S. & Laurent, B. (2013) Prédire le risque de la conduite automobile chez le sujet âgé déficitaire : est-ce possible ? *Douleur et analgésie*, *26*, 3-11.
- Lafont, S., Gabaude, C., Paire-Ficout, L. & Fabrigoule, C. (2010) Des conducteurs âgés moins dangereux pour les autres : Etude des accidents corporels en France entre 1996 et 2005. *Le Travail Humain, 73, 1,* 75 – 92.
- Lafont, S., Marin-Lamellet, C., Paire-Ficout, L., Thomas-Anterion, C., Laurent, B. & Fabrigoule, C. (2010) The Wechsler Digit Symbol Substitution Test as the best indicator of the risk of impaired driving in Alzheimer disease and normal aging. *Dementia and geriatric cognitive disorders, 29(2),* 154-163.
- Lee, D. N. (1976) A theory of visual control of braking based on information about time-to-collision. Perception 5, p. 437-459.
- Lee, W. S., Sung, D. H., Lee, J. Y., Kim, Y. S. & Cho, J. H. (2007) Driving simulation for evaluation of driver assistance systems and driving management systems, Proceedings of Driving Simulation Conference North America, p.153-161.
- Levy, E. & Pouvourville, G., Guide méthodologique pour l'évaluation économique des stratégies de santé. Ed Collège des Economistes de la Santé, juillet 2003.
- Lie, A. & Tingvall, C. (2002) La vision zéro suédoise. Annales des Ponts et Chaussées, n°101, p. 24-30.
- Loomis, J. M. & Knapp, J. M. (2003) Visual perception of egocentric distance in real and virtual environments, In Virtual and Adaptive Environments, eds. L.J. Hettinger and M.W. Haas, Erlbaum, Mahwah NJ., p. 21-46.
- Marberger, C. (2008) Absolute and perceived validity of the Fraunhofer IAO immersive driving simulator, Proceedings of Driving Simulation Conference, p. 195-203.
- Marie Dit Asse, L. (2015) *Régulation de la conduite automobile chez les femmes et les hommes âgés.* Thèse de doctorat, Université Claude-Bernard : Lyon 1, France.

- Marin-Lamellet, C., Paire-Ficout, L., Lafont, S., Amieva, H., Laurent, B., Thomas-Antérion, C., ... & Fabrigoule, C. (2003) Mise en place d'un outil d'évaluation des déficits attentionnels affectant les capacités de conduite au cours du vieillissement normal et pathologique : l'étude SÉROVIE. *Recherche, Transports, Sécurité*, *81*, 177-189.
- Massimino, M. J. & Sherindan, T. (1993) Sensory Substitution for Force Feedback in Teleoperation, Presence Teleoperators and Virtual Environments, MIT Press, 2(4), p.344-352.
- Mayrhofer, M., Schlüsselberger, J. S. R., Wentink, M. & Bles, W. (2009) Optimal motion control of next generation simulator motion platform Desdemona for car driving application, Proceedings of Driving Simulation Conference, p.173-199.
- Mehmood, A. (2009) Determinants of Speeding Behaviour of Drivers in Al Ain (United Arab Emirates). *Journal of transportation engineering, 135, 10,* 721-729.
- Meite, A. (2009) Approche chronopsychologique de la conduite automobile ; effet du moment de la journée sur les performances attentionnelles et de conduite simulée selon l'âge, le sexe et la typologie des conducteurs, Thèse de doctorat de Psychologie, Université François – Rabelais de Tours, France. p. 24 et 33.
- Meite, A. (2010) *Approche chronopsychologique de la conduite automobile: Accidents de la route et variations périodiques de l'attention et des performances de conduite selon l'âge, le sexe et la typologie des conducteurs.* Sarrebruck: Editions Universitaires Européennes.
- Meite, A., Tieffi, H.G.R., Testu, F. & Tano, J. (2013) Vieillissement, caractéristiques individuelles et variations journalières de l'attention des conducteurs. In M. Carlier, P.-Y. Gilles, C. Bailleux, B. Dauvier & I. Fort, (Eds). *Vivent les différences. Psychologie Différentielle fondamentale et Appliquée,* p. 127-132, Marseille: PUP.
- Mendonça, C., Freitas, E., Ferreira, J. P., Raimundi, I. D. & Santos, J. A. (2013) Noise abatement and traffic safety: The trade-off of quieter engines and pavements on vehicle detection. *Accident Analysis&Prevention, 51*, 11-17.
- Merat, N. & Jamson, H. (2011) A driving simulator study to examine the role of vehicle acoustics on drivers' speed perception. In *Proceedings of the sixth international symposium on Human Factors in Driver Assessment, Training and Vehicle Design.*
- Merton, R. (1957) Eléments de théorie et de méthode sociologique, Plon éd.
- Millot, M. (2003) Développement urbain et insécurité routière : l'influence complexe des formes urbaines. Thèse de doctorat, Ecole nationale des ponts et chaussées, Lille.

- Misdariis, N., Cera, A., Levallois, E. & Locqueteau, C. (2012) Do electric cars have to make noise? An emblematic opportunity for designing sounds and soundscapes. *Acoustics 2012 Nantes.*
- Mohellebi, H., Kheddar, A. & Espie, S. (2009) Adaptive haptic feedback steering wheel for driving simulators. IEEE Transactions on Vehicular Technology 58 (4), p. 1654-1666.
- Morland, J., Steentoft, A., Wiese Simonsen, K., Ojanpera, I., Vuori, E., Magnusdottir, K., Kristinsson, J., Ceder, G., Kronstrand, R. & Christophersen, A. (2011) Drugs related to motor vehicle crashes in northern European countries: A study of fatally injured drivers. Accident Analysis & Prevention, 43 (6), 1920-1926.
- Moscovici S. (1989) Des représentations collectives aux représentations sociales, in Jodelet D., *Les représentations sociales*, P.U.F.
- Moskowitz, H., Burns, M., Fiorentino, D., Smiley, A. & Zador, P. (2000) Driver characteristics and impairment at various BACs. U.S. Department of Transportation. National Highway Traffic Safety Administration, Washington, D.C.
- Motte, B. (2006) *La dépendance automobile pour l'accès aux services aux ménages en grande couronnes francilienne*, thèse de doctorat en géographie, Université de Paris I, p.30-31.
- Movig, K.L., Mathijssen, M.P., Nagel, P.H., Van Egmond, T., DeGier, J.J., Leufkens, H.G. & Egberts, A.C. (2004) Psychoactive substance use and the risk of motor vehicle accidents. Accident Analysis & Prevention, 36 (4), 631-636.
- Muhlrad, N. (2002) Sécurité routière dans les pays à faibles et moyens revenus, *Annales des Ponts et Chaussées*, n°1010.
- Mura, P., Kintz, P., Ludes, B., Gaulier, J.M., Marquet, P., Martin-Dupont, S., Vincent, F., Kaddour, A., Goullé, J.P., Nouveau, J., Moulsma, M., Tilhet-Coartet, S. & Pourrat, O. (2003) Comparison of the prevalence of alcohol, cannabis and other drugs between 900 injured drivers and 900 control subjects: results of a French collaborative study. Forensic Science International, 133 (1-2), 79-85.
- Necib, H. (2001) Politique routière algérienne : Efficace plus que parfaite. Proc. 3ème congrès algérien de la route, Tome 1, p. 10-14.
- NHTSA (2015) Estimating Lives and Costs Saved by Motorcycle Helmets With Updated Economic Costs Information, *Traffic Safety Facts, Research Note*, DOT HS 812 206, National Highway Traffic Safety Administration, 10 p.
- Nordmark, S. (1994) Driving simulators, Trends and Experiences, Proceedings of the Driving Simulation Conference, Real Time Systems, Paris, p. 5-13.
- Nordmark, S., Jansson, H., Palmkvist, G. & Sehammar, H. (2004) The new VTI driving simulator. Multipurpose moving base with high

performance linear motion, in Proceedings of Driving Simulation Conference, p. 45-55.
- Norwegian Direktorate for Civil Protection (dsb). Direktoratet for samfunnssikkerhetogberedskap, 2014. BranneniGudvangatunnelen. Læringogerfaringer. Rapport ISBN 978-82-7768-340-9.
- Nourhashémi, F., Ousset, P. J., Rolland, Y., Amouyal, K., Micas, M., Ducasse, J. L., ... & Albarede, J. L. (1999) Conduite automobile et personne âgée. *La Revue de gériatrie*, *24*, 83-86.
- OCDE (2000) *Évaluation économique des mesures de sécurité routière, Conclusions de la Table Ronde 117*, Paris, 26-27 octobre 2000, CEMT/ECMT, 9 pages.
- OECD (2015) *Why Does Road Safety Improve When Economic Times Are Hard?*, OECD and IRTAD Report, Paris, 227 pages.
- Ogden, E. J. & Moskowitz, H. (2004) Effects of alcohol and other drugs on driver performance. Traffic Injury Prevention, 5 (3), 185–198.
- OMS (2004) Rapport mondial sur la prévention des traumatismes dus aux accidents de la circulation, p. 83.
- ONISR (2014) *La sécurité routière en France, Bilan de l'accidentalité de l'année 2014*, Observatoire National Interministériel de la Sécurité Routière.
- ONS (2011) *Rapport sur l'évolution indiciaire de la structure de l'emploi par secteur d'activité et sur la production de la nation selon l'activité et le secteur juridique*, in www.ons.dz.
- ONS (2012) *Bilan de l'activité économique.* In www.ons.dz.
- ONS (2012) *Rapport sur le salaire net moyen mensuel.* In www.ons.dz.
- ONS (2013) *Evolution du parc-automobile par genre en Algérie.* In www.ons.dz.
- ONS, Office National des Statistiques, 2012.
- ONS, Office National des Statistiques, Situation actuelle du parc national automobile, 31/12/2014, http://www.ons.dz/-Au-31-12-2014-.html.
- Orfeuil, J.-P. (2001) *l'Automobilité, entre autonomie et servitude volontaire.* Cahier de Médiologie n°12. Ed Gallimard, Université Paris XII, p.194.
- Orfeuil, J.-P. (2003) *L'automobilisme entre l'autonomie et dépendance*, Cahiers du Conseil Général des Ponts et Chaussées, Paris, p. 20-23.
- Orr, L. D. (1982) Incentives and Efficiency in Automobile Safety Regulation, Quarterly *Review of Economics and Business*, Vol. 22, N°3, p. 42-65.
- Owsley, C. & Mc Gwin, Jr. (2010) Vision and driving. Vision Research 50 (23), 2348-2361.
- Paillé, D., Kemeny, A. & Berthoz A. (2005) Stereoscopic Stimuli are not used in Absolute Distance Evaluation to Proximal Objects in Multi-Cue Virtual Environment, Proceedings of SPIE Vol. 5664, p. 596-605.

– Panerai, F., Cornilleau-Peres, V. & Droulez, J. (2002) Contribution of extraretinal signals to the scaling of object distance during self-motion, Percept Psychophys. 64, p.717-731.
– Paul Tomillo, A. M., SanzSacristán, J. M., Gago Fernández, C., García Quinteiro, E., Díez Gil, J. L., Blanco Lorenzo, R., López Vázquez, P., Martínez Abalo, J. & Leiro Duarte, F. (2009) Risk analysis of road tunnel using an advanced driving simulator to assess the influence of structural parameters in tunnel safety, in Proccedings of Driving Simulation Conference, p. 69–79.
– Pavlou, D., Beratis, I., Liozidou, A., Andronas, N., Yannis, G., Economou, A., ... & Papageorgiou, S. G. (2013) Effects of cerebral diseases on driver distraction. Proceedings of the 3rd International Conference on Driver Distraction and Inattention.
– Peck, R.C., Gebers, M.A., Voas, R.B. & Romano, E. (2008) The relationship between blood alcohol concentration (BAC), age, and crash risk. Journal of Safety Research, 39 (3), 311-319.
– Pfeffer, K. & Barnecutt, P. (1996) Children's auditory perception of movement of traffic sounds. *Child: care, health and development, 22*(2), 129-137.
– Philip, P. (1996) Determinants of sleepiness in automobile drivers. *J Psychosom Res., 41*(3), 279-288.
– Philip, P. (2001) Fatigue, alcohol, and serious road crashes in France: factorial study of national data. *Bmj, 322*(7290), 829-830.
– Philip, P., Sagaspe, P., Moore, N., Taillard, C., Guilleminault, A. & Bioulac, B. (2005) Fatigue, sleep restriction and driving performance, *Accident Analysis and Prevention, 37*, 473-478.
– Philip, P., Vervialle, F., Le Breton, P., Taillard, J. & Horne, J. A. (2001) Fatigue, alcohol, and serious road crashes in France: factorial study of national data. Bmj, 322(7290), 829-830.
– Piersma, D., Fuermaier, A. B., de Waard, D., Davidse, R. J., de Groot, J., Doumen, M. J., ... & Ponds, R. (2016) Prediction of Fitness to Drive in Patients with Alzheimer's Dementia. *PloS one, 11*, e0149566.
– Pietras, T. A., Shi, Q., Lee, J. D. & Rizzo, M. (2006) Traffic-entry behavior and crash risk for older drivers with impairment of selective attention. *Perceptual and motor skills*, *102*, 632-644.
– Quinet, E. (2013) L'évaluation socioéconomique des investissements publics, Commissariat général à la stratégie et à la prospective, Rapport, septembre.
– Radford, K. A. & Lincoln, N. B. (2004) Concurrent Validity of the Stroke Drivers Screening Assessment. *Arch. Phys. Med. Rehabil.*, *85*, 324 – 328.
– Radjeb, M. (1995) Les différences dans les stratégies d'adaptation en situations de pressions selon le genre et l'âge, *Revue Psychologie*, L'office égyptienne de livre, n° 35, Caire. (en arabe).

- Rahal Gharbi, M. E. H. & Jabalinouredin, B. A. R., Salhi, H. et al (2014) La psychologie de la circulation, Laboratoire des usagers de la route, Université lhadjlakhdar, 1er édition, Batna. Algérie.
- Ranchet, M., Paire-Ficout, L., Uc, E. Y., Bonnard, A., Sornette, D. & Broussolle, E. (2013) Impact of specific executive functions on driving performance in people with Parkinson's disease. *Movement Disorders, 28(14),* 1941-1948.
- Raz, N., Lindenberger, U., Rodrigue, K. M., Kennedy, K. M., Head, D., Williamson, A., ... & Acker, J. D. (2005) Regional brain changes in aging healthy adults: general trends, individual differences and modifiers. *Cerebral cortex*, *15*, 1676-1689.
- Reymond, G. & Kemeny, A. (2000) Motion cueing in the Renault driving simulator. Vehicle System Dynamics 34, p. 249-259.
- Ricci, M., Bellaby, P. & Flynn, R. (2008) What do we know about public perceptions and acceptance of hydrogen: a critical review and new case study evidence, *International journal of hydrogen energy*, 33, p. 5868-5880.
- Richard, P. (1996) Etude de l'Interaction Homme-Environnement virtuel lors de tâches de manipulation d'objets avec retour d'effort, Thèse de Doctorat, Université Paris 6.
- Richard, J.-F., Poitrenaud, S. & Tijus, C. (1993) Problem-solving restructuration: elimination of implicit constraints. Cognitive Science, 17, 497-529.
- Richardson, E. D. & Marottoli, R. A. (2003) Visual attention and driving Behaviours among community-living older persons. *Jour. Gerontol. A. Biol. Sci. Med. Sci., 58,* 832 – 836.
- Ringel, J. S., Zmud, J., Connor, K., Powell, D., Chow, B. G., Ecola, L., Panis, C. & Jones, G. S. (2015) *Costs and Effectiveness of Interventions to Reduce Vehicle-Related Injuries and Deaths*, Rand Corporation, 229 pages.
- Roge, J., Otmani, S., Pebayle, T. & Muzet, A. (2008) The impact of age on useful visual field deterioration and risk evaluation in a Simulated driving task. *European review of applied psychology, 58, 1,* 5–12.
- Rogers, B. & Graham, M. (1979) Motion parallax as an independent cue for depth perception, Perception 8, p. 125-134.
- Rotter, J. B. (1954) *Social learning and clinical psychology.* New York: Prentice-Hall
- Rotter, J. B. (1966) Generalized expectancies for internal versus external control of reinforcement. *PsychologicalMonographs*, *80*(1), 1–28
- Ruth Pérez López, Quand le piéton défie la ville : traverser la chaussée à Mexico, Environnement Urbain, Volume 9 | 2015, mis en ligne le 19 octobre 2015, consulté le 11 février 2016. URL : http://eue.revues.org/538

- Salat, D. H., Tuch, D. S., Hevelone, N. D., Fischl, B., Corkin, S., Rosas, H. D. & Dale, A. M. (2005) Age-related changes in prefrontal white matter measured by diffusion tensor imaging. *Annals of the New York Academy of Sciences, 1064*(1), 37-49.
- Sammer, G., Reuter, I., Hullmann, K., Kaps, M. & Vaitl, D. (2006) Training of executive functions in Parkinson's disease. *Journal of the neurological sciences, 248(1),* 115-119.
- Schiller, V. & al. (1997) Car Research using virtual reality at Daimler-Benz, Proceedings of the Driving Simulation Conference 1997, Lyon, France, p .35-44.
- Setenac, C. E. (2009) *La mobilité des passagers, évolutions et enjeux*, les cahiers de l'économie, IFP Energies nouvelles, panorama, p.4-9.
- Sherman, W. R. & Craig, A. B. (2003) *Understanding Virtual Reality: Interface, Application, and Design,* The Morgan Kaufmann Series in Computer Graphics, San Francisco.
- Siegler, I., Reymond, G., Kemeny, A. & Berthoz, A. (2001) Sensorimotor integration in a driving simulator: contributions of motion cueing in elementary driving tasks, Proceedings of the Driving Simulation Conference, Sophia Antipolis, France, 2001, p.21-32.
- Singh, R., Pentland, B., Hunter, J. & Provan, F. (2007) Parkinson's disease and driving ability. *Journal of Neurology, Neurosurgery & Psychiatry, 78(4),* 363-366.
- Smith, S. S., Horswill, M. S., Chambers, B. & Wetton, M. (2009) Hazard perception in novice and experienced drivers: The effects of sleepiness. Accident Analysis & Prevention, 41(4), 729-733.
- StatensHavarikommisjon for Transport, 2015. Rapport ombrannivogntogpå E16 iGudvangatunneleniAurland 5. August 2013. English summaryincluded. ISSN 1894-5856.
- Summala, H. & Mikkola, T. (1994) Fatal accidents among car and truck drivers: effects of fatigue, age and alcohol consumption, age and alcohol consumption. Human Factors 36, 315–326.
- Summala, H., Nieminen, T. & Punto, M. (1996) Maintaining lane position with peripheral vision during in-vehicle tasks. Human Factors 38 (3), p.442-451.
- Sung, E.-J., Min, B.-C., Kim, S.-C. & Kim, C.-J. (2005) Effects of oxygen concentrations on driver fatigue during simulated driving. *Applied Ergonomics, 36(1),* 25-31.
- Sutherland, I. E. (1968) *A Head-mounted Three Dimensional Display*, FJCC Thompson Books, Washington, D.C., p.757-764.
- Szymanski, M. (2002) An introduction to Curved Screen Displays, White paper. vRco, www.vrco.com.
- Taconnat, L. & Lemaire, P. (2014) Fonctions exécutives, vieillissement cognitif et variations stratégiques. *Psychologie française, 59(1),* 89-100.

- Taubman, B. A. O. (2008) Motivational sources of driving and their associations with reckless driving cognitions and behaviour. *European review of applied psychology, 58, 1,* 51-64.
- Tay, R. (2005) General and Specific Deterrent Effects of Traffic Enforcement, *Journal of Transport Economics and Policy*, Vol. 39, Part 2, May, p. 209-223.
- The Norwegian Public Roads Administration (NPRA). StatensVegvesen, 2006. Gudvangatunnel, Beredskapsplan for tunnelar, Region Vest – Spesiell del.
- Caubry, T. (2008) Conduite et santé, Revue de la littérature, Département Epidémiologie en entreprise INRS, N113, 47-60.
- Thiffault, P. & Bergeron, J. (2003) Monotony of road environment and driver fatigue: a simulator study. Accident Analysis & Prevention, 35(3), 381–391.
- Thomas-Antérion, C., Mechin, M., Lebrun-Givois, C. & Basaglia-Papas, S. (2013) Rééducation neuropsychologique et aphasie primaire progressive. In J. Touchon, A. Gabelle, & V. Brun (Eds.) *Maladie d'Alzheimer et communication*. SaurampsMedical.
- Ting, P. H., Hwang, J. R., Doong, J. L. & Jeng, M. C. (2008) Driver fatigue and highway driving: A simulator study. Physiology & Behavior, 94(3), 448-453.
- Torrieri, V., D'Apuzzo, M., Galante, F., Pernetti, M., Ganieux, D., Troale, A. & Gallée, G. (2008) Effects of road pavement profiles on driver behaviour in the TEST driving simulator, Proceedings of Driving Simulation Conference, p.147-159.
- Toulemonde, L. & Robert-Bobée, I. (2006) La population française : vers une stabilisation à 70 millions d'habitants. [en ligne]. Disponible sur : http://www.ined.fr/fichier/t_publication/1221/publi_pdf1_pop.et.soc.francais.429.pdf. Population et sociétés, no 429.
- Tournebise, T., Conscience et Sécurité routière - Une adaptation humaine en cours, http://www.maieusthesie.com/index.htm, consulté le 11/01/2016.
- Traffic calming along rural highways crossing small urban communities: Driving simulator experiment. Accident Analysis & Prevention 42 (6), p. 1585-1594.
- TRB (1998) *Managing Speed, Review of Current Practice for Setting and Enforcing Speed Limits*, Special Report 254, Transportation Research Board, National Research Council.
- Tseng, C. M., Yeh, M-S., Tseng L-Y, Liu, H-H. & Lee, M-C. (2016) A Comprehensive Analysis of Factors Leading to Speeding Offenses among Large-truck Drivers, *Transportation Research Part F*, Vol. 38, p. 171-181.

- Uc, E. & Rizzo, M. (2008) Driving and neurodegenerative diseases. *Current Neurology and Neuroscience Reports, 8,* 377-383.
- Uc, E.Y., Rizzo, M., Anderson, S. W., Sparks, J. D., Rodnitzky, R. L. & Dawson, J. D. (2006) Driving with distraction in Parkinson disease. *Neurology, 67(10),* 1774-1780.
- URF (2015) *Faits et Chiffres 2015, Statistiques des transports en France et en Europe*, Union routière de France, Paris.
- Vakulin, A., Baulk, S.D., Catcheside, P.G., Anderson, R., van den Heuvel, C.J., Banks, S. & McEvoy, R.D. (2007) Effects of moderate sleep deprivation and low-dose of alcohol on driving simulator performance and perception in young men. Sleep 30(10), 1327–1333.
- Van Elslande, P., Alberton, L., Nachtergaële, C. & Blancher, G. (1997) Scénarios types de production de l'erreur humaine dans l'accident de la route. Rapport INRETS N°218. Arcueil : INRETS, p. 180.
- Van Elslande, P., Jaffard, M., Fouquet, K. & Fournier, J. Y. (2009) De la vigilance à l'attention : influence de l'état psychophysiologique et cognitive du conducteur dans les mécanismes d'accidents. Salon-de-Provence : INRETS report no. 280.
- Vanlaar, W., McKiernan, A., McAteer, H., Robertson, R., Mayhew, D., Carr, D., ... & Holmes, E. (2014) Cognitive screening tools for predicting unsafe driving behavior among senior drivers a meta-analysis. Proceedings of the Human Factors and Ergonomics Society Annual Meeting (vol. 58, No. 1, p. 2048-2052). Sage Publications.
- Verster, J.C., Wester, A.E., Goorden, M., van Wieringen, J-P., Olivier, B. & Volkerts, E.R. (2009) Novice drivers' performance after different alcohol dosages and placebo in the divided-attention steering simulator (DASS). Psychopharmacology, 204 (1), 127-133.
- Victoria Police Force (1980) *Police in Victoria 1836-1980*, Atkinson, Government Printer.
- Voillequin, T. (2006) First steps of Haptics at PSA Peugeot Citroën, Special session of industrial applications of force feed-back, VRIC'06, Laval.
- Wagenaar, A. C. (1984) Effects of Macroeconomic Conditions on the Incidence of Motor Vehicle Accidents, *Accident Analysis and Prevention*, Vol. 16, N°3, p. 191-205.
- Watt, S. J., Bradshaw, M. F. & Rushton, S. K. (2000) Field of view affects reaching, not grasping, Experimental Brain Research 135, p.411-416.
- Wechsler, D. (1997) *Wechsler Adult Intelligence Scale* (Third Edition). San Antonio: The Psychological Corporation.
- West, R., Wilding, J., French, D., Kemp, R. & Irving, A. (1993) Effect of low and moderate doses of alcohol on driving hazard perception latency and driving speed. Addiction, 88 (4), 527-532.

- Wildavsky, A. (1981) Richer is Safer, *Financial Analysts Journal*, Vol. 37, No. 2, p. 19-22.
- Wogalter, M. S., Lim, R. W. & Nyeste, P. G. (2013) On the hazard of quiet vehicles to pedestrians and drivers. *Applied ergonomics*.
- Wogalter, M. S., Ornan, R. N., Lim, R. W. & Chipley, M. R. (2001) On the Risk of Quiet Vehicles to Pedestrians and Drivers. *Proceedings of the Human Factors and Ergonomics Society 45th Annual Meeting*.
- Wynne, B. (1996) May the sheep safely graze? A reflexive view of the expert-lay knowledge divide, in Lash S., Szerszinski B. & Wynne B., *Risk, environment and modernity: towards a new ecology*, p. 44-83.
- Yannis, G., Papadimitriou, E. & Folla, K. (2014) Effect of GDP Changes on Road Traffic Fatalities, *Safety Science*, Vol. 63, p. 42-49.
- Younsi, K., Floris, J., Rajaonah, B., Simon, P., Loslever, P. & Popieul, J.-C. (2009) Study of driver's behavior during overtaking situations, International Conference on Road Safety and Simulation, Paris, France.
- Ysguer, H. (2009) Enclavement des espaces ruraux, Approche géographique de l'ouverture/fermeture des villages kabyles. Thèse de Doctorat en Géographie, Université du Havre, p. 59.
- Zador, P. L., Krawchuk, S. A. & Voas, R. B. (2000) Alcohol-related relative risk of driver fatalities and driver involvement in fatal crashes in relation to driver age and gender: An update using 1996 data. Journal of Studies on Alcohol, 61 (3), 387–395.
- Zeeb, E. (2010) Daimler's new full-scale, high-dynamic driving simulator - a technical overview, Proceedings of Driving Simulation Conference, p. 157-165.
- Zeltzer, D. (1992) Autonomy, interaction, and presence. Presence: Teleoperators and Virtual Environnments, 1(1), p.127-132, MIT Press, Jan.
- Zesiewicz, T. A., Cimino, C. R., Malek, A. R., Gardner, N., Leaverton, P. L., Dunne, P. B. & Hauser, R. A. (2002) Driving safety in Parkinson's disease. *Neurology, 59(11)*, 1787-1788.
- Zhang, J., Fraser, S., Lindsay, J., Clarke, K. & Mao, Y. (1998) Age-specific patterns of factors related to fatal motor vehicle traffic crashes: focus on young and elderly drivers. *Public health*, *112*, 289-295.

Sociologie et questions de société aux éditions L'Harmattan

Dernières parutions

QUITTER LE MÉTIER POLITIQUE
Le retrait de la vie politique de Jean-Philippe Magnen
Dalibert Louise - Préface de Goulven Boudic
Il est très rare que les politiciens quittent le métier politique volontairement. Pourtant, le 30 septembre 2014, Jean-Philippe Magnen annonce sa décision d'arrêter la vie politique pour reprendre son activité de psychothérapeute. Selon lui, l'engagement politique électif devrait être « un passage de vie » et non « une carrière ». En analysant cette décision, cet ouvrage tente d'éclairer ce qui explique la rareté de cette conception de la vie politique en mettant en évidence ses logiques de fonctionnement ainsi que les rétributions et gratifications qu'y découvrent la plupart des politiciens professionnels.
(24.00 euros, 236 p.)
ISBN : 978-2-343-09457-1, ISBN EBOOK : 978-2-14-001467-3

LA NOUVELLE PENSÉE UNIQUE EN SOCIAL-DÉMOCRATIE
Haro contre le lobbying liberticide des faiseurs d'opinions !
Desurvire Daniel
L'ouvrage aborde un principe-clé qui ouvre l'une des premières portes à la démocratie : le droit à la vie privée. Or, cette liberté a été clandestinement confisquée aux citoyens en 2015 par une loi relative au renseignement. A quelles fins une telle indiscrétion généralisée et pour servir quels intérêts ? Quelle réponse efficace doit-on attendre d'une surveillance intégrale ? Cet ouvrage analyse et questionne cette surveillance pour mieux en révéler les limites. Il ne saurait y avoir de liberté là où une oligarchie s'octroie la faculté de sonder et capturer les opinions des gens.
(33.00 euros, 328 p.)
ISBN : 978-2-343-09411-3, ISBN EBOOK : 978-2-14-001439-0

LE TRAVAIL EST-IL ENCORE PORTEUR DE VALEURS ?
Massot-Bordenave Philippe
Le travail est au centre de nos vies contemporaines. En son absence, le chômage est source de frustration et de mise au ban de la société de consommation. Pour autant peut-on dire que le travail, porteur de nombreux paradoxes, est le futur de nos sociétés ? Voici observés quelques travailleurs dans leur vie quotidienne de labeur. Les diverses formes de travail contribuent-elles, avec la même efficacité, à la création de valeurs ? Pourquoi le travail crée-t-il de la richesse dans les pays du Nord et entretient-il une certaine pauvreté dans ceux du Sud ?
(Coll. Questions contemporaines, 25.50 euros, 254 p.)
ISBN : 978-2-343-08822-8, ISBN EBOOK : 978-2-14-001545-8

TRANSITION PERIODS AS FOUNDING PILLARS OF DEMOCRACY
Mapua Bambissa Antonio - Préface : Emmanuel Caulier
The purpose of this book is to explain why, after the occurrence of unconstitutional changes of government, a period of transition is necessary. The author sustains the view that periods of transition present opportunities to not only set up the structural foundations of the soul of the nation, but also to establish solid democratic institutions and durable peace. He believes that the success of a democratic transition is founded on the way transitional institutions are organised,

as well as on their commitment to peace and to democratic values. Many instances are based in african countries.
(Coll. Diplomatie et stratégie, 17.50 euros, 164 p.)
ISBN : 978-2-343-09676-6, ISBN EBOOK : 978-2-14-001325-6

L'AUTONOMISATION DES SCIENCES HUMAINES
Théories en sciences humaines au XXe siècle
Laflamme Simon
Une théorie, pour être comprise, doit être maîtrisée tant dans ses concepts que dans ses développements. Partant de ce principe logique et méthodologique, l'auteur, en une dizaine de pages, nous initie aux théories en sciences sociales qui ont marqué le XXe siècle. Ce volume se concentre sur les auteurs qui ont donné aux sciences humaines leur force et leur autonomie : Marx, Spencer, Peirce, Le Bon, James, Pareto, Freud, Saussure, Durkheim, Simmel et Weber.
(Coll. Pour Comprendre, 17.00 euros, 160 p.)
ISBN : 978-2-343-09688-9, ISBN EBOOK : 978-2-14-001590-8

DÉLINQUANCE ET IMMIGRATION : UN LIEN AVÉRÉ ?
Étude sur les mineurs délinquants détenus dans les Bouches-du-Rhône
Halidi Adjimaël Ibrahim
À partir d'une enquête sociologique sur les mineurs délinquants détenus dans les Bouches-du-Rhône, ce livre met en exergue les mécanismes sous-tendant la surreprésentation des mineurs issus de l'immigration dans les statistiques judiciaires et policières.
(13.00 euros, 114 p.)
ISBN : 978-2-343-09766-4, ISBN EBOOK : 978-2-14-001540-3

CAFÉS-COUPLES
Noël Alpi
Les mariages civils et religieux entre jeunes de la diversité culturelle sont-ils le principal vecteur d'un dialogue entre les cultures ? Le film propose une exploration au sein de ces unions à travers cinq couples mixtes qui se réunissent périodiquement dans des cafés afin d'échanger sur leur expérience et surmonter les difficultés rencontrées au niveau des familles des générations antérieures. Cinq couples ont participé à ce documentaire qui s'est entièrement déroulé dans le cadre d'un tournage réalisé dans le Grand-Lyon au cours de l'année 2014. Sont également intervenues dans le film les personnalités religieuses suivantes : le Cardinal Archevêque de Lyon Philippe Barbarin, le Grand Rabbin de Lyon Richard Wertenschlag, le Recteur de la Mosquée Othman de Villeurbanne Azzedine Gaci, ainsi que les sociologues Catherine Delcroix (Université de Strasbourg) et Beate Collet (Université Paris-Sorbonne).
(20.00 euros)
ISBN : 978-2-336-31147-0

LA VRAIE VIE EST ABSENTE
Regards anthropologiques sur notre monde
Péruisset-Fache Nicole
Alors qu'un grand nombre de malheurs semblent s'abattre sur notre société (crise économique, chômage, terrorisme, morosité...), nous avons tendance à oublier qu'ils résultent en partie de rapports socio-économiques. Le néolibéralisme, bien plus qu'une conception économique particulière, a bouleversé les rapports au monde. Si la «vraie» vie reste absente pour la grande majorité des êtres humains, c'est qu'il existe encore des pistes à explorer.
(Coll. Questions contemporaines, 19.00 euros, 190 p.)
ISBN : 978-2-343-09708-4, ISBN EBOOK : 978-2-14-001414-7

CORPS ET MÉTHODOLOGIES
Corps vivant, corps vécu, corps décrit
Sous la direction de Nicolas Burel
Épistémologique, scientifique ou empirique, chaque contribution à cet ouvrage se replace dans un modèle plus complexe de compréhension du corps : d'un corps vivant, siège des réactions de

notre organisme immergé dans l'environnement, à un corps vécu, siège de nos ressentis affectifs et émotionnels, vers un corps décrit, fruit de l'éveil de la conscience. Cet ouvrage cherche à transcender les cloisonnements disciplinaires classiques pour porter un regard complexe sur le corps.
(Coll. Mouvements des Savoirs, 25.00 euros, 254 p.)
ISBN : 978-2-343-09796-1, ISBN EBOOK : 978-2-14-001627-1

CHÔMAGE
La courbe qui ne voulait pas s'inverser !
Peyrard-Moulard Martine, de la Marandais Jean-François
Le chômage est-il une fatalité liée aux caractéristiques de notre système économique et social ou un simple dysfonctionnement du marché qui peut être corrigé ? Beaucoup a été écrit sur le chômage mais le résultat est toujours le même depuis plus de trente ans : le chômage est massif et durable en France. L'originalité de cet ouvrage est d'être écrit par deux auteurs aux profils différents et complémentaires : une enseignante-chercheur en économie et un ancien cadre d'entreprise. Cette complémentarité leur permet d'aborder le chômage sous des angles variés et de faire des propositions qui entendent bousculer les idées reçues avec une seule obsession : contribuer à inverser cette « maudite courbe ».
(Coll. Questions contemporaines, 24.50 euros, 248 p.)
ISBN : 978-2-343-08208-0, ISBN EBOOK : 978-2-14-000676-0

PARTICIPATION ET MÉDIATION(S)
Nouveaux regards pour de nouveaux enjeux
Sous la direction de Danielle Pailler et Caroline Urbain
Pourquoi la médiation et quels sont les objets de médiation ? Qu'est-ce qui fait médiation ? En quoi les médiations sont-elles complémentaires ? Aujourd'hui, le «consommateur» de culture(s) ne peut plus être compris dans sa seule posture de réception. Cet ouvrage met un focus spécifique sur les nouvelles et nécessaires approches de la médiation que ces mouvements imposent, et croise les regards d'artistes, de publics, d'acteurs culturels et sociaux et de chercheurs.
(Coll. Logiques sociales, 26.00 euros, 266 p.)
ISBN : 978-2-343-08302-5, ISBN EBOOK : 978-2-14-001591-5

LA FRANCE INQUIÈTE FACE À SON AVENIR
Des élections européennes de mai 2014 à l'élection présidentielle de mai 2017
Nkunzumwami Emmanuel
La France traverse une crise structurelle qui se traduit par un chômage durable. L'État dépense énormément pour le faire baisser, sans succès. Les citoyens s'impatientent. Un parti politique a compris que son électorat se recrute plus particulièrement dans une partie de cette France inquiète et fragilisée. Cet ouvrage analyse les cas et les territoires de conquête du Front National, à partir du Nord-Pas-de-Calais – Picardie et étend l'étude à toutes les nouvelles régions soumises à sa pression.
(Coll. Questions contemporaines, 39.00 euros, 458 p.)
ISBN : 978-2-343-08946-1, ISBN EBOOK : 978-2-14-000580-0

CHÔMAGE
La courbe qui ne voulait pas s'inverser !
Peyrard-Moulard Martine, de la Marandais Jean-François
Le chômage est-il une fatalité liée aux caractéristiques de notre système économique et social ou un simple dysfonctionnement du marché qui peut être corrigé ? Beaucoup a été écrit sur le chômage mais le résultat est toujours le même depuis plus de trente ans : le chômage est massif et durable en France. L'originalité de cet ouvrage est d'être écrit par deux auteurs aux profils différents et complémentaires : une enseignante-chercheur en économie et un ancien cadre d'entreprise. Cette complémentarité leur permet d'aborder le chômage sous des angles variés et de faire des propositions qui entendent bousculer les idées reçues avec une seule obsession : contribuer à inverser cette « maudite courbe ».
(Coll. Questions contemporaines, 24.50 euros, 248 p.)
ISBN : 978-2-343-08208-0, ISBN EBOOK : 978-2-14-000676-0

LA DÉTENTION DES DEMANDEURS D'ASILE AU SEIN DE L'UNION EUROPÉENNE

Bing Camille - Préface d'Alexis Vahlas

La détention des demandeurs d'asile est aujourd'hui une pratique commune à tous les pays de l'Union européenne, bien que contraire à la Convention de 1951 relative au statut des réfugiés. Cet ouvrage s'attache à examiner de manière exhaustive cette pratique au sein des États membres de l'Union. Ces pages apportent un éclairage cru sur la façon dont sont traités les individus arrivant sur le sol des États membres de l'UE.

(Coll. Inter-National, 14.00 euros, 126 p.)

ISBN : 978-2-343-08791-7, ISBN EBOOK : 978-2-14-000609-8

LA RELATION ET LE COUPLE, VECTEURS DE CHANGEMENT

Changer pour aimer, aimer pour changer

Gobin Nadine

En suivant le fil rouge de trois thérapies relationnelles, en couple ou en individuel, ce livre met en lumière la complexité des forces psychiques qui animent nos relations. En alliant récit et théorie, cet ouvrage explore les dynamiques relationnelles qui mobilisent à notre insu nos amours, rivalités, conflits, tensions, réconciliations, complicités, amitiés... Il nous fait découvrir la synergie entre psychisme individuel et qualité relationnelle qui permet un enrichissement de soi-même et de soi avec l'autre.

(Coll. Psychologiques, 28.00 euros, 284 p.)

ISBN : 978-2-343-08485-5, ISBN EBOOK : 978-2-14-000661-6

GRÈVE GÉNÉRALE, RÊVE GÉNÉRAL

Espoir de transformation sociale

Ouvrage coordonné par Anne Morelli et Daniel Zamora

Au gré de la crise, l'actualité de la grève générale se fait ressentir partout. Dans la formation du mouvement ouvrier, elle a constitué un des principaux espoirs de changement de la société. Elle devait être un prélude insurrectionnel à la révolution pour les uns, elle constituait l'alternative pacifique pour les autres. Comment les classiques du mouvement ouvrier ont-ils perçu cette possibilité d'action ? Des études de cas envisagent une série de grèves générales marquantes des XIXe et XXe siècles. Ont-elles porté des fruits directs ou indirects ? Face à une législation (notamment européenne) de plus en plus restrictive, la grève générale a-t-elle encore un avenir ?

(Coll. Logiques sociales, 34.50 euros, 340 p.)

ISBN : 978-2-343-06558-8, ISBN EBOOK : 978-2-14-000731-6

ACTIVITÉS POUR LES PERSONNES ÂGÉES

À l'usage des maisons de retraite et des familles

Serrero-Taccoen Anne

Comment éviter aux familles la douloureuse expérience d'un proche autrefois très actif ne vivant plus que prostré dans un coin de la maison ou affalé dans une salle peuplée de corps inertes, de regards vides et de traits figés ? Comment aider le personnel admirable qui entoure les personnes âgées mentalement diminuées à faire en sorte qu'elles n'aient plus pour perspective que la mort ? « Animer », au sens étymologique de « conserver le souffle de vie », apporter des idées simples et pratiques dans ce sens, tel est l'objectif de ce livre.

(12.00 euros, 100 p.)

ISBN : 978-2-343-08818-1, ISBN EBOOK : 978-2-14-000691-3

L'HARMATTAN ITALIA
Via Degli Artisti 15; 10124 Torino
harmattan.italia@gmail.com

L'HARMATTAN HONGRIE
Könyvesbolt ; Kossuth L. u. 14-16
1053 Budapest

L'HARMATTAN KINSHASA
185, avenue Nyangwe
Commune de Lingwala
Kinshasa, R.D. Congo
(00243) 998697603 ou (00243) 999229662

L'HARMATTAN CONGO
67, av. E. P. Lumumba
Bât. – Congo Pharmacie (Bib. Nat.)
BP2874 Brazzaville
harmattan.congo@yahoo.fr

L'HARMATTAN GUINÉE
Almamya Rue KA 028, en face
du restaurant Le Cèdre
OKB agency BP 3470 Conakry
(00224) 657 20 85 08 / 664 28 91 96
harmattanguinee@yahoo.fr

L'HARMATTAN MALI
Rue 73, Porte 536, Niamakoro,
Cité Unicef, Bamako
Tél. 00 (223) 20205724 / +(223) 76378082
poudiougopaul@yahoo.fr
pp.harmattan@gmail.com

L'HARMATTAN CAMEROUN
TSINGA/FECAFOOT
BP 11486 Yaoundé
699198028/675441949
harmattancam@yahoo.com

L'HARMATTAN CÔTE D'IVOIRE
Résidence Karl / cité des arts
Abidjan-Cocody 03 BP 1588 Abidjan 03
(00225) 05 77 87 31
etien_nda@yahoo.fr

L'HARMATTAN BURKINA
Penou Achille Some
Ouagadougou
(+226) 70 26 88 27

L'HARMATTAN SÉNÉGAL
10 VDN en face Mermoz, après le pont de Fann
BP 45034 Dakar Fann
33 825 98 58 / 33 860 9858
senharmattan@gmail.com / senlibraire@gmail.com
www.harmattansenegal.com

Achevé d'imprimer par Corlet Numérique - 14110 Condé-sur-Noireau
N° d'Imprimeur : 135267 - Dépôt légal : janvier 2017 - *Imprimé en France*

www.ingramcontent.com/pod-product-compliance
Lightning Source LLC
LaVergne TN
LVHW011251061026
849535LV00005B/1216